化学工业出版社"十四五"普通高等教育规划教材

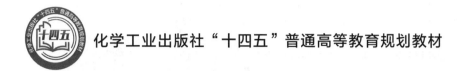

药事法规与政策

Pharmaceutical Regulations and Policies

黄儒强　黄继红　周靖波　主编

U0231031

化学工业出版社

·北京·

内容简介

  本教材基于作者多年教学和研究经验编写,主要讲述药事管理基础知识、药事管理基本法规、药品研发和生产管理、药品经营和使用管理。

  内容编写中体现了以下特色:教材以国家药品生产经营和医疗机构药事管理的法律及相关规章为重点;教材内容切合药学行业实际,强化研究生应用能力的培养;内容与时俱进,根据国家新增、修订的药事法规政策编写,体现药事管理的新理念和新进展。

  本书可以用作生物制药、制药工程、生物工程、药学等专业的研究生和本科教材,也可供医药技术人员、药品监督管理人员和执业药师学习,还可供制药企业生产、技术和管理人员参考。

图书在版编目（CIP）数据

  药事法规与政策/黄儒强,黄继红,周靖波主编. —北京:化学工业出版社,2024.7

  化学工业出版社"十四五"普通高等教育规划教材

  ISBN 978-7-122-45336-5

  Ⅰ. ①药… Ⅱ. ①黄… ②黄… ③周… Ⅲ. ①药事法规-中国-高等学校-教材 Ⅳ. ①R951

  中国国家版本馆 CIP 数据核字（2024）第 065673 号

责任编辑:傅四周	文字编辑:燕学伟　朱　允	
责任校对:刘　一	装帧设计:王晓宇	

出版发行:化学工业出版社（北京市东城区青年湖南街 13 号　邮政编码 100011）

印　　刷:三河市航远印刷有限公司

装　　订:三河市宇新装订厂

787mm×1092mm　1/16　印张 12½　字数 310 千字　2024 年 8 月北京第 1 版第 1 次印刷

购书咨询:010-64518888

售后服务:010-64518899

网　　址:http://www.cip.com.cn

前 言

二十大报告提出"推进健康中国建设，把保障人民健康放在优先发展的战略位置"，为我国健康事业的发展指明了方向，尤其对健康保障、生育、老龄化和中医药事业的发展都提出了明确方向。"推进健康中国建设"需要从人才建设着手。药事法规与政策是药学一级学科的基础课程，对药学专业学生的培养具有十分重要的作用。教材是人才培养的关键，编写人员在多年药学教学科研的基础上编撰了本教材。教材重点讲述药事管理基础知识、药事管理基本法规、药品研发和生产管理、药品经营和使用管理。本书以《药品管理法》为核心，以药事法规为主线，以保证药品和药学服务质量为重点，以培养学生实践能力为目的。其主要特点为：重点突出、应用价值高、内容与时俱进，根据国家新增、修订的药事法规政策编写相关内容，体现药事管理的新理念和新进展。本书的出版有利于促进药事法规与政策在药品工业中的应用；有利于提高科技人员对药学研究的热情。

本教材分为十二章，主要内容包括：药事法概述、药品监督管理体制、药品注册法律制度、药品研制与生产监督管理法律制度、中药管理、药品经营监督管理法律制度、医疗机构药剂管理法律制度、其他重要法律制度、特殊管理药品相关法律制度、医药知识产权、药事法律责任以及药品广告管理与消费者权益保护。编写人员由药学专业教师和有医药企业工作经验的双师型人才组成，体现了教学和实际工作相结合的原则。

考虑到文字描述的简洁性，文中法律、法规、标准等的名称一般用简称，比如《中华人民共和国药品管理法》简称《药品管理法》、《中华人民共和国药品管理法实施条例》简称《药品管理法实施条例》。本书涉及的法律法规现行版可从国家法律法规数据库（flk.npc.gov.cn）中搜索查看。

本书主要特点是将理论与实践相结合，重点突出药事法规与政策的应用性和可操作性。本书编写人员有：黄儒强，黄继红，周靖波，华南师范大学生命科学学院微生物与生化药学专业 2021 级研究生张彤赫、刘思思、邹波、谢婕、官会剑、丁紫璇、杨雯慧、李晓芳、陈嘉鹏、孔恒、谢嘉琪、胡炜斌、程瑜雪、李尚泽、温晓君和徐璐，2022 级研究生钟学运、林涛、郭义焱、陈洁、白卫卫、贾豪、付琦、李彦辰、唐俐、梁晓铭、李文静、关志宏、徐子昕、苏雨和高紫晴。内蒙古医科大学基础医学院药理教研室包金风教授参与了资料收集和整理工作。本书实践性强，可作为高等学校生物制药、制药工程、药学等专业研究生和本科生教材，也可用于医药企业岗位培训，还可供医药技术人员、药品监督管理人员和执业药师学习参考。

由于编者水平和经验有限，书中不足之处敬请读者批评指正。

编 者
2024 年 5 月

目 录

第一章
药事法概述

第一节

药事法及其在我国法律体系中的地位

一、行政法概述

行政法是有关行政的主体及职权、行为及程序、违法及责任和救济等法律规范的总称。行政法由规范行政主体和行政权设定的行政组织法、规范行政权行使的行政行为法、规范行政权运行程序的行政程序法、规范行政权监督的行政监督法和行政救济法等部分组成。其重心是控制和规范行政权，保护行政相对人的合法权益。

行政法是调整行政关系的法律规范的总称。进一步说，行政法是调整行政组织、职权，行使职权的方式、程序，以及对行使行政职权的监督等行政关系的法律规范的总称。

行政法大致包括行政组织法、公务员法、立法法、行政许可法、行政处罚法、行政复议法等。

二、药事法的地位

当代中国的法律体系通常包括：宪法、行政法、民法、商法、经济法、劳动法与社会保障法、环境与自然资源法、刑法和诉讼法等[1]。

药事法是我国对药品进行监督管理的基本法律依据，属于行政法范畴，是医药卫生行政法中备具特色的一个独立分支。其法律渊源多样，内容广泛。"药事法规""药事管理与法规""药事管理学"是药学类高校重要的专业基础课，也是全国执业药师资格考试的科目，其核心内容为药事法[2]。

药事法的作用主要体现在以下几个方面：

① 国家贯彻实施卫生政策的基础；

② 药品生产、销售和使用进行行政管理的依据，保证国家对医药卫生工作的日常管理及领导有法可依；

③ 促进创新医药发展，规范药品生产，提高药品质量；

④ 推广普及药事法律知识，培养公众药事法治观念；

⑤ 推进国际医药合作与交流。

第二节

药事法的相关概念、调整对象、历史沿革

一、药事法相关概念

（一）药事的概念

药事，即与药品的安全、有效、经济、合理、方便和及时使用相关的药品研究与开发、制造、采购、储藏、营销、运输、交易中介、服务、使用等活动，包括与药品价格、药品储备、医疗保险有关的活动。

（二）药事法的概念

药事法的概念有广义和狭义之分。广义的药事法，是所有有关药事的法律规范的总称。根据所属法律部门的不同，有以下几个部分：①药事宪法性规范，包括国家对于医药卫生事业的根本原则、方针，以及有关行政机关设置、立法权限的划分、法律的适用等规范；②药事民法规范，是指调整因药事而产生的平等主体之间的财产关系、人身关系的法律规范，主要涉及因药品、药学服务导致的人身侵权，以及涉及保护药品知识产权等规范；③药事刑法规范，主要涉及生产销售假药罪、生产销售劣药罪、非法经营罪、商业贿赂犯罪、国家机关工作人员职务犯罪等规范；④药事行政法规范，即狭义上的药事法[3]。

在深入理解药事法的价值取向后，容易发现药事法的目标价值较其他部门法有着独特的内涵。正确科学地把握其价值内涵，对药事管理的科学性、可持续性和药事法理论研究的系统性都有着极其重要的作用[4]。

二、药事法的调整对象

药事法的调整对象是药品监督管理组织与相对人之间的关系，其指药事法所调整的各种社会关系，涉及国家药品行政管理机关医疗卫生服务组织、企业事业单位、国际组织、个人之间及其内部在维护人体生命健康权益的行动中形成的社会关系，具有多层次、多形式、多角度的特点。一般来说，药事法主要调整以下三个方面的社会关系。

（一）药事组织关系

药事法规定和界定了各级药事管理行政部门和各类药事组织的法律地位、组织形式、隶属关系、职权范围及权利义务等，形成了规范的管理体系和制度。药事法作为国家贯彻实施药事管理政策的基础，保证药事工作有效实施，是国家对药品进行行政管理的依据。如《药品管理法》中对药事组织的职责、权限、原则和地位作出了规定。

（二）药事管理关系

国家药事管理行政机关及其他有关机关，根据法律的规定，在进行药事组织、领导、监督、评估等活动时与企事业单位、社会团体或者公民之间形成的权利义务关系。这是一种纵向的行政关系，受到药事法的调整，如药事管理行政机关与行政管理相对人的监督管理关系。

（三）药事服务关系

药事管理行政机关、其他药事组织、有关企事业单位、社会团体和公民在向社会提供药事咨询指导、药事保健服务过程中与接受服务者所形成的一种平等主体间的权利义务关系，包括从事相关健康产品的生产、经营单位等，就提供的产品和服务的安全、卫生、质量与接受服务者所形成的一种平等主体间的权利义务关系。

三、药事法的历史沿革

（一）第一阶段（1911—1948年）

该阶段为药事法体系的雏形阶段，多为条例性文件及规则性文件。如1915年，北洋政府内务部公布《管理药商章程》；1929年，国民政府卫生部公布《管理药商规则》；1935年，国民政府行政院公布《购用麻醉药品暂行办法》；等等。

（二）第二阶段（1949—1983年）

该阶段为药事法体系的形成阶段。如1953年，中华人民共和国卫生部颁布《中华人民共和国药典》（简称《中国药典》）；1978年，国务院颁布《麻醉药品管理条例》；等等。

（三）第三阶段（1984—1997年）

该阶段为药事法体系的发展阶段。如1989年，卫生部颁布《药品管理法实施办法》；1994年，人事部和国家医药管理局颁布《执业药师资格制度暂行规定》。

（四）第四阶段（1998年至今）

该阶段为药事法体系的完善阶段。如2000年，国家药品监督管理局颁布实施《药品经营质量管理规范》（GSP）；2000年，国务院颁布《医疗器械监督管理条例》；2005年，国务院颁布《麻醉药品和精神药品管理条例》；2015年6月25日，国家食品药品监督管理总局公布第 2 次修订的《药品经营质量管理规范》（GSP），并于公布之日起开始实施；2019 年 8 月 26 日，第十二届全国人民代表大会常务委员会第十二次会议修订通过《药品管理法》，同年 12 月 1 日起施行。

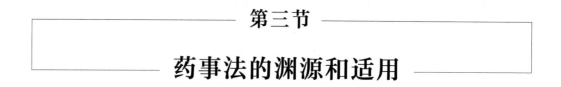

第三节

药事法的渊源和适用

一、药事法的渊源

法律渊源，即法律的来源，是指国家机关、公民和社会组织为寻求行为的根据而获得具体法律的来源，有时简称法源。法官在判定一个已经认定事实的案件时，应当根据什么依据来判定当事人的责任？他为判定所追溯之处即法律渊源。法律渊源是一个与法律实施有密切关系的概念[5]。

根据我国宪法和法律的规定，我国药事法的渊源主要有以下几处。

（一）宪法

宪法是国家的根本大法，由国家最高权力机关——全国人民代表大会制定，具有最高的法律地位，其他任何法律、法规都不得与宪法相抵触。在内容方面，它规定了我国国家生活和社会生活的根本性原则问题，它所规定的基本原则是我国立法工作的依据。我国宪法关于药品方面的规定主要有：国家发展医疗卫生事业，发展现代医药和我国传统医药等。

（二）药事法律

法律的效力和地位仅次于宪法而高于其他国家机关制定的规范性文件，是制定法规和规章的依据。我国现有的药事法律是全国人大常委会制定的，如《药品管理法》，其为药品监管法律的直接渊源；而在我国的《民法典》《刑法》等法律中所涉及的有关药品方面的条款，为间接渊源。

（三）药事法规

由国务院制定和颁布的规范性文件，包括行政法规和地方性法规，一般采用条例、规定、细则、办法等名称，如 1987 年国务院发布的《野生药材资源保护管理条例》和《麻醉药品管理办法》等，其效力仅次于法律。

国家层面的行政法规包括两种形式：①国务院根据宪法和相关法律的要求，为执行法律的规定需要而制定，如 2003 年国务院颁布的《中医药条例》；②由国家市场监督管理总局提出法规草案，经国务院批准，由国家市场监督管理总局发布。

地方性药事法规是省、自治区、直辖市及省会（首府）所在地的市和经国务院批准的较大市的人大及其常委会，根据国家授权或为贯彻执行国家法律，结合当地实际情况制定的药品监管方面的规范性文件。

（四）药事规章

规章是行政性法律规范文件，是从其制定机关进行划分的。规章主要指国务院组成部门及直属机构，省、自治区、直辖市人民政府及省、自治区政府所在地的市和设区市的人民政府，在其职权范围内，为执行法律、法规制定的事项或对于属于本行政区域的具体行政管理事项所制定的规范性文件。药事规章是对相关法律、法规的补充。

国务院各组成部门，如国家市场监督管理总局可以根据法律和国务院的行政法规、决定、命令，在本部门的权限范围内制定部门规章，如国家市场监督管理总局于2020年1月22日颁布的《药品注册管理办法》、国家食品药品监督管理总局于2013年11月6日颁布的《国家食品药品监督管理总局行政复议办法》。此外，省、自治区、直辖市和较大市的人民政府，可以根据法律、行政法规和本省、自治区、直辖市的地方性法规，制定地方规章，如重庆市医药行业管理办公室、财政局、卫生局、市化医控股（集团）公司2002年8月颁布的《重庆市药品储备管理办法》。

二、药事法的适用原则

在解决药事法律法规冲突时，通常有以下几种适用原则。

（一）特别冲突适用原则——特别法优于一般法

特别冲突适用原则是指在对同一事项时，确定是适用普通法还是特别法的规则。特别法与一般法冲突时，解决原则是特别法优于一般法。适用这一原则是有条件的，即必须是同一主体制定的法。其中特别法是指对于特定的人群和事项，或者在特定的地区和时间内适用的法律；一般法是指适用于一般法律关系主体、通常的时间、国家管辖的所有地区的法律。《立法法》第一百零三条规定，同一机关制定的法律、行政法规、地方性法规、自治条例和单行条例、规章，特别规定与一般规定不一致的，适用特别规定；新的规定与旧的规定不一致的，适用新的规定。如2019年修订的《产品质量法》和《药品管理法》在效力等级上是一样的，但前者是普通法，后者是特别法，所以在解决药事法律法规冲突的时候，优先适用《药品管理法》。

如2019年修订的《药品管理法》第一百三十八条规定："药品检验机构出具虚假检验报告的，责令改正，给予警告，对单位并处二十万元以上一百万元以下的罚款；对直接负责的主管人员和其他直接责任人员依法给予降级、撤职、开除处分，没收违法所得，并处五万元以下的罚款；情节严重的，撤销其检验资格。药品检验机构出具的检验结果不实，造成损失的，应当承担相应的赔偿责任。"而2018年修正的《产品质量法》第五十七条则规定："产品质量检验机构、认证机构伪造检验结果或者出具虚假证明的，责令改正，对单位处五万元以上十万元以下的罚款，对直接负责的主管人员和其他直接责任人员处一万元以上五万元以下的罚款；有违法所得的，并处没收违法所得；情节严重的，取消其检验资格、认证资格；构成犯罪的，依法追究刑事责任。"就出具药品虚假检验报告这同一违法行为，《产品质量法》的规定与《药品管理法》的规定发生冲突，根据特别法优于普通法的原则，适用《药品管理法》而非《产品质量法》。但如果《药品管理法》未能对某一事项作出规定时，在《产品质量法》有相关条款能够予以适用时，适用《产品质量法》。

（二）层级冲突适用原则——上位法优于下位法

不同效力等级的行政法律规范发生冲突时，根据《立法法》的规定，应当选择法律适用效力等级高的行政法律规范。在不同级别和层次的规范之间，较低层次的规范如果与较高层次的规范相抵触，应优先适用较高层次的规范。部门法与基本法冲突的，应适用基本法；行政法规、地方性法规与法律冲突的，应适用法律；地方性法规、规章与相应的行政法规不一致的，应适用行政法规；地方政府规章与相应的地方性法规不一致的，适用地方性法规；地方性法规与国务院各部门规章不一致的，应具体情况具体处理。

如 2019 年修订的《药品管理法》第一百一十六条规定："生产、销售假药的，没收违法生产、销售的药品和违法所得，责令停产停业整顿，吊销药品批准证明文件，并处违法生产、销售的药品货值金额十五倍以上三十倍以下的罚款；货值金额不足十万元的，按十万元计算；情节严重的，吊销药品生产许可证、药品经营许可证或者医疗机构制剂许可证，十年内不受理其相应申请；药品上市许可持有人为境外企业的，十年内禁止其药品进口。"从这条法律规定的内容来看，对生产销售假药的处罚有两种情况：一是对一般情形的几种处罚，即没收违法生产、销售的假药和违法所得，并处违法生产、销售药品货值金额十五倍以上三十倍以下的罚款，撤销批准文件，责令停产、停业整顿；二是对情节严重的，除上述处罚外，还要吊销相应的许可证。这是羁束性的规定，在选择处罚种类上，执法者没有自由裁量权；而执法者的自由裁量权只限于罚款的十五倍以上三十倍以下。而 2019 年修订的作为行政法规的《药品管理法实施条例》第七十五条规定："药品经营企业、医疗机构未违反《药品管理法》和本条例的有关规定，并有充分证据证明其不知道所销售或者使用的药品是假药、劣药的，应当没收其销售或者使用的假药、劣药和违法所得；但是，可以免除行政处罚。"尽管《药品管理法实施条例》的规定更加合理，但却因违反效力等级规则，最终还是按《药品管理法》的规定实施。

（三）同级冲突适用原则——送请有权机关裁决

这是解决制定机关不同但效力层级相同的行政法律规范相冲突时应适用何种规范的规则。法院对同一等级的法律规范之间的冲突不能凭借现有的规则作出判断，只能送请有权机关作出裁决。

例如，部门规章之间、部门规章与地方政府规章之间对同一事项的规定不一致时，由国务院裁决。最高审判机关、最高检察机关和最高行政机关作出的解释只有在法律规定的职责权限范围内才有效，才能作为法律适用的依据。

（四）新旧法冲突适用原则——新法优于旧法

据《立法法》第九十二条规定，同一机关制定的法律、行政法规、地方性法规、自治条例和单行条例、规章，新的规定与旧的规定不一致的，适用新的规定。在药品监管实践中，先前规范和后来规范对同一事项作出不同的规定时，应当根据新法废除旧法、后法优于前法的一般原则，确定它们的时间效力。即新法生效后，相应的旧法便失去效力。在适用上，则应按法不溯及既往的一般原则，即除了法律法规本身明确规定了对尚未处理和该法实施以前的行为可以依据该法规处理外，就应当认为没有溯及力。

如《药品管理法》于 2019 年 8 月 26 日第十三届全国人民代表大会常务委员会第十二次会议第二次修订，同年 12 月 1 日起施行。它规范着 2019 年 12 月 1 日以后我国领域内的药品研制、生产、经营、使用和监督管理的行为；对于 2019 年 8 月 26 日以前的行为，当然不能用这部新修订的法律来评判；对于 2019 年 8 月 26 日至 2019 年 12 月 1 日期间的药品研制、生产、经营、使用和监督管理的行为，也不能用新修订的法律来规范。

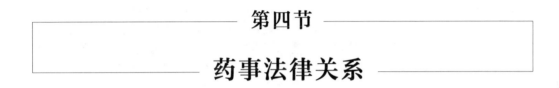

第四节

药事法律关系

一、法律关系概述

法律关系是指法律规范在调整人们的行为过程中所形成的具有法律上权利义务形式的社会关系。如企业与职工依法订立劳动合同后，就构成了双方的劳动法律关系。法律关系是人与人之间的符合法律规范的关系，这是它与其他社会关系的根本区别。在此意义上，法律关系是体现意志性的特殊社会关系。从实质上看，作为一定社会关系的特殊形式，法律关系体现国家的意志。但法律关系又不同于法律规范，它是现实的、特定的法律主体所参与的具体社会关系。因此，特定法律主体的意志对于法律关系的建立与实现也有一定的作用。每一个法律部门都调整着特定方面的社会关系，药事法规作为一个独立的法律部门，调整着药品研制、生产、流通、使用等范围内的社会关系。

按照不同标准，法律关系可以分为：一般法律关系，具体法律关系；调整性法律关系，保护性法律关系；平权法律关系，隶属法律关系；积极型法律关系，消极型法律关系；简单法律关系，复杂法律关系；以及各部门法的法律关系；等等[6]。

二、药事法律关系概述

药事法律关系是指国家机关、企事业单位、社会团体、公民个人在药事活动、药学服务和药品监督管理过程中，依据药品管理法律规范所形成的权利与义务关系。药事法律关系和药事关系既有联系又有区别，药事关系是一种未经药事法调整的社会关系，这种关系一旦纳入药事法调整的范围内，就成为药事法律关系，并受到药事法的保护。

三、药事法律关系的构成要素

药事法律关系也是由主体、客体和内容三要素构成的。这三个要素必须同时具备，如果缺少其中任何一要素，该药事法律关系就无法形成或继续存在。

1. 主体

法律关系主体是法律关系的参加者，是法律关系中一定权利的享有者和一定义务的承担者，药事法律关系主体包括以下三种：

（1）国家机关　作为法律关系主体的国家机关主要分为两种情况：一是政府的药品监督管理主管部门和有关部门，依法与其管辖范围内的相对方，形成的行政法律关系；二是政府的药品监督管理主管部门内部的领导与被领导、管理与被管理的关系。

（2）机构和组织　包括法人和非法人的药品生产企业、药品经营企业、医疗机构等企事业单位，大致分为三种情况：一是以药品监督管理相对人的身份，同药品监督管理机构形成行政法律关系；二是以提供药品和药学服务的身份，同有药品和药学服务需求的机关、机构、组织和公民个人形成医药卫生服务关系；三是与内部职工形成管理关系。

（3）公民个人（自然人）　可分为特定主体和一般主体。特定主体主要指药学技术人员，他们因申请执业资格，与药品监督管理部门形成行政法律关系；因承担药学服务，同所在单位形成内部的管理关系，并同患者形成医患关系。一般主体指所有的公民，他们因有药品和药学服务需求而与提供药品和药学服务的企事业单位形成医药卫生服务关系。

2. 客体

一般来说，法律关系客体是指法律关系主体之间的权利和义务所指向的对象，药事法律关系客体包括以下内容：

（1）药品　是药品管理法律关系主体之间权利义务所指向的主要客体。

（2）人身　人身是人的物质形态，也是人精神利益的体现。在一定范围内成为法律关系的客体。《药品管理法》的主要目的是保障人体用药安全，维护人们的身体健康。因用药造成伤害人体健康的，提供药品的主体将依法承担法律责任。

（3）精神产品　新药、新产品的技术资料，药品标准等都属于这一范畴。

3. 内容

药事法律关系的内容，是主体之间的法律权利和义务，是法律规范的行为模式在实际社会生活中的具体落实，是法律规范在社会关系中实现的一种状态。例如，《药品管理法》规定生产、经营药品，必须经药品监督管理部门批准，并规定了申请、审批程序及违反者应承担的法律责任。

4. 药事法律关系的产生、变更、消灭

在实际生活中，各种各样的药事法律关系不是自然产生、永恒不变的，而是处于不断产生、变更和消灭的过程中。药事法律关系只有在一定条件下才能产生、变更和消灭，

这种条件即法律事实的实现。

　　法律事实是法律规范所规定的能够引起法律关系产生、变更和消灭的客观情况或现象，大体可以分为事件和行为两类。如制售假药行为可能产生行政法律关系，也可能产生刑事法律关系，还可能引起某些民事法律关系（损害赔偿等）的产生。

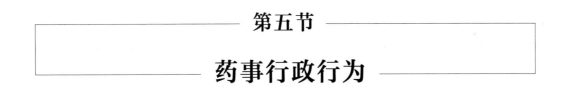

一、药事行政行为的概念

　　药事行政行为是药品监督管理的行政机关或者药事法律、法规授权的组织，在行使行政职权时所实施的具有法律意义、产生法律效果的行为。以下是药事行政行为成立的四要素[7]。

1. 主体要素

　　即药事行政行为的主体只能是行政机关或者法律、法规授权的组织，如国家市场监督管理总局。

2. 权力要素

　　即药事行政行为必须是行政主体行使管理权力的行为。行政机关所进行的一般民事活动、处理机关事务的活动、一般的宣传教育活动等，均不属于药事行政行为。

3. 法律要素

　　即指药事行政行为一定是具有法律意义、产生法律效果的活动，药事行政行为一旦作出，非依法定程序不得撤销，被管理的相对人必须遵守和服从。

4. 目的要素

　　即药事行政行为必须是行政机关为实现法定的行政管理目的而依法作出的行为。

二、药事行政行为的效力

　　药事行政行为的效力是指药事行政行为在药事法律上所发生的效果及对当事人的影响，包括确定力、拘束力、公定力、执行力。

（一）确定力

　　药事行政行为的确定力，是指有效成立的药事行政行为具有不可变更性，即非依法不得随意变更或撤销和不可争辩力。对于行政主体，非依法定理由和程序，不得随意改变其行为内容，或就同一事项重新做出行为；对于行政相对方，不得否认药事行政行为的内容或随意改变行为内容，非依法也不得请求改变药事行政行为。例如，《药品管理法实施条例》第十三条规定：省、自治区、直辖市人民政府药品监督管理部门和设区的市级药品监督管理机构负责组织药品经营企业的认证工作。药品经营企业应当按照国务院药品监督管理部门规定的实施办法和实施步骤，通过省、自治区、直辖市人民政府药品监督管理部门或者设区的市级药品监督管理机构组织的《药品经营质量管理规范》的认证，取得认证证书。《药品经营质量管理规范》认证证书的格式由国务院药品监督管理部门统一规定。

药事行政行为具有确定力，并不意味着药事行政行为绝对不可以变更。基于法定理由和经过法定程序，药事行政行为可以依法改变。药事行政行为依法可以改变的情况主要包括：

（1）行政复议　基于行政相对人的复议申请，复议机关作出行政复议决定，对原具体药事行政行为予以撤销或变更具体药事行政行为。

（2）行政诉讼　人民法院依行政诉讼程序判决撤销或变更具体药事行政行为。

（3）其他方式　由于药事行政行为确属违法或不当，有权机关可以主动撤销或变更，如本级或上级行政机关、同级或上级国家权力机关对药事行政行为的撤销或变更等。

（二）拘束力

药事行政行为的拘束力，是指药事行政行为成立、生效后，其内容对有关人员和组织所产生的法律上的约束力，有关人员和组织必须遵守、服从。药事行政行为的拘束力具体表现在两个方面：①对行政相对人的拘束力。药事行政行为所针对的首先是行政相对人。因此，药事行政行为的拘束力首先指向行政相对人。行政相对人对于已成立、生效的药事行政行为，必须严格遵守、服从和执行，履行药事行政行为所设定的义务而不得违反和拒绝。否则，要承担相应的法律后果。例如，被罚款处罚的受罚企业，应当依法按期如数缴纳罚款。②对被授权组织的拘束力。药事行政行为成立、生效后，行政主体同样要受其拘束。不仅是作出该药事行政行为的行政机关，下级行政机关也必须遵守；即使是上一级行政机关，也同样要受其拘束。并不能因为是上级领导机关，而对其下级行政机关所作的药事行政行为拒绝或任意改变，除非经法定程序依法改变。

（三）公定力

药事行政行为的公定力，是指药事行政行为一经作出即具有被推定为合法、有效的法律效力。公定力，又称为效力先定，凡符合成立药监的药事行政行为，是指行政行为一旦作出，即便存在合法性问题，也被推定为合法，直至被有权机关撤销或变更。在药品监管领域，公定力的适用有助于维护药品监管的权威性和法律秩序，确保药品监管决策在未经正式审查前得到普遍遵守。这对于保障公众健康和安全具有重要意义。药事行政行为公定力的存在，主要是基于公共利益保障和行政效率原则。如果药事行政行为作出后，任何人都可随意怀疑和不执行，则行政权力的国家权威性和公益性就会失去保障。民事行为则不具有这种效力，因为任何人都不能将某种民事行为强加于他人。公定力主要有两个方面的表现：一是拘束力、确定力和执行力都来源于药事行政行为的公定力，可视为公定力的具体表现；二是行政复议、行政诉讼及申诉期间，药事行政行为不停止执行，行政相对人若认为药事行政行为违法的，只能通过法定的救济途径和方式进行，而不能自己否定其效力，即使在复议、诉讼过程中，药事行政行为继续有效。这是药事行政行为公定力有实际意义的表现。

（四）执行力

药事行政行为的执行力，是指药事行政行为生效后，行政主体依法有权采取一定手段使药事行政行为的内容得以实现的效力，如强制受罚人缴纳罚款。药事行政行为具有执行力并不等于所有药事行政行为都必须执行。一般来说，必须是在相对方拒不履行义务的情况下，药事行政行为才予以强制执行。

三、药事行政行为的分类

（一）药事内部药事行政行为与药事外部药事行政行为

以药事行政行为适用与效力作用的对象范围为标准，可将药事行政行为分为药事内部药事行政行为与药事外部药事行政行为。

药事内部药事行政行为，是指药品监管部门在内部行政组织管理过程中所作的只对行政组织内部产生法律效力的药事行政行为，如《药品管理法》第一百五十条中规定："药品监督管理人员滥用职权、徇私舞弊、玩忽职守的，依法给予处分。查处假药、劣药违法行为有失职、渎职行为的，对药品监督管理部门直接负责的主管人员和其他直接责任人员依法从重给予处分。"这里的行政处分即一种药事内部药事行政行为。

药事外部药事行政行为，是指药事行政主体在对社会实施行政管理过程中，针对公民、法人或其他组织作出的药事行政行为。

（二）抽象药事行政行为与具体药事行政行为

药事行政行为以其对象是否特定为标准，分为抽象药事行政行为和具体药事行政行为。抽象药事行政行为是指行政主体制定发布普遍性行为规则的行为。行政主体实施抽象药事行政行为的结果，即导致行政法规的出现。

具体药事行政行为是指国家行政机关、法律法规授权的组织、行政机关委托的组织及这些组织中的工作人员，在行政管理活动中行使行政职权，针对特定的公民、法人或者其他组织，就特定的具体事项，作出的有关该公民、法人或者其他组织权利义务的单方行为。具体药事行政行为可以分为以下四种。

1. 药事行政处罚

药事行政处罚指药品监督管理部门在职权范围内对违反药事法但尚未构成犯罪的行政相对人所实施的行政制裁。行政处罚的种类主要有：警告、罚款、没收非法财物、没收违法所得、责令停产停业、暂扣或吊销有关许可证等。例如，《药品管理法》第一百二十六条规定：除本法另有规定的情形外，药品上市许可持有人、药品生产企业、药品经营企业、药物非临床安全性评价研究机构、药物临床试验机构等未遵守药品生产质量管理规范、药品经营质量管理规范、药物非临床研究质量管理规范、药物临床试验质量管理规范等的，责令限期改正，给予警告；逾期不改正的，处十万元以上五十万元以下的罚款；情节严重的，处五十万元以上二百万元以下的罚款，责令停产停业整顿直至吊销药品批准证明文件、药品生产许可证、药品经营许可证等，药物非临床安全性评价研究机构、药物临床试验机构等五年内不得开展药物非临床安全性评价研究、药物临床试验，对法定代表人、主要负责人、直接负责的主管人员和其他责任人员，没收违法行为发生期间自本单位所获收入，并处所获收入百分之十以上百分之五十以下的罚款，十年直至终身禁止从事药品生产经营等活动。

2. 药事行政确认

是指药事行政主体根据法律、法规的规定或授权，依职权或依当事人的申请，对一定的法律事实、法律关系、权利、资格或法律地位等进行的确认、甄别、证明等行为。药事行政确认是对既有的身份、能力、事实的确定与认可，法律效果具有前溯性。如对中药品种保护的确认及执业药师资格考试制度中对执业药师准入资格的确认等。

3. 药事行政许可

药事行政许可是指药事行政执法主体根据相对人的申请，依法进行审查，对符合法定手续和技术规范要求的相对人赋予其相应的权利或资格的药事行政行为。

目前我国药品行政许可的类别主要有：①医药企业的市场准入许可，包括药品生产企业的开办许可、药品经营企业的经营许可和医疗机构配制制剂的许可；②药品的上市许可，分为特殊药品的临床前研制、临床试验、生产、上市、销售的许可，新药临床试验、生产、上市的许可，仿制药生产、上市的许可以及进口药品的国内销售许可；③药学技术人员许可，主要是执业药师的执业许可。此外，药品行政许可制度还包含了药品进出口贸易、药品广告、药品专利等方面的许可。

4. 药事行政强制措施

是指药事行政执法主体为了预防、制止危害社会行为的发生而对相对人采取的强制其履行义务的药事行政行为，如查封、扣押、冻结等。

药事行政强制措施具有紧迫性、非惩罚性和临时性的特征。紧迫性表现为无须相对人的申请就可实施，也体现了药事行政强制措施的即时效力；非惩罚性体现在药事行政强制措施不以制裁违法行为为直接目的，而是以实现某一特定行政目标为目的；药事行政强制措施是一种临时措施，其本身并不是最终的处理行为，一旦采取强制措施的法定事由排除，行政强制措施就必须被排除。

（三）羁束药事行政行为与自由裁量药事行政行为

药事行政行为以受法律规范拘束的程度为标准，分为羁束药事行政行为和自由裁量药事行政行为。

羁束药事行政行为是指法律规范对其范围、条件、标准、形式、程序等作了详细、具体、明确规定的药事行政行为。自由裁量药事行政行为是指法律规范仅对行为目的、行为范围等作一些原则性规定，而具体的条件、标准、幅度和方式等由行政机关自行选择、决定的药事行政行为。例如，《药品管理法》第一百一十七条规定："生产、销售劣药的，没收违法生产、销售的药品和违法所得，并处违法生产、销售的药品货值金额十倍以上二十倍以下的罚款；违法生产、批发的药品货值金额不足十万元的，按十万元计算，违法零售的药品货值金额不足一万元的，按一万元计算；情节严重的，责令停产停业整顿直至吊销药品批准证明文件、药品生产许可证、药品经营许可证或者医疗机构制剂许可证。"在这一条款中，"没收违法生产、销售的药品和违法所得"即为羁束药事行政行为，而"并处违法生产、销售药品货值金额十倍以上二十倍以下的罚款"即为自由裁量药事行政行为。

（四）依职权的药事行政行为与依申请的药事行政行为

以行政主体是否可以主动作出药事行政行为为标准，可将药事行政行为分为依职权的药事行政行为与依申请的药事行政行为。

依职权的药事行政行为，是指行政主体依据法律设定或授予的职权，无须相对方的申请而主动实施的药事行政行为，如药品监督管理部门根据监督检查的需要，可以对药品质量进行抽查检验的行为。依申请的药事行政行为，是指行政主体必须根据相对方的申请才能实施的药事行政行为，未经相对方的请求，行政主体不能主动作出药事行政行为，如颁发药品生产或经营许可证等药事行政行为。

（五）作为药事行政作为与不作为药事行政行为

以药事行政行为是否以作为方式表现为标准，可将药事行政行为分为作为药事行政行为与不作为药事行政行为。

作为药事行政行为，是以积极作为的方式表现出来的药事行政行为，如行政奖励、行政强制行为等。不作为药事行政行为，是指以消极不作为的方式表现出来的药事行政行为，如药品监管部门接到某处制售假药的举报而不予处理即典型的行政不作为。

参考文献

[1] 张建平. 试论药事法的几个基本问题 [J]. 中国药事，2007（4）：234-237.

[2] 丁勇. 药事法 [M]. 杭州：浙江科学技术出版社，2007.

[3] 向华. 精神价值的思考：药事法目标价值的判断 [J]. 法制博览（中旬刊），2013（8）：15-16.

[4] 张光杰. 中国法律概论 [M]. 上海：复旦大学出版社，2005.

[5] 舒国滢. 法理学导论 [M]. 2版. 北京：北京大学出版社，2012：147-148.

[6] 马峰. 法理学宪法学一本通 [M]. 北京：人民日报出版社，2018.

[7] 绍蓉. 中国药事法理论与实务 [M]. 3版. 北京：中国医药科技出版社，2015：21.

第二章
药品监督管理体制

药品安全与人民的健康紧密相连，药品安全监管是十分重要的，也是十分必要的，体现在：

① 药品安全监管能有效地防止药品事故，因此，药品安全监管有利于保障公众的用药权益，维护公众健康；

② 药品安全监管有利于保护合法企业的基本权益，促进我国药品市场的稳定有序发展[1]；

③ 强化药品安全监管，是贯彻落实国家优化营商环境政策、制度的重要表现，有利于营造良好、和谐的营商氛围[2]。

药品监督管理体制是指国内各级药品监管机关、辅助性监管主体，依据国内各个区域划分的药品监管体系和制度监管的总称[3]。即采用什么样的组织形式以及如何将这些组织形式结合成为一个合理的有机系统，并以什么样的手段、方法来实现监督管理的任务和目的。

总体而言，药品监督管理体制是指"一体两级"。其中"一体"是指国家及其各个地方的药品监督机关和法律法规，是实现药品监督管理的主体部分；"两级"是指国务院药品监管部门和省级药品监管部门，主要负责全国各地药品质量监督与管理。同时，药品监督管理体制的运行，也需要社会各地区的经济管理部门、市场管理部门、卫生管理部门等相关监管人员，开展由上到下的药品监管，这是我国当前药品监督管理体制的基本特征[3]。

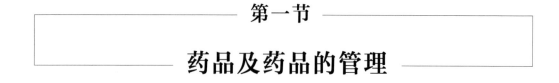

第一节
药品及药品的管理

一、药品的定义

根据《药品管理法》（2019 年 12 月 1 日起施行）第二条，药品的定义为：用于预防、治疗、诊断人的疾病，有目的地调节人的生理机能并规定有适应证或者功能主治、用法和用量的物质，包括中药、化学药和生物制品等。

二、药品的分类

药品分类管理是国际通行的管理办法。它是根据药品的安全性、有效性原则，依其品种、规格、适应证、剂量及给药途径等的不同，将药品分为处方药和非处方药并作出相应的管理规定[4]。它的意义在于保障人民用药安全，其基本原则是分步实施，适合国情。

药品的分类方法很多，这里介绍的是药品管理法律、法规中有关药品分类管理的类别。

（一）传统药和现代药

传统药是传统医药的主要组成部分，2008 年世界卫生组织（WHO）传统医药大会发表的《北京宣言》明确定义："传统医药是在维护健康以及预防、诊断、改善或治疗身心疾病方面使用的以不同文化固有的、可解释或不可解释的理论、信仰和经验为基础的知识、技能和实践总和。"传统药是各国、各地区、各民族传承的民族文化固有的药物，包括植物药、矿物药和动物药等，其发现、生产、应用均基于传统医学的经验和理论。我国的传统药有中药、民族药（藏药、蒙药、维药、傣药和壮药等），是各民族医药经典著作收载的防治疾病的天然药材及其制成品[5]。

现代药一般指 19 世纪以来发展起来的化学药品（化学原料药及其制剂、抗生素、生化药品、放射性药品、血清、疫苗、血液制品等）[6]。其特点是用现代医学的理论和方法筛选确定其药效，用以防治疾病。现代药一般是用合成、提取分离、化学修饰、生物技术等方法制取的物质，结构基本清楚，有控制质量的标准和方法。现代药发展很快，已有数万个品种。这类药因最初在西方国家发展起来，后传入我国，又称西药。

《药品管理法》第四条指出：国家发展现代药和传统药，充分发挥其在预防、医疗和保健中的作用。国家保护野生药材资源和中药品种，鼓励培育道地中药材。

（二）处方药和非处方药

处方药与非处方药分类管理制度是国际通行的药品管理模式[7,8]。始于 20 世纪 50 年代的美国和西欧，当时几起骇人的药害事件使人们意识到必须对药品的安全性进行严格管理，美国首先通过立法建立药品分类管理制度，之后西方主要发达国家都相继建立了这一制度。世界卫生组织在 20 世纪 70 年代开始积极向各成员，尤其是发展中国家推荐这一管理模式，并建议各国将此模式作为国家药物政策而立法[7]。

处方药是指凭执业医师和执业助理医师处方可购买、调配和使用的药品。

非处方药是指由国务院药品监督管理部门公布的，不需要凭执业医师和执业助理医师处方，消费者可以自行判断、购买和使用的药品。

（三）新药、仿制药、医疗机构制剂

新药是指未在中国境内外上市销售的药品。新药分为创新药和改良型新药。

仿制药是指仿制与原研药品质量和疗效一致的药品。仿制药质量和疗效应与原研药品一致。WHO 将仿制药称为多来源药品，即治疗等效的可互换药品。治疗等效性是指两种药品具有药物替代性，或者药学等效、生物等效性好、疗效和安全性基本相同。仿制药必须与原研药具有治疗等效性。

医疗机构制剂指医疗机构根据本单位临床需要经批准而配制、自用的固定处方制剂。

（四）国家基本药物、医疗保险用药、新农合用药

国家基本药物是指那些满足人群卫生保健优先需要、必不可少的药品。WHO 定义基本药物为"满足民众主要卫生保健需要的药物"，是"适当根据其公共卫生意义、关于其效用和安全性的证据以及相对成本效益而选择的药物"。公平可及、安全有效和合理使用是基本药的基本特征。1977 年，WHO 制定了第一个基本药物示范目录，截至 2010 年，全球已有 160 多个国家制定了本国的基本药物目录，其中 105 个国家制定和颁布了国家基本药物政策。WHO 认为基本药物制度是初级卫生保健的重要组成和全民健康覆盖的主要支柱，是维护健康这一基本人权必不可少的前提。

医疗保险用药指医疗保险、工伤保险、生育保险药品目录所列的保险基金可以支付一定费用的药品。《社会保险法》规定："符合基本医疗保险药品目录、诊疗项目、医疗服务设施标准以及急诊、抢救的医疗费用，按照国家规定从基本医疗保险基金中支付。"医疗保险用药通过国家、省级药品目录来确定药品品种，目前最新版为《国家基本医疗保险、工伤保险和生育保险药品目录（2023 年）》，自 2024 年 4 月 1 日起正式执行，此目录是基本医疗保险、工伤保险、生育保险基金支付参保人员药品费用和强化医疗保险医疗服务管理的政策依据及标准。

新农合用药指新型农村合作医疗基金可以支付费用的药品。目前实行分级药物目录，由各省级卫生行政部门结合实际，调整和制定全省（自治区、直辖市）统一的新农合报销药物目录，分县级（及以上）、乡或镇、村 3 级目录。

（五）特殊管理的药品

特殊管理的药品是指国家制定法律制度，比其他药品管制更加严格的药品。《药品管理法》第一百一十二条规定：国务院对麻醉药品、精神药品、医疗用毒性药品、放射性药品、药品类易制毒化学品等有其他特殊管理规定的，依照其规定。此外，国家对疫苗流通和预防接种、属于药品类的兴奋剂（如蛋白同化制剂、肽类激素）、部分抗菌药等也实行一定的特殊管理。

三、药品的管理

（一）药品监督管理的含义和性质

1. 药品监督管理的含义

药品监督管理是指国家授权的行政机关，依法对药品、药事组织、药事活动、药品信息进行管理和监督；另外，也包括司法、检察机关和药事法人及非法人组织、自然人对管理药品的行政机关和公务员的监督。

2．药品监督管理的性质

药品监督管理属于国家行政，国家行政不同于立法、司法，是以组织、执行为活动方式管理国家公共事务。行政是国家的基本职能，行政主体是国家行政机关，行政机关是国家权力机关的执行机关，依法对国家事务进行有组织的管理活动。药品监督管理是药品安全监管的行政活动，目的是保证药品质量和维护人们用药合法权益。

现代"行政"概念已扩大，行政机关不同程度地进行着一些实质上属于"司法"和"立法"范围的活动。公共组织也从国家机关扩展到公共团体、企事业单位，如行政主体授权药学社团进行某项监督管理活动。国家行政以公共利益为导向，依法行使行政权力，以国家强制力保证其职权的行使。

药品监督管理的法律性：药品监督管理不同于国家对医药经济发展的管理，而是依据《药品管理法》依法管药的活动，体现了国家意志，由国家强制力作保障。违反、破坏这种法律关系的行为，要受到法律制裁。

药品监督管理的双重性：药品监督管理既包括享有国家行政权力的行政机构依法实施的行政管理活动，同时也包括监督主体依法对行政权进行的监督。对行政权有无监督是现代行政和传统行政的一个重要分水岭。《药品管理法》第十一章"法律责任"明确了对药品监督管理部门及其药检所的禁止性规定，明确监督主体对药品监督管理部门、药品检验机构违法的行政处罚，以及降职、撤职、开除等政务处分和赔偿的规定，构成犯罪的，依法追究刑事责任。

（二）药品监督管理的作用

1．保证药品质量

药品是诊断、防治疾病必不可少的物质，其质量好坏，消费者难以辨别。常有不法分子以假药、劣药冒充合格药品；或者不具备生产、销售药品的基本条件，而擅自生产、进口、销售、配制制剂，以牟取暴利。其后果必然是危害人们健康和生命，扰乱社会秩序，影响政府和医疗机构的威信。为此，必须加强政府对药品的监督管理，严惩制售假、劣药和无证生产、销售药品，以及其他违反《药品管理法》的违法犯罪活动。唯有如此才能保证药品质量，保证人们用药安全有效。

2．促进新药研究开发

新药研究开发是投资多、风险大、利润高的科研工程，新药的质量和数量，对防治疾病和发展医药经济均有重大影响。若管理不到位，会导致毒性大的药品、无效药品上市，既危害人们健康和生命，又会导致企业破产、直接责任人受法律制裁。例如，1937年美国发生的"磺胺酏剂"事件；20世纪60年代初德国、英国的"反应停"事件；1964年日本发生的"斯蒙"事件等对消费者造成严重损害。因此，只有确定科学的新药审评标准，规范新药研制活动基本准则，严格审评新药程序、手续，才能保证研究开发的新药更有效、更安全，才能促进医药行业的发展。

3．提高制药工业的竞争力

药品质量水平是制药企业生存竞争的基础。在药品生产过程中影响质量的因素很多，除技术、环境等因素以外，也有很多社会因素。社会因素主要反映在经济效益和社会效益发生矛盾时，以何者为第一位。现实中，某些人往往更加重视经济效益，忽略药品质量和保证体系的建设，导致生产出劣药，甚至假药，产生严重后果。只有政府加强药品监督管理，才能实现社会效益和经济效益的良好统一。只有坚持质量第一，确保产品质量，才能提高制药企业的竞争力。

4. 规范药品市场，保证药品供应

药品市场较复杂，药品流通过程影响药品质量、药学服务质量的因素多且较难控制，如何防止假、劣药和违标药混入市场，在流通过程中如何保持药品质量不变、合理定价、公平交易和药品信息真实性是当前的主要问题。只有加强药品监督管理，规范药品市场，反对不正当竞争，打击扰乱药品市场秩序的违法犯罪活动，才能保证及时地为人们供应合格药品。

5. 为合理用药提供保证

20世纪化学药物治疗发展起来后，在带给人们很大益处的同时也发生了许多危害生命健康的药害事件，合理用药问题已引起社会广泛重视。合理用药不仅要求医生科学、合理、正确地开具处方，而且还涉及药品质量和药师服务质量。为此，政府和药学行业协会不断强化对药学实践的监督管理，除药事法规中的有关规定外，还制定了各种合理用药的规范、指导原则、指南等，药品监督管理在防止药害事件及不合理用药引起的不良反应方面起到积极作用，有效地保证人们安全、有效、经济、合理用药。

（1）行政主体主管权　国家市场监督管理总局。

（2）法律法规授权的组织：国家卫健委、人力资源社会保障部、国家发展改革委、工业和信息化部等。

（3）监督管理的对象　行政相对方的公民、法人、组织。

（4）监督管理的内容

① 相对方遵守法律、法规、国家标准的情况；② 药品质量和企事业单位保证药品质量体系、质量管理。

（5）监督管理的目的　防止、纠正和处理相对方制售假劣药及其他的违法行为，同时，加强药品管理，保证药品质量，保障公众用药安全和合法权益，保护和促进公众健康。

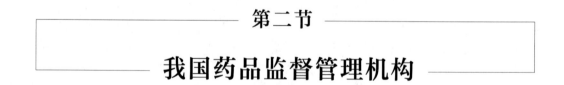

第二节

我国药品监督管理机构

药品监督管理部门是重要的药品质量监督部门，也是药品管理法律的重要执行部门。本节讨论我国现行药品监督管理组织，包括组织机构设置、体制和主要职权等。

1998年以前，我国主管药品监督管理工作的是卫生行政部门，县以上地方各级卫生行政部门的药政机构主管所辖行政区域的药品监督管理工作。为了加强国务院对药品监

督管理工作的领导，1998 年根据《国务院关于机构设置的通知》，组建了直属国务院领导的国家药品监督管理局，主管全国药品监督管理工作。2003 年 3 月，十届全国人大一次会议通过了《国务院机构改革方案》。根据该改革方案，国务院在国家药品监督管理局的基础上组建国家食品药品监督管理局，该局为国务院直属机构，继续行使国家药品监督管理的职能，负责食品、保健品、化妆品安全管理的综合监督和组织协调，依法组织开展对重大事故的查处。2008 年 3 月，十一届全国人大一次会议批准了《国务院机构改革方案》，根据《国务院关于部委管理的国家局设置的通知》（国发〔2008〕12 号），设立国家食品药品监督管理局（副部级），为卫生部管理的国家局。2013 年 3 月，为进一步提高食品药品监督管理水平，根据党的十八届二中全会和十二届全国人大一次会议审议通过的《国务院机构改革和职能转变方案》及《国务院关于机构设置的通知》（国发〔2013〕14 号），设立正部级国家食品药品监督管理总局，整合了食品安全办的职责、食品药品监管局的职责、质检总局的生产环节食品安全监督管理职责和工商总局的流通环节食品安全监督管理职责等，实现了对生产、流通、消费环节的食品安全和药品的安全性、有效性的统一监督管理。2018 年 3 月，根据《中共中央关于深化党和国家机构改革的决定》和《深化党和国家机构改革方案》，组建国家市场监督管理总局，国家药品监督管理局由国家市场监督管理总局管理，不再保留国家食品药品监督管理总局。

一、法律上有关药品监督管理组织的规定

《药品管理法》明确规定国务院药品监督管理部门主管全国药品监督管理工作。省、自治区、直辖市人民政府药品监督管理部门负责所辖行政区域内的药品监督管理工作。药品监督管理部门设置或确定的药品检验机构承担药品监督检验。国务院药品监督管理部门组织药典委员会，负责国家药品标准的制定和修订。

二、机构设置和体制改革

（一）药品监督管理行政机构

1. 国家药品监督管理部门

2001 年 2 月 28 日第九届全国人民代表大会常务委员会第二十次会议审议通过第一次修订的《药品管理法》，这次修订是以立法的形式，明确了国务院药品监督管理部门主管全国药品监督管理工作的主体地位[9]。国家药品监督管理部门是国务院的直属机构，负责对药品（包括中药、化学药和生物制品）、医疗器械（卫生材料、医药包装材料等）的研究、生产、流通、使用进行行政监督和技术监督，对化妆品进行安全管理和综合行政监督管理。2019 年 8 月 26 日第十三届全国人民代表大会常务委员会第十二次会议对《药品管理法》进行了第二次修订，规定国务院药品监督管理部门主管全国药品监督管理工作。根据 2018 年国务院"三定"规定，药品监督管理部门有十余项主要职责。国家药品监督管理部门对药品、医疗器械、化妆品安全监督管理的法定职责，包括对药品、医疗器械、化妆品的注册、标准、生产、销售、使用监督、上市后的风险防控等全面的跟踪管理[9]。

2. 省、自治区、直辖市药品监督管理部门

2013 年 4 月 10 日，国务院印发《国务院关于地方改革完善食品药品监督管理体制的指导意见》（国发〔2013〕18 号），确保食品药品监管工作上下联动、协同推进，平稳运行、整体提升，推动地方食品药品监管体制改革。以保障人民群众食品药品安全为目标，以转变政府职能为核心，以整合监管职能和机构为重点，按照精简、统一、效能原则，减少监管环节，明确部门责任，优化资源配置，对生产、流通、消费环节的食品安全和药品的安全性、有效性实施统一监督管理，充实加强基层监管力度，进一步提高食品药品监督管理水平。

从现在全国各省级药品监督管理部门已经明确的职能来看，大体上有这些内容：负责对全省（自治区、直辖市）药品（包括中药材、中药饮片、中成药、化学原料药及其制剂、抗生素、生物制品、诊断药品、放射性药品、麻醉药品、毒性药品、精神药品、医疗器械、药品包装材料等）的研究、生产、流通、使用进行行政监督和技术监督。

3. 市、县药品监督管理部门

市、县药品监督管理部门作为同级政府的工作机构，保证其相对独立地依法履行职责，保证其对消费环节、食品安全和药品研究、生产、流通、使用全过程的有效监管。相较省、地区级市两级药品监督管理部门，县级药品监督管理部门的工作职能要相对集中、具体、直接，工作面较为宽泛[10]。

（二）药品监督管理的技术机构

1. 药品检验机构

药品检验机构为同级药品监督管理机构的直属事业单位，承担依法实施药品审批和药品质量监督检验所需的药品检验工作。国家市场监督管理总局设置中国食品药品检定研究院，省级药品监督管理部门设置药品检验所，市药品检验机构根据工作需要设置可授权部分药品检验机构行使进口药品检验职能，加挂口岸药品检验机构牌子。此外，省级以上药品监督管理部门还可以根据需要确定符合药品检验检测条件的检验检测机构承担药品检验工作。

药品检验检测能力是实施药品安全监管的重要技术支撑。药品是防病治病的一类特殊商品，其质量安全与人民群众的切身利益息息相关，加强药品检验检测体系和能力建设是推动药品安全治理体系和治理能力现代化建设的重要体现，是推进医药产业高质量发展、强化公共服务、确保药品安全的重要支撑[11]。

2. 国家药品监督管理局直属技术机构

设有中国食品药品检定研究院、国家药典委员会、国家药品监督管理局药品审评中心、国家药品监督管理局食品药品审核查验中心、国家药品监督管理局药品评价中心（国家药品不良反应监测中心）、国家药品监督管理局医疗器械技术审评中心、国家药品监督管理局行政事项受理服务和投诉举报中心、国家药品监督管理局信息中心、国家药品监督管理局高级研修学院、执业药师资格认证中心等。

第三节

药品质量标准体系

一、药品标准概述

药品标准（drug standard）是指规定药品的质量指标、检验方法以及生产工艺的技术要求的技术性标准。由国家制定并颁布的药品标准即为国家药品标准，是国家为保证人体用药安全有效所制定的上市药品必须达到的法定质量标准要求。国家药品标准的完善与否，将直接影响到上市药品质量控制水平的高低，直接影响到能否保证上市药品的安全有效。按照《药品管理法》规定：国务院药品监督管理部门会同国务院卫生健康主管部门组织药典委员会，负责国家药品标准的制定和修订[12]。一般认为药品标准制定和修订主要分为立项论证、项目起草、审查发布、出版与规定等 4 个阶段[13,14]。

依据《标准化法》，国家药品标准属于"保障人身健康和生命财产安全"的强制性标准。同时《药品管理法》也明确规定：药品应当符合国家药品标准。经国务院药品监督管理部门核准的药品质量标准高于国家药品标准的，按照经核准的药品质量标准执行；没有国家药品标准的，应当符合经核准的药品质量标准。国务院药品监督管理部门颁布的《中华人民共和国药典》和药品标准为国家药品标准。

《中华人民共和国药典》（简称《中国药典》）从 1953 年版颁布之日起，已陆续出版发行 11 版，最新版为《中国药典》（2020 年版），由一部、二部、三部、四部及其增补本组成，一部收载中药，二部收载化学药品，三部收载生物制品及相关通用技术要求，四部收载通用技术要求和药用辅料。2023 年国家药品监督管理局发布《药品标准管理办法》（以下简称"办法"），进一步规范和加强药品标准的管理工作，保障药品安全、有效和质量可控，促进药品高质量发展。办法明确我国药品标准体系包括国家药品标准、药品注册标准和省级中药标准，对 3 类标准的制定和修订程序、要求和关系进行了明确。办法指出，国家药品标准包括《中国药典》和局（部）颁药品标准。其中，局（部）颁药品标准是指由原卫生部颁布的药品标准、原国家食品药品监督管理总局和国家药品监督管理局颁布的药品标准。办法自 2024 年 1 月 1 日起施行。

我国药品标准管理主要经过四次重要变化。第一次为国务院 1978 年 7 月 30 日批准颁发的《药政管理条例（试行）》将药品质量标准分为三类：国家标准（《中国药典》）、卫生部标准（卫生部颁发的药品标准）、地方标准（各省、自治区、直辖市卫生局审批的药品标准）。第二次为 1984 年的《药品管理法》，将药品标准分为国家药品标准和省、自治区、直辖市药品标准。第三次为 2001 年的《药品管理法》，规定药品必须符合国家标准，取消了地方标准，避免了不同地区生产的相同名称存在不同标准或相同药品不同名称的状况。第四次为 2007 年的《药品注册管理办法》，取消了药品试行标准，强化了药品注册标准的作用，也规避了因试行标准转正、统一标准导致的有关问题。

二、药品标准类型

(一)《中国药典》

由国家药典委员会编纂,国务院药品监督管理部门颁布。药典委员会章程作为药典委员会工作的基本准则,在推动和促进药品标准工作、促进药典委员会组织架构和工作机制的优化等方面发挥了重要作用。从 1950 年成立第一届药典委员会,到 2022 年组建第十二届药典委员会。第十二届药典委员会由 454 名委员组成,设执行委员会和 29 个专业委员会。药典委员会章程也伴随着医药工业的发展以及我国国情的不断变化,不断地调整和优化[15]。其收载的品种一般是医疗必需、临床常用、疗效肯定、质量好、副作用小和优先推广并有标准规定能控制或检定质量的品种。

《中国药典》从 1953 年第一版开始,历经 1963、1977、1985、1990、1995、2000、2005、2010、2015、2020,至今共十一版。卫生部于 1949 年 11 月开始筹建中国药典编纂委员会,并于 1952 年底完成了我国第一部药典即《中国药典》(1953 年版)的起草工作,该版只有一部,收载了药品 531 种,包括化学药、植物药、动物药与抗生素、生物制品等,没有中成药和中药材。《中国药典》(1963 年版)分为两部,一部收载中药材和中成药,二部收载化学药品。《中国药典》(1977 年版)收载了中药材、中药材提取物、植物油及单味药材及成方制剂 1152 种。《中国药典》(1985 年版)颁布以后,每隔 5 年发行一版药典。1990、1995 和 2000 年版《中国药典》由两部组成,一部收载中药材、植物油脂、中药成方及单味制剂,二部收载化学药、抗生素、生化药、放射性药品、生物制品及辅料等。每版实施期间还根据执行情况发行增补本,截至 2004 年已有《中国药典》1953 年版第一增补本,1985 年版增补本,1990 年版第一、第二增补本,1995 年版 1997 年、1998 年增补本,2000 年版 2002 年、2004 年增补本,共 8 册。另外出版了《中国药典》1985 年、1990 年和 2000 年版英文版。

《中国药典》(2005 年版)将《中国生物制品规程》并入,设为三部;并编制首部中成药《临床用药须知》。2005 年完成了《中国药典》(2005 年版)英文版。为加强国际合作与交流,第八届药典委员会期间,与美国药典委员会联合举办了首届中美药典论坛。

《中国药典》(2010 年版)分一部、二部和三部,收载品种总计 4567 种,其中新增 1386 种。一部收载药材和饮片、植物油脂和提取物、成方制剂和单味制剂等,品种共计 2165 种,其中新增 1019 种(包括 439 个饮片标准)、修订 634 种;二部收载化学药品、抗生素、生化药品、放射性药品及药用辅料等,品种共计 2271 种,其中新增 330 种、修订 1500 种;三部收载生物制品,品种共计 131 种,其中新增 37 种、修订 94 种。《中国药典》(2010 年版)收载的附录亦有变化,其中一部新增 14 个、修订 47 个;二部新增 15 个、修订 69 个;三部新增 18 个、修订 39 个。一、二、三部共同采用的附录分别在各部中予以收载,并尽可能做到统一协调、求同存异。

《中国药典》(2015 年版)是新中国成立以来的第 10 版药典。2010 年 3 月第十届药典委员会组建成立,历时 5 年完成新版药典编制工作。《中国药典》(2015 年版)收载品种总数达到 5608 个,比 2010 年版新增 1082 个。涵盖了基本药物、医疗保险目录品种和临床常用药品,更加适合临床用药的需求。而且标准数量有了全面提

升，特别是围绕安全性和有效性的控制项目，增加了检测项目。于 2015 年 12 月 1
日起正式实施。

2020 年 7 月 2 日，国家药品监督管理局、国家卫生健康委发布公告，正式颁布《中
国药典》（2020 年版）。新版《中国药典》于 2020 年 12 月 30 日起正式实施。

《中国药典》（2020 年版）收载品种共计 5911 种，其中，新增 319 种，修订 3177 种，
不再收载 10 种，因品种合并减少 6 种。一部中药收载 2711 种，其中新增 117 种、修订
452 种。二部化学药收载 2712 种，其中新增 117 种、修订 2387 种。三部生物制品收载
153 种，其中新增 20 种、修订 126 种；新增生物制品通则 2 个、总论 4 个。四部收载通
用技术要求 361 个，其中制剂通则 38 个（修订 35 个）、检测方法及其他通则 281 个（新
增 35 个、修订 51 个）、指导原则 42 个（新增 12 个、修订 12 个）；药用辅料收载 335
种，其中新增 65 种、修订 212 种[16,17]。

（二）部颁与局颁标准

除《中国药典》外，我国药品监督管理部门在不同时期还颁布了一系列国家药品标
准并汇编成册。

1963 年卫生部颁布《卫生部药品标准》（1963 年版），收载《中国药典》（1963
年版）中未收载的西药 174 种，其中制剂 97 种。1972 年颁布了抗生素的《卫生部抗
菌素标准》，共收载抗生素药品及制剂 102 种。1975 年公布了第一批 12 种医用同位
素的《部颁药品标准》。此后，又陆续公布了 43 种医用同位素、避孕药、放射性药品、
化学药品、抗生素药品和 50 种进口药材暂行标准。1985 年《药品管理法》颁布实施
后，卫生部加强了部颁标准的制定工作，随着药品品种的发展和质量水平的提高，为
适应药品生产实际需要，不断对地方标准进行修订完善，将质量稳定、疗效确切的品
种收入《中国药典》或部颁标准。自 1989 年起，陆续颁布了《卫生部药品标准：中
药成方制剂》第一册至二十一册、《卫生部药品标准：化学药品及制剂》第一册、《卫
生部药品标准：抗生素药品》第一册、《卫生部药品标准：生化药品》第一册及《卫
生部药品标准》（二部）第一册至六册、《卫生部药品标准：维药分册》、《卫生部药品
标准：藏药分册》、《卫生部药品标准：蒙药分册》、《卫生部药品标准：中药材》第一
册、《卫生部药品标准：新药转正标准》第一册至十五册。1998 年，国家药品监督管
理局成立后，进一步加强了对新药试行标准转正的管理，将已转正的药品标准进行整
理并出版发行，至今，已颁布了《国家药品标准：新药转正标准》第十六册至一百零
四册。为了适应新修订《药品管理法》的要求，国家药品监督管理局加大了对地方药
品标准整顿的力度，利用较短的时间，对疗效确切、副作用小、临床应用较广泛的地
方药品标准进行了整顿提高，颁布了《国家中成药标准汇编：中成药地方标准上升国
家标准部分》共十二册、《国家药品标准：化学药品地方标准上升为国家标准部分》
第一册至十六册，实现了国家药品标准的统一。

此外，国家药品标准还包括我国药品监督管理部门在不同历史时期颁布的卫生
部药品标准、国家药品监督管理局药品标准、国家食品药品监督管理局药品标准、
国家食品药品监督管理总局药品标准、国家市场监督管理总局药品标准等若干以散
页形式存在的国家药品标准。上述国家药品标准共同构成了我国以《中国药典》为
核心的国家药品标准体系，为提高药品质量、保障公众用药安全有效发挥了不可替
代的重要作用[18]。

三、药品标准的主要内容

（一）中药

1. 中药材

药品名称，包括中文名（通用名）、汉语拼音、拉丁名；药材来源；性状；鉴别；炮制；检查；含量测定；性味与归经；功能与主治；用法与用量；贮藏。

2. 中成药

药品名称，包括中文名（通用名）、汉语拼音；处方；制法；性状；鉴别；检查；含量测定；功能与主治；用法与用量；规格；贮藏。

（二）化学药品

1. 化学原料药

药品名称，包括中文名（通用名）、汉语拼音、英文名（INN）；化学名称；结构式、分子式、分子量；性状；鉴别；检查；含量测定；类别；规格；贮藏；制剂。

2. 化学药品制剂

药品名称，包括中文名（通用名）、汉语拼音、英文名（INN）；化学名称；性状；鉴别；检查；含量测定；类别；规格；贮藏；制剂。

（三）生物制品

根据生物制品及剂型不同，一般按顺序分别列有：品名（中英文通用名，汉语拼音）；定义；组成及用途；基本要求；制造；检定（原液、半成品、成品）；保存，运输及有效期；使用说明（仅预防类含此用途）等。

四、药品标准的发展趋势

近年来，国家采取了多种手段来提高和完善国家药品标准。通过对已有国家药品标准、中药保护品种申请的严格要求，来提高中成药的质量标准；通过鼓励企业提出高于国家标准的注册标准对国家标准进行修订；等等。2004 年国家食品药品监督管理局启动的提高国家药品标准行动计划主要工作包括：分期分批完成原部颁标准、历版药典遗留品种的标准和部分新药已转正标准的提高工作。《中国药典》（2005 年版）增加了中药饮片标准，中药炮制品标准日趋规范化，收载的附录方法已基本涵盖了常用的分析方法。2022 年国家药品监督管理局组织国家药典委员会制定了《国家中药饮片炮制规范》（以下简称《国家炮制规范》）。目前，中药饮片的《国家炮制规范》收载项目主要包括来源、炮制、性状、贮藏项。《国家炮制规范》收载的中药饮片品种，其来源、炮制、性状、贮藏项执行《国家炮制规范》相应规定，质量控制的其他要求按照《中国药典》相同品种的相应规定执行。

国家始终把完善药品质量标准视为加强药品监督管理的一项重要举措，经过多年的努力，我国药品标准已大大缩小了与发达国家的差距。随着科学技术的进步和药检事业的发展，我国药品质量标准将不断完善和提高，并为药品管理事业作出更大贡献。

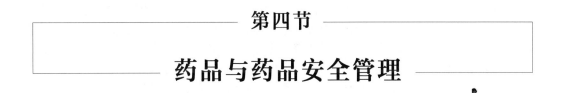

第四节
药品与药品安全管理

一、药品安全与药品安全管理的概念

药品安全，根据世界卫生组织定义，指通过对药品研发、生产、流通和使用全环节进行监管所表现出来的，消除了外在威胁和内在隐患的综合状态，以及为达到这种状态所需要的供应保障和信息反馈。简而言之，药品安全就是药品在帮助人类战胜疾病的同时，将风险控制在可承受范围内。药品安全包括制药产业安全和药品质量安全两个方面。前者属于数量安全，指药品数量和种类能够基本满足社会需求；后者指药品的生产缺陷、副作用、错误用药及其他不确定风险对人体健康不造成危害[19]。

药品安全管理，是指药品的研制、生产、经营、使用以及药品广告、标签、说明书信息标示风险行为的控制管理体系。药品安全管理六大要素为交易模式、许可制度、抽验制度、可追溯体系、药物警戒和应急管理[4]。

二、药品安全管理的类型[3]

（一）按风险管理理论视角分类

风险管理常指研究风险发生规律和风险控制技术的一门管理科学，是人们对风险进行识别、分析、估计和处理的过程，并在此基础上优化组合各种风险管理技术，对风险实施有效的控制和妥善处理风险所致损失的后果，期望达到以最小的成本获得最大安全保障的目标。

风险管理主要有三类：

① 从形成药品质量的过程来看，药品风险包括源头产品缺陷风险、供应风险、标示风险和用药风险。其中，源头产品缺陷分为研发设计缺陷、生产制造缺陷[5]。

② 因药品风险产生的性质不同，分为药品风险责任法律制裁模式和因药品不良反应（adverse drug reaction，ADR）所致受害者救济模式。

③ 因药品风险产生的主体不同，药品风险又可分为药品源性、医疗源性和患者源

性风险。因此，药品的安全管理模式包括药品质量管理、合理用药管理和患者用药教育管理。

（二）按药品安全管理覆盖的人群分类

药品安全管理按覆盖的人群可分为成人、儿童、老年人和特殊体质人群的药品安全管理制度。儿童、老年人、孕妇及其他特殊体质人群具有自身特殊的生理特点，属 ADR 易发人群。其次，儿童、老年人、孕妇及其他特殊体质人群都具有其特殊的用药风险和安全问题。如儿童用药，随意改变药物剂型（将固体制剂改为液体流质型）、滥用注射剂、用药过量、给药方式复杂、无儿童专用配方、用药安全信息缺乏、说明书外用药（off-label drug use）问题突出。对于老年人用药，联合用药（老年人常患多种疾病）、因辨识错误导致的用药失误等问题突出。而对于孕妇用药安全问题，除应关注孕妇自身之外，还应包括腹中胎儿用药安全，如误将孕妇的妊娠反应当腹泻来治疗而使用喹诺酮类抗菌药物等。

（三）按药品风险程度的不同分类

根据药品对人群引起的风险程度不同可分为需重点监控的药品安全管理制度（如血液制品、中药注射剂）、存在潜在重要风险的安全管理制度和一般风险药品安全管理制度。识别药品风险的程度是这一制度有效施行的前提，可以从以下 3 个方面识别药品风险程度：

① 因药品本身理化性质不同产生的风险差异。如生物制品更易受温度的影响，所以生物药品的冷链物流配送管理和冷库储存管理应重点监控。

② 因临床控制药品风险能力不同产生的风险差异。临床控制药品风险能力常与使用药品易发生 ADR 或严重 ADR 的程度、药品的剂型、给药途径等因素相关。

③ 因药品上市注册审批的要求不同，上市药品具有不同的风险。如儿童、妊娠妇女、罕见病患者用新药，由于临床试验受试人群少，新药上市前的安全性与有效性的预测数据相对更具不确定性，因此这类新药上市后的安全风险更大。

（四）按药品治疗疾病类型的不同分类

按药品治疗疾病类型可以分为两类：

① 依据药品治疗疾病类型的不同，药品的安全管理可分为常见病用药、罕见病用药、慢性病用药和急症用药的安全管理。因为药品使用风险的高低对于不同疾病的患病人群和处于不同病理状况下的患病人群是不同且变化的。在临床实践中，医务工作者需要针对不同的疾病特点，观察患者使用不同药品的风险特点，以便提前做好各临床科室的药品安全预警工作。

② 依据药品治疗适应证是否事先经过政府主管部门的审批许可，可分为说明书内用药安全管理和说明书外用药安全管理。药品说明书外用药的含义是指药品的适应证、给药方法或剂量不在政府批准的说明书之内的用法，包括年龄、给药剂量、适应人群、适应证或给药途径等与药品说明书中的用法不同。药品说明书外用药产生的原因是药品说明书用法常常滞后于最新文献研究结果和医疗实践。

（五）按药品安全管理覆盖的区域分类

由于我国的二元社会结构，建立有效的药品安全管理需要针对城市、农村经济社会的实际情况，药事活动特点和居民的观念差异来分别建立城市和农村的药品安全管理模式。

（六）按管理的功能分类

按管理的功能主要分为两类。

① 依据管理的控制功能，药品安全管理可包括事前控制管理、事中控制管理和事后控制管理。其中，事前控制管理有药品上市的注册管理制度、药品预警制度、药品安全信息的公告制度、药品的召回制度和药品的质量管理规范制度（GXP，主要包括 GLP、GCP、GMP、GSP、GPP、GAP、GRP）等；事中控制管理有上市药品的抽查性检验制度、药品生产企业的药品生产质量管理规范（GMP）飞行检查制度等；事后控制管理有上市药品的不良反应报告制度、药品的再评价和淘汰制度等。

② 依据管理的形式，药品安全管理可分为行政管理和技术管理两类。

（七）按安全管理设计思想的意识形态不同分类

按安全管理设计思想的意识形态分类，药品安全管理模式包括药品安全的法制管理、技术管理、安全文化、社会舆论和公众用药教育等 5 大方面。

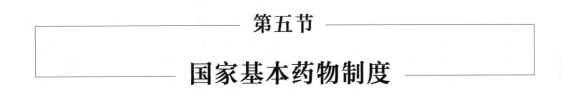

第五节

国家基本药物制度

国家基本药物制度是对基本药物的遴选、生产流通、使用、定价、报销、监测评价等环节实施有效管理的制度，与公共卫生、医疗服务、医疗保障体系相衔接[7]，是我国医药卫生体制改革的一项重点工作，是国家药物政策的核心，是基本医疗卫生制度的重要组成部分。

建立国家基本药物制度的基础是基本药物目录，2009 年我国正式启动实施国家基本药物制度建设工作，发布《国家基本药物目录（基层医疗卫生机构配备使用部分）》，每个省（自治区、直辖市）在 30% 的政府办城市社区卫生服务机构和县（基层医疗卫生机构）实施基本药物制度，包括实行省级集中网上公开招标采购、统一配送，全部配备使用基本药物并实现零差率销售；到《国家基本药物目录》（2012 年版），目录分为化学药品和生物制品、中成药、中药饮片三个部分，其中，化学药品和生物制品 317 种，中成药 203 种，共计 520 种，坚持中西药并重；2018 年 9 月，调整后的《国家基本药物目录》（2018 年版），总品种由原来的 520 种增至 685 种，包括西药 417 种、中成药 268 种。到2020 年，全面实施规范的、覆盖城乡的国家基本药物制度[7]。

一、国家基本药物的概念和分类

（一）国家基本药物的概念[20-22]

基本药物（essential drug）的概念最早由 WHO 于 1975 年提出，其目的是为临床提供适应医疗需求、剂型适宜、价格合理、能保障供应、可公平获得的药物。

政府举办的基层医疗卫生机构全部配备和使用基本药物，其他各类医疗机构也都必须按规定使用基本药物。

（二）国家基本药物的分类

《国家基本药物目录管理办法》（2015 年版）规定：国家基本药物目录中的药品包括化学药品、生物制品、中成药和中药饮片。化学药品和生物制品主要依据临床药理学分类，中成药主要依据功能分类。

《国家基本药物目录》（2018 年版）（以下简称为"目录"）收载化学药品和生物制品、中成药以及中药饮片等 3 部分[23]。

1. 化学药品和生物制品

分为 26 大类、108 小类，共 417 个品种，其中"耐多药肺结核用药"是指按规定列入《耐多药肺结核防治管理工作方案》中的耐多药肺结核治疗药品。"艾滋病用药"包括抗艾滋病用药及艾滋病机会性感染用药,抗艾滋病用药是指国家免费治疗艾滋病的药品；艾滋病机会性感染用药是指按规定用于治疗艾滋病患者机会性感染的药品。"青蒿素类药物"是指按规定列入《抗疟药使用原则和用药方案（修订稿）》中的以青蒿素类药物为基础的复方制剂、联合用药的药物和青蒿素类药物注射剂。"依那普利"包括依那普利和依那普利叶酸。"血友病用药"包括冻干人凝血因子Ⅷ、冻干人凝血酶原复合物和冻干人纤维蛋白原。"抗蛇毒血清"包括抗蝮蛇毒血清、抗五步蛇毒血清、抗银环蛇毒血清、抗眼镜蛇毒血清。"国家免疫规划用疫苗"是指纳入国家免疫规划的疫苗。"避孕药"是指纳入国家基本公共卫生服务，由政府集中采购、免费提供的避孕药品。

2. 中成药

分为 7 大类、34 小类，共 268 个品种，其中中成药成分中的"麝香"为人工麝香，"黄"为人工牛黄，"安宫牛黄丸"和"活心丸"成分中的"牛黄"为天然牛黄、体内培植牛黄或体外培育牛黄。

3. 中药饮片

《中国药典》的中药饮片为国家基本药物，国家另有规定的除外。中药饮片的基本药物管理暂按国务院有关部门关于中药饮片定价、采购、配送、使用和基本医疗保险给付等政策规定执行。

目录具有以下几个特点：

第一，增加了品种数量，由原来的 520 种增加到 685 种，其中西药 417 种、中成药

268 种（含民族药），能够更好地服务各级各类医疗卫生机构，推动全面配备、优先使用基本药物。

第二，优化了结构，突出常见病、慢性病以及负担重、危害大的疾病和公共卫生等方面的基本用药需求，注重儿童等特殊人群用药，新增品种包括了肿瘤用药 12 种、临床急需儿童用药 22 种等。

第三，进一步规范了剂型、规格，685 种药品涉及剂型 1110 余个、规格 1810 余个，这对于指导基本药物生产流通、招标采购、合理用药、支付报销、全程监管等具有重要意义。

第四，继续坚持中西药并重，增加了功能主治范围，覆盖了更多中医临床证候。

第五，强化了临床必需，这次目录调整新增的药品品种中，有 11 个药品为非医保药品，主要是临床必需、疗效确切的药品，如直接抗病毒药物索磷布韦维帕他韦，专家一致认为其可以治愈丙型肝炎，疗效确切。

二、国家基本药物的遴选原则[22,24,27,28]

国家卫生健康委员会、国家发展和改革委员会、工业和信息化部、国家监察委员会、财政部、人力资源社会保障部、商务部、国家药品监督管理局、国家中医药管理局组成的国家基本药物工作委员会负责协调解决制定和实施国家基本药物制度过程中各个环节的相关政策问题，确定国家基本药物制度框架，确定《国家基本药物目录》遴选和调整的原则、范围、程序和工作方案，审核《国家基本药物目录》，各有关部门在职责范围内做好国家基本药物遴选调整工作。

（一）国家基本药物遴选原则

《国家基本药物目录管理办法》规定基本药物遴选原则为：①防治必需；②安全有效；③价格合理；④使用方便；⑤中西药并重；⑥基本保障；⑦临床首选；⑧基层能够配备，并且结合我国用药特点，参照国际经验合理确定品种（剂型）和数量。

（二）遴选调整要求

结合以上原则，《国家基本药物目录》的制定应当与基本公共卫生服务体系、基本医疗服务体系、基本医疗保障体系相衔接。《国家基本药物目录》中的化学药品、生物制品、中成药，应当是《中国药典》收载的，国家卫生健康委员会、国家药品监督管理局颁布药品标准的品种。除急救、抢救用药外，独家生产品种纳入《国家基本药物目录》应当经过单独论证。化学药品和生物制品名称采用中文通用名称和英文国际非专利药名中表达的化学成分的部分，剂型单列；中成药采用药品通用名称。

以下药品不纳入目录遴选范围：①含有国家濒危野生动植物药材的；②主要用于滋补保健，易滥用的；③非临床治疗首选的；④因严重不良反应国家药品监督管理部门明确规定暂停生产销售或使用的；⑤违背国家法律、法规，或不符合伦理要求的；⑥国家基本药物工作委员会规定的其他情况。

目录遴选调整应当坚持科学公正公开透明的原则，建立健全循证医学药物经济学评价标准和工作机制，科学合理地制定目录，广泛听取社会各界的意见和建议，接受社会监督。我国历版《国家基本药物目录》概况见表 2-1。

表 2-1　历版《国家基本药物目录》概况

发布调整时间	化学药/种	中药/种	总计/种
2000 年	770	1249	2019
2002 年	759	1242	2001
2004 年	773	1260	2033
2009 年	205	102	307
2012 年	317	203	520
2018 年	417	268	685

三、制定《国家基本药物目录》的程序[23-26]

国家卫生健康委员会同有关部门起草《国家基本药物目录》遴选工作方案和具体的遴选原则，经国家基本药物工作委员会审核后组织实施。制定《国家基本药物目录》的程序主要是下列 5 个步骤。

（一）成立专家组

从国家基本药物专家库中，随机抽取专家成立目录咨询专家组和目录评审专家组，咨询专家不参加目录评审工作，评审专家不参加目录制定的咨询工作。国家卫生健康委员会负责组织建立国家基本药物专家库，报国家基本药物工作委员会审核。专家库主要由医学、药学、药物经济学、医疗保险管理、卫生管理和价格管理等方面专家组成，负责国家基本药物的咨询和评审工作。

（二）形成备选目录

咨询专家组根据循证医学、药物经济学对纳入遴选范围的药品进行技术评价，提出遴选意见，形成备选目录。

（三）形成目录初稿

评审专家组对备选目录进行审核投票，形成目录初稿。

（四）征求意见

将目录初稿征求有关部门意见，修改完善后形成送审稿。

（五）审核发布

送审稿经国家基本药物工作委员会审核后，授权国家卫生健康委员会发布。

根据社会经济发展、医疗保障水平、疾病谱变化、基本医疗卫生需求、科技进步等情况，不断优化基本药物品种类别与结构比例。目录在保持数量相对稳定的基础上，实行动态管理，原则上每 3 年调整一次。必要时，经国家基本药物工作委员会审核同意，可适时组织调整，调整的程序同样遵循上述目录制定原则要求、遴选范围（可选范围、不纳入范围）。

调整的品种和数量应当根据以下因素确定：

① 我国基本医疗卫生需求和基本医疗保障水平变化；

② 我国疾病谱变化；

③ 药品不良反应监测评价；

④ 国家基本药物应用情况监测和评估；

⑤ 已上市药品循证医学、药物经济学评价；

⑥ 国家基本药物工作委员会规定的其他情况。

从目录中调出的品种应属于下列情形之一：

① 药品标准被取消的；

② 国家食品药品监管部门撤销其药品批准证明文件的；

③ 发生严重不良反应的；

④ 根据药物经济学评价，可被风险效益比或成本效益比更优的品种所替代的；

⑤ 国家基本药物工作委员会认为应当调出的其他情形。

四、基本药物生产使用的监督管理[24,26,27,29,30]

《中共中央　国务院关于深化医药卫生体制改革的意见》要求建立基本药物的生产供应保障体系，在政府宏观调控下充分发挥市场机制作用，基本药物实行公开招标采购，统一配送，减少中间环节，保障群众基本用药。基本药物的采购由省级人民政府根据招标情况确定本地区的统一采购价，并且要规范基本药物使用，制定基本药物临床应用指南和基本药物处方集。城乡基层医疗机构应全部配备、优先使用基本药物，其他各类医疗机构也要将基本药物作为首选药物并确定使用比例。基本药物全部纳入基本医疗保障药物报销目录，报销比例明显高于非基本药物。

（一）生产管理

国家建立完善的医药产业政策和行业发展规划、国家药品储备制度，加强药品质量监督管理[26]。

1. 基本药物招标定点生产

政府主办的医疗卫生机构使用的基本药物，除中药饮片以外，由省级药品采购机构公开招标采购，按我国《招标投标法》和《政府采购法》的有关规定，实行省级集中网上公开招标，通过招标选择药品生产企业。结合企业的产品质量服务和保障能力，制定具体的参与投标的基本药物生产企业资格条件。药品招标采购要坚持"质量优先、价格合理"的原则，坚持全国统一市场，不同地区、不同所有制企业平等参与、公平竞争。药品购销双方要根据招标采购结果签订合同并严格履约。用量较少的基本药物，可以采用招标方式定点生产。

2. 基本药物电子监管

2011 年 3 月 1 日起，国家药品监管部门对基本药物实行全品种电子监管，通过统一标识的药品电子监管码（20 位）、每件药品的电子监管码唯一、上市药品最小销售包装上印制或粘贴监管码、运用监管网进行数据采集与报送等实施药品电子身份证监管。未入网的和未使用电子监管码的一律不得参加基本药物招标采购[18]。

（二）采购配送管理

充分考虑药品的特殊商品属性，发挥政府和市场两方面作用，坚持集中采购方向，落实药品分类采购，引导形成合理价格。

做好上下级医疗机构用药衔接，推进市（县）域内公立医疗机构集中带量采购，推动降药价，规范基本药物采购的品种、剂型、规格，满足群众需求。鼓励肿瘤等专科医院开展跨区域联合采购。招标采购的基本药物可由中标生产企业直接配送或者委托有配送能力的药品经营企业配送到指定的医疗机构。药品生产企业委托的药品经营企业应当在省级药品集中采购平台上备案，备案情况向社会公开，省级药品采购机构及时公布每家医疗机构的配送企业名单以便接受社会监督。

生产企业作为保障基本药物供应配送的第一责任人，应当切实履行合同，尤其要保障偏远、交通不便地区的药品配送。因企业原因造成用药短缺，企业应当承担违约责任，并由相关部门和单位及时列入失信记录。医保经办机构应当按照协议约定及时向医疗机构拨付医保资金。医疗机构应当按照合同约定的时间在验收药品后 30 日内支付药品货款。对拖延货款和违规网下采购药品的医疗机构，视情节轻重给予通报批评、限期整改、责令支付违约金等处理。

（三）使用管理

按照国家规定落实相关政府补助政策，建立基本药物优先和合理使用制度。政府主办的基层医疗卫生机构全部配备和使用国家基本药物。在建立国家基本药物制度的初期，政府主办的基层医疗卫生机构确需配备、使用的非目录药品，暂由省级人民政府统一确定，配备使用的非目录药品执行国家基本药物制度相关政策规定。其他各类医疗机构也要将基本药物作为首选药物并达到一定的使用比例，具体使用比例由卫生行政部门确定。医疗机构要按照《国家基本药物临床应用指南》和《国家基本药物处方集》加强合理用药管理，确保规范使用基本药物。

实行基本药物制度的政府主办的基层医疗卫生机构、医院等配备使用的基本药物实行零差率销售。

（四）基本药物费用保障

完善医保支付政策，对于基本药物目录内的治疗性药品，医保部门在调整医保目录时，按程序将符合条件的优先纳入目录范围或调整甲乙分类，如治疗性药品已被列为基本医疗保险药品目录的甲类药品，全额报销；对于国家免疫规划疫苗和抗艾滋病、结核病、寄生虫病等重大公共卫生防治的基本药物，加大政府投入，降低群众用药负担。

鼓励地方将基本药物制度与分级诊疗、家庭医生签约服务、慢性病健康管理等有机结合，在高血压、糖尿病、严重精神障碍等慢性病管理中，在保证药效前提下优先使用基本药物，最大程度减少患者药费支出，增强群众获得感。

2010 年《国务院办公厅关于建立健全基层医疗卫生机构补偿机制的意见》提出实施

基本药物制度后，政府举办的乡镇卫生院、城市社区卫生服务机构的人员支出和业务支出等运行成本通过服务收费和政府补助予以补偿。

（五）基本药物质量监管

完善基本药物生产、配送质量规范，对基本药物实施全品种覆盖抽检，向社会及时公布抽检结果。鼓励企业开展药品上市后再评价。加强基本药物不良反应监测，强化药品安全预警和应急处置机制。加强对基本药物生产环节的监督检查，督促企业依法合规生产，保证质量。

五、基本药物制度绩效评估[31]

建立健全基本药物制度，实施督导评估制度，充分发挥第三方评估作用，强化结果运用，根据督导评估结果及时完善基本药物制度相关政策。鼓励地方结合实际，重点围绕保障基本药物供应和优先使用、降低群众负担等方面，探索有效做法和模式，及时总结推广。

统筹利用现有资源，完善基本药物采购、配送、使用、价格和报销信息管理系统，充分发挥行政、技术和社会监督的作用，对基本药物制度实施情况进行绩效评估，发布监测评估报告等相关信息，促进基本药物制度不断完善。

参考文献

[1] 魏文亮，刘杰，孙悦. 我国药品安全监管体制存在的问题及对策研究 [J]. 化工管理，2019（2）：63-64.

[2] 张耀祺. 创新药品信息化监管打造"智慧药监"新格局 [J]. 中国市场监管研究，2018（6）：62-65.

[3] 井亚林. 浅谈我国药品安全监督管理面临的问题及对策 [J]. 现代医学与健康研究，2017，1（3）：189.

[4] 吕晓鹏，刘文斌，陈志鹏，等. 我国药品分类管理存在的问题及对策 [C] //中国药学会药事管理专业委员会. 2013 年中国药学会药事管理专业委员会年会暨"医药安全与科学发展"学术论坛论文集（上册）. 北京：第二军医大学出版社，2013：186-188.

[5] 陈倩萍，谢琦，李文艳，等. 中药材及其饮片质量等级标准研究进展与展望 [J]. 上海中医药杂志，2023，57（1）：87-95.

[6] 孟锐. 药事管理学 [M]. 4 版. 北京：科学出版社，2016.

[7] 兰茜，甄杰，翟所迪. 借鉴国外经验在我国建立国外处方药与非处方药分类管理制度的意义 [J]. 中国临床药理学杂志，2013，29（11）：877-880.

[8] SWANN J P. FDA and the practice of pharmacy：prescription drug regulation before the Durham-Humphrey Amendment of 1951 [J]. Pharm Hist. 1994，36（2）：55-70.

[9] 张平，许威，张大千. 在药品监督管理部门监管工作中发现侵害国家规定标准犯罪的刑法规制适用 [J]. 黑龙江医药，2021，34（3）：558-561.

[10] 凌以文. 省市县药品监管部门事权划分之我见 [J]. 中国药事，2004，18（10）：613-615.

[11] 赵森铭. 市级食品药品检验机构顺应改革走精益化之路的探讨 [J]. 中国药事，2015，29（5）：492-498.

[12] 赵剑锋，洪小栩，张伟，等. 基于全生命周期视角的国家药品标准管理思考 [J]. 中国现代应用药学，2019，36（18）：2353-2356.

［13］于江泳，余伯阳，钱忠直．关于制定药品国家标准的思考［J］．中国药事，2013，27（4）：360-364．

［14］史建勋，茅海琼．中国药典标准编排对我国环境监测标准体系的启示［C］//中国环境科学学会．中国环境科学学会 2021 年科学技术年会论文集（三）．北京：中国环境出版集团，2021：311-312．

［15］赵宇新，麻广霖．从历届中国药典委员会章程的演变谈药品标准管理制度的优化［J］．中国药品标准，2021，22（3）：197-201．

［16］国家带量采购、国家医保谈判品种趋势对比［J］．中国招标，2020（1）80-81．

［17］国家药典委员会．中华人民共和国药典（2020 年版）［M］．北京：中国医药科技出版社，2020．

［18］麻广霖，赵宇新，张伟．学习贯彻新修订《药品管理法》强化药品标准的地位和作用［J］．中国食品药品监管，2020（1）：18-31．

［19］胡颖廉．中国药品安全治理现代化［M］．北京：中国医药科技出版社，2017．

［20］王莉，冯婉玉．典型国家药物制度和基本药物目录实施简介［J］．中国合理用药探索，2021，18（12）：1-5．

［21］刘曦，邓蒙，刘伟，等．2009—2020 年国家基本药物制度政策文本研究［J］．中国卫生政策研究，2021，14（5）：35-41．

［22］张海涛．我国基本药物制度研究［D］．苏州：苏州大学，2018．

［23］国家卫生健康委员会，国家中医药管理局．关于印发国家基本药物目录（2018 年版）的通知［EB/OL］．（2018-09-30）［2023-11-09］．https://www.gov.cn/zhengce/zhengceku/2018-12/31/content_5435470.htm．

［24］国务院办公厅．关于完善国家基本药物制度的意见［EB/OL］．（2018-09-19）［2023-11-09］．https://www.gov.cn/xinwen/2018-09/19/content_5323541.htm．

［25］宁艳阳．我国基本药物制度实践之路［J］．中国卫生，2018（11）：30-31．

［26］杜雯雯，徐伟，经天宇．国家基本药物目录药品备选库形成机制设计与路径模拟［J］．医药导报，2022，41（7）：1059-1064．

［27］周正．多家企业生产的基本药物价格畸涨与竞争政策［D］．大连：东北财经大学，2019．

［28］国家卫生健康委，国家中医药管理局．关于进一步加强公立医疗机构基本药物配备使用管理的通知［EB/OL］．（2019-01-10）［2023-11-09］．https://www.gov.cn/gongbao/content/2019/content_5395490.htm．

［29］曹添一，郝艳华．国家基本药物价格降低对医药生产企业行为影响［J］．世界最新医学信息文摘，2016，16（68）：296+211．

［30］刘娜．药品集中招标采购的利益协调机制研究［D］．广州：暨南大学，2005：19-21．

［31］杨帅．国家基本药物制度绩效考核体系框架构建初探［J］．中国医院，2014，18（7）：20-21．

第三章
药品注册法律制度

── 第一节 ──

药品注册概述

一、药品注册与药品注册标准的概念[1]

药品注册是指药品注册申请人（以下简称申请人）依照法定程序和相关要求提出药物临床试验、药品上市许可、再注册等申请以及补充申请，药品监督管理部门基于法律法规和现有科学认知进行安全性、有效性和质量可控性等审查，决定是否同意其申请的活动。申请人取得药品注册证书后，为药品上市许可持有人。

药品注册标准包含两层含义：其一，注册标准的本质是药品标准[2]，应当符合《中国药典》凡例、正文和通则的通用要求，符合国家药品监督管理部门发布的技术指导原则及国家药品标准编写原则。注册标准的内容、形式与国家药品标准基本相同，包含性状、鉴别、检查、含量测定、类别、规格、贮藏及有效期等项目。其二，注册标准是针对特定申请人的特定申请而批准的质量标准，系综合所注册药物固有的性质以及该药物特定工艺条件等研究制定，既体现了药物共性化特征，又体现了该药物的个性化要求[3]。

二、药品注册基本制度和要求[1]

《药品注册管理办法》和《药品生产监督管理办法》等部门规章中亦有药品注册标准相关规定。《药品注册管理办法》第八条规定：药品应当符合国家药品标准和经国家药品监督管理局核准的药品质量标准。经国家药品监督管理局核准的药品质量标准，为药品注册标准。第三十九条则明确，在药品上市许可过程中，综合审评结论通过的，批准药品上市，发给药品注册证书。经核准的药品生产工艺、质量标准、说明书和标签作为药品注册证书的附件一并发给申请人。药品批准上市后,持有人应当按照国家药品监督管理局核准的生产工艺和质量标准生产药品。现行《药品生产监督管理办法》第二十四条对药品生产行为明确规定:从事药品生产活动,应当遵守药品生产质量管理规范,按照国家药品标准、经药品监督管理部门核准的药品注册标准和生产工艺进行生产。从《药品注册管理办法》《药品生产监督管理办法》规章表述可以理解药品注册标准的实质为药品质量标准,具体指药品质量控制项目、检验方法等技术要求,而不包括药品生产工艺[4]。

药品应当符合国家药品标准和经国家药品监督管理局核准的药品质量标准。经国家药品监督管理局核准的药品质量标准,为药品注册标准,药品注册标准应当符合《中国药典》通用技术要求,不得低于《中国药典》的规定。申报注册品种的检测项目或者指标不适用《中国药典》的,申请人应当提供充分的支持性数据。

科技的发展为加快药品医疗器械审评审批信息化建设提供了有利条件。目前,逐步实现各类注册申请的电子提交和审评审批,全面公开药品医疗器械审评审批信息,向申请人公开药品医疗器械审批进度和结果,进一步实现药品检查工作电子化管理,推进现场检查信息公开,逐步实现"一网通办"和企业群众办事"只进一扇门""最多跑一次"的目标,国家药品监督管理局食品药品审核查验中心组织建设了"药品注册申请人之窗",为药品注册申请人提供药品注册现场核查相关信息填报、核查通知查看、核查进度查询、文件交互等服务。目前,"药品注册申请人之窗"已成为核查中心与药品注册申请人之间重要的网上办公服务平台[5]。

申请人在申请药品上市注册前,应当完成药学、药理毒理学和药物临床试验等相关研究工作,药物非临床安全性评价研究应当在经过《药物非临床研究质量管理规范》认证的机构开展,并遵守《药物非临床研究质量管理规范》。药物临床试验应当经批准,其中生物等效性试验应当备案;药物临床试验应当在符合相关规定的药物临床试验机构开展,并遵守《药物临床试验质量管理规范》。

药品注册申请包括新药申请、已有国家标准的药品申请、进口药品申请和补充申请。新药申请,是指未曾在中国境内上市销售的药品的注册申请。已上市药品改变剂型、改变给药途径、增加新适应证的,按照新药申请管理。已有国家标准的药品申请,是指生产国家药品监督管理局已经颁布正式标准的药品的注册申请。进口药品申请,是指境外生产的药品在中国境内上市销售的注册申请。

补充申请,是指新药申请、已有国家标准的药品申请或者进口药品申请经批准后,改变、增加或取消原批准事项或者内容的注册申请。进口药品注册,如果境外生产企业在中国没有合法办事机构,必须委托中国的专业机构代理注册。再注册申请,指药品批准证明文件有效期满后,申请人拟继续生产或进口该类药品的注册申请[6]。

申请人在药物临床试验申请前、药物临床试验过程中以及药品上市许可申请前等关键阶段,可以就重大问题与药品审评中心等专业技术机构进行沟通交流。药品注册过程中,药品审评中心等专业技术机构可以根据工作需要组织与申请人进行沟通交流。沟通交流的程序、要求和时限,由药品审评中心等专业技术机构依照职能分别制定,并向社会公布。

申请药品注册,应当提供真实、充分、可靠的数据、资料和样品,证明药品的安全性、有效性和质量可控性。使用境外研究资料和数据支持药品注册的,其来源、研究机构或者实验室条件、质量体系要求及其他管理条件等应当符合国际人用药品注册技术协调会通行原则,并符合我国药品注册管理的相关要求。变更原药品注册批准证明文件及其附件所载明的事项或者内容的，申请人应当按照规定，参照相关技术指导原则，对药品变更进行充分研究和验证，充分评估变更可能对药品安全性、有效性和质量可控性的影响，按照变更程序提出补充申请、备案或者报告。

国家药品监督管理局建立药品加快上市注册制度，支持以临床价值为导向的药物创新。对符合条件的药品注册申请，申请人可以申请适用突破性治疗药物、附条件批准、优先审评审批及特别审批程序。在药品研制和注册过程中，药品监督管理部门及其专业技术机构给予必要的技术指导、沟通交流、优先配置资源、缩短审评时限等政策和技术支持。

国家药品监督管理局建立化学原料药、辅料及直接接触药品的包装材料和容器关联审评审批制度。在审批药品制剂时，对化学原料药一并审评审批，对相关辅料、直接接触药品的包装材料和容器一并审评。药品审评中心建立化学原料药、辅料及直接接触药品的包装材料和容器信息登记平台，对相关登记信息进行公示，供相关申请人或者持有人选择，并在相关药品制剂注册申请审评时关联审评。

国家药品监督管理局建立收载新批准上市以及通过仿制药质量和疗效一致性评价的化学药品目录集，载明药品名称、活性成分、剂型、规格、是否为参比制剂、持有人等相关信息，及时更新并向社会公开。化学药品目录集收载程序和要求，由药品审评中心制定，并向社会公布。

国家药品监督管理局支持中药传承和创新，建立和完善符合中药特点的注册管理制度和技术评价体系，鼓励运用现代科学技术和传统研究方法研制中药，加强中药质量控制，提高中药临床试验水平。中药注册申请，申请人应当进行临床价值和资源评估，突出以临床价值为导向，促进资源可持续利用。2018年机构改革后，国家药品监督管理局党组高度重视中药监管工作，研究部署对《中药注册管理补充规定》作进一步修订完善。为全面落实《中共中央　国务院关于促进中医药传承创新发展的意见》，并与新修订《药品管理法》《药品注册管理办法》有机衔接，经研究决定对《中药注册管理补充规定》进行修订，并将《中药注册管理补充规定》的名称修改为《中药注册管理专门规定》（以下简称《专门规定》），自2023年7月1日起施行。

《专门规定》共十一章，共82条。主要内容分为总则、中药注册分类与上市审批、人用经验证据的合理应用、中药创新药、中药改良型新药、古代经典名方中药复方制剂、同名同方药、上市后变更、中药注册标准、药品名称和说明书、附则等。

《专门规定》遵循中药研制规律和特点，不断强化"以临床价值为导向、重视人用经验、全过程质量控制"等研制理念，将中药的生产工艺、质量标准、药效学、毒理学、临床研究等各研制内容有机结合，结合药品安全性、有效性、质量可控性的基本要求，建立起兼顾药品基本要求、具有中药特点的审评审批体系。

处方药和非处方药实行分类注册和转换管理。药品审评中心根据非处方药的特点，制定非处方药上市注册相关技术指导原则和程序，并向社会公布。药品评价中心制定处方药和非处方药上市后转换相关技术要求和程序，并向社会公布。

药品审评中心等专业技术机构，应当根据科学进展、行业发展实际和药品监督管理工作需要制定技术指导原则和程序，并向社会公布；应当根据工作需要建立专家咨询制度，成立专家咨询委员会，在审评、核查、检验、通用名称核准等过程中就重大问题听取专家意见，充分发挥专家的技术支撑作用。

三、药品注册工作时限[1]

药品注册工作时限是指药品注册的受理、审评、核查、检验、审批等工作的最长时间。优先审评审批程序相关工作时限，按优先审评审批相关规定执行。药品审评中心等专业技术机构应当明确本单位工作程序和时限，并向社会公布。

《药品注册管理办法》第九十五条规定：药品监督管理部门收到药品注册申请后进行形式审查，应当在五日内作出受理、补正或者不予受理决定。第一百条规定：行政审批决定应当在二十日内作出。第一百零一条规定：药品监督管理部门应当自作出药品注册审批决定之日起十日内颁发、送达有关行政许可证件。第一百零二条规定：因品种特性及审评、核查、检验等工作遇到特殊情况确需延长时限的，延长的时限不得超过原时限的二分之一，经药品审评、核查、检验等相关技术机构负责人批准后，由延长时限的技术机构书面告知申请人，并通知其他相关技术机构。

（一）药品注册审评时限

① 药物临床试验申请、药物临床试验期间补充申请的审评审批时限为六十日。

② 药品上市许可申请审评时限为二百日，其中优先审评审批程序的审评时限为一百三十日，临床急需境外已上市罕见病用药优先审评审批程序的审评时限为七十日。

③ 单独申报仿制境内已上市化学原料药的审评时限为二百日。

④ 审批类变更的补充申请审评时限为六十日，补充申请合并申报事项的，审评时限为八十日，其中涉及临床试验研究数据审查、药品注册核查检验的审评时限为二百日。

⑤ 药品通用名称核准时限为三十日。

⑥ 非处方药适宜性审核时限为三十日。

关联审评时限与其关联药品制剂的审评时限一致。

（二）药品注册核查时限

① 药品审评中心应当在药品注册申请受理后四十日内通知药品核查中心启动核查，并同时通知申请人。

② 药品核查中心原则上在审评时限届满四十日前完成药品注册生产现场核查，并将核查情况、核查结果等相关材料反馈至药品审评中心。

（三）药品注册检验时限

① 样品检验时限为六十日，样品检验和标准复核同时进行的时限为九十日。

② 药品注册检验过程中补充资料时限为三十日。

③ 药品检验机构原则上在审评时限届满四十日前完成药品注册检验相关工作，并将药品标准复核意见和检验报告反馈至药品审评中心。

(四) 药品再注册审查审批时限

药品再注册审查审批时限为一百二十日。

(五) 不计入相关工作时限的时间

① 申请人补充资料、核查后整改以及按要求核对生产工艺、质量标准和说明书等所占用的时间。

② 因申请人原因延迟核查、检验、召开专家咨询会等的时间。

③ 根据法律法规的规定中止审评审批程序的,中止审评审批程序期间所占用的时间。

④ 启动境外核查的,境外核查所占用的时间。

药品注册申请受理后,需要申请人在原申报资料基础上补充新的技术资料的,药品审评中心原则上提出一次补充资料要求,列明全部问题后,以书面方式通知申请人在八十日内补充提交资料。申请人应当一次性按要求提交全部补充资料,补充资料时间不计入药品审评时限。药品审评中心收到申请人全部补充资料后启动审评,审评时限延长三分之一;适用优先审评审批程序的,审评时限延长四分之一。

不需要申请人补充新的技术资料,仅需要申请人对原申报资料进行解释说明的,药品审评中心通知申请人在五日内按照要求提交相关解释说明。

药品审评中心认为存在实质性缺陷无法补正的,不再要求申请人补充资料。基于已有申报资料做出不予批准的决定。

四、药品注册的法律责任[1]

① 在药品注册过程中,提供虚假的证明、数据、资料、样品或者采取其他手段骗取临床试验许可或者药品注册等许可的,按照《药品管理法》第一百二十三条处理。

② 申请疫苗临床试验、注册提供虚假数据、资料、样品或者有其他欺骗行为的,按照《疫苗管理法》第八十一条进行处理。

③ 在药品注册过程中,药物非临床安全性评价研究机构、药物临床试验机构等,未按照规定遵守药物非临床研究质量管理规范、药物临床试验质量管理规范等的,按照《药品管理法》第一百二十六条处理。

④ 未经批准开展药物临床试验的,按照《药品管理法》第一百二十五条处理;开展生物等效性试验未备案的,按照《药品管理法》第一百二十七条处理。

⑤ 药物临床试验期间,发现存在安全性问题或者其他风险,临床试验申办者未及时调整临床试验方案、暂停或者终止临床试验,或者未向国务院药品监督管理部门报告的,按照《药品管理法》第一百二十七条处理。

⑥ 药品检验机构在承担药品注册所需要的检验工作时,出具虚假检验报告的,按照《药品管理法》第一百三十八条处理。

⑦ 对不符合条件而批准进行药物临床试验、不符合条件的药品颁发药品注册证书的,按照《药品管理法》第一百四十七条处理。

⑧ 违反《药品注册管理办法》第二十八条、第三十三条规定,申办者有下列情形之一的,责令限期改正;逾期不改正的,处一万元以上三万元以下罚款:a. 开展药物临

床试验前未按规定在药物临床试验登记与信息公示平台进行登记；b. 未按规定提交研发期间安全性更新报告；c. 药物临床试验结束后未登记临床试验结果等信息。

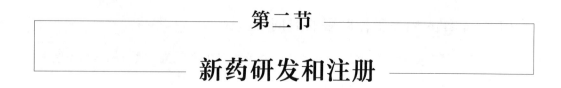

第二节

新药研发和注册

一、新药研发

（一）相关概念

根据 2016 年发布的《化学药品注册分类改革工作方案》，新药是指未在中国境内上市销售的药品，指含有新的结构明确的、具有药理作用的化合物，且具有临床价值的药品。境内外均未上市的改良型新药，指在已知活性成分的基础上，对其结构、剂型、处方工艺、给药途径、适应证等进行优化，且具有明显临床优势的药品。新药的来源包括：天然产物、半合成化学物质和全合成化学物质等。

药物研发是指从药物设计、筛选，确定药物剂型、合成方法，到药理毒理检验、临床试验验证安全性及用法用量，最后经过药物监管部门审查获得药物上市许可的全过程。

（二）新药研发分类

1. 突破性新药研发

在一定医学理论和科学设想指导下，通过反复设计、合成和药理、生理或生物筛选，创新研制出新型结构并具有活性的药物。包括新化学实体、新分子实体。

2. 模仿性新药研发

在不侵犯他人专利的情况下，根据新上市的突破性创新药的相关信息资料，通过对其分子结构改造或修饰，寻找作用机制相同或相似，并在治疗应用上具有某些优点的新化学实体。

3. 延伸性新药研发

对上市已久的药物进行修饰或改造，开发出专属性更强、疗效更高或安全性更好的新药。

4. 仿制药研发

指研发与商品名药在剂量、安全性和效力、质量、作用以及适应证上相同的一种仿制品。

（三）药物研发质量规范和技术要求

药物研发的过程应遵守相关法规和质量规范要求，包括《药物非临床研究质量管理规范》《药物临床试验质量管理规范》和国际人用药品注册技术协调会的相关规定等。为了更好地鼓励新药创新，应制定诸如市场专营权、特殊审批体系、简化审批程序等的激励机制，并不断完善相关技术指导原则，改进药物评价标准[7]。

（四）国家鼓励和支持新药研发

国家鼓励研究和创制新药，保护公民、法人和其他组织研究、开发新药的合法权益；支持以临床价值为导向、对人的疾病具有明确或者特殊疗效的药物创新，鼓励具有新的治疗机理、治疗严重危及生命的疾病或者罕见病、对人体具有多靶向系统性调节干预功能等的新药研制，推动药品技术进步；鼓励运用现代科学技术和传统中药研究方法开展中药科学技术研究和药物开发，建立和完善符合中药特点的技术评价体系，促进中药传承创新；鼓励儿童用药品的研制和创新，支持开发符合儿童生理特征的儿童用药品新品种、剂型和规格，对儿童用药品予以优先审评审批。

二、药品注册

（一）药品注册相关概念

药品注册申请人，是指提出药品注册申请，承担相应法律责任，并在该申请获得批准后持有药品批准证明文件的机构。境内申请人应当是在中国境内合法登记的法人机构，境外申请人应当是境外合法制药厂商。办理药品注册申请事务的人员应当是相应的专业技术人员，并熟悉药品注册管理法律、法规和技术要求。公民以个人名义不能注册新药。

（二）药品注册分类

药品注册按照中药、化学药和生物制品等进行分类注册管理：
① 中药注册按照中药创新药、中药改良型新药、古代经典名方中药复方制剂、同名同方药等进行分类；
② 化学药注册按照化学药创新药、化学药改良型新药、仿制药等进行分类；
③ 生物制品注册按照生物制品创新药、生物制品改良型新药、已上市生物制品（含生物类似药）等进行分类。
中药、化学药和生物制品等药品的细化分类和相应申报资料要求，由国家药品监督管理局根据注册药品的产品特性、创新程度和审评管理需要组织制定，并向社会公布。

（三）药品注册相关法律法规

为规范药品注册行为，保证药品的安全、有效和质量可控，根据《药品管理法》《中医药法》《疫苗管理法》《行政许可法》《药品管理法实施条例》《药品注册管理办法》等法律、行政法规对药品注册进行管理。

（四）药品注册管理机构

1. 国家药品监督管理局

国家药品监督管理局主管全国药品注册管理工作，负责建立药品注册管理工作体系和制度，制定药品注册管理规范，依法组织药品注册审评审批以及相关的监督管理工作。

2. 国家药品监督管理局药品审评中心

国家药品监督管理局药品审评中心负责药物临床试验申请、药品上市许可申请、补充申请和境外生产药品再注册申请等的审评。

3. 药品专业技术机构

中国食品药品检定研究院、国家药典委员会、国家药品监督管理局食品药品审核查验中心、国家药品监督管理局药品评价中心、国家药品监督管理局行政事项受理服务和投诉举报中心、国家药品监督管理局信息中心等药品专业技术机构，承担依法实施药品注册管理所需的药品注册检验、通用名称核准、核查、监测与评价、制证送达以及相应的信息化建设与管理等相关工作。

4. 省、自治区、直辖市药品监督管理部门

省、自治区、直辖市药品监督管理部门负责本行政区域内药品注册相关管理工作：
① 境内生产药品再注册申请的受理、审查和审批；
② 药品上市后变更的备案、报告事项管理；
③ 组织对药物非临床安全性评价研究机构、药物临床试验机构的日常监管及违法行为的查处；
④ 参与国家药品监督管理局组织的药品注册核查、检验等工作；
⑤ 国家药品监督管理局委托实施的药品注册相关事项。
省、自治区、直辖市药品监督管理部门设置或者指定的药品专业技术机构，承担依法实施药品监督管理所需的审评、检验、核查、监测与评价等工作。
从事药物研制和药品注册活动，应当遵守有关法律、法规、规章、标准和规范；参照相关技术指导原则，采用其他评价方法和技术的，应当证明其科学性、适用性；应当保证全过程信息真实、准确、完整和可追溯。

三、药物临床试验

药物的临床前研究和临床研究作为药物研发过程的主要环节，是确保药品安全、有效、质量可控的重要环节。相关药品注册管理办法及相关规范中对药物的临床前研究和临床研究有严格规定。《药品注册管理办法》中的药物临床试验是指以药品上市注册为目的，为确定药物安全性与有效性在人体开展的药物研究。

1. 临床试验概念及分期

药物临床试验是指任何在人体（患者或健康志愿者）进行的药物的系统性研究，以

证实或发现试验药物的临床、药理和/或其他药效学方面的作用、不良反应和/或吸收、分布、代谢及排泄，以药品上市注册为目的，确定试验药物的安全性和有效性。药物临床试验分为Ⅰ期临床试验、Ⅱ期临床试验、Ⅲ期临床试验、Ⅳ期临床试验和药物生物等效性试验以及人体生物利用度试验。

Ⅰ期临床试验，初步的临床药理学及人体安全性评价试验。观察人体对于新药的耐受程度和药代动力学，为制定给药方案提供依据。

Ⅱ期临床试验，治疗作用初步评价阶段。其目的是初步评价药物对目标适应证患者的治疗作用和安全性，也包括为Ⅲ期临床试验研究设计和给药剂量方案的确定提供依据。此阶段的研究设计可以根据具体的研究目的，采用多种形式，包括随机盲法对照临床试验。

Ⅲ期临床试验，治疗作用确证阶段。其目的是进一步验证药物对目标适应证患者的治疗作用和安全性，评价利益与风险关系，最终为药物注册申请的审查提供充分的依据。试验一般应为具有足够样本量的随机盲法对照试验。

Ⅳ期临床试验，新药上市后应用研究阶段。其目的是考察在广泛使用条件下的药物的疗效和不良反应，评价在普通或者特殊人群中使用的利益与风险关系以及改进给药剂量等。

生物等效性试验，是指用生物利用度研究的方法，以药代动力学参数为指标，比较同一种药物的相同或者不同剂型的制剂，在相同的试验条件下，其活性成分吸收程度和速度有无统计学差异的人体试验。

根据药物特点和研究目的，研究内容包括临床药理学研究、探索性临床试验、确证性临床试验和上市后研究。药物临床试验是确证新药有效性和安全性必不可少的步骤。进行药物临床试验需要多种专业技术人员的合作。一个好的临床研究队伍不仅应包括医学、药学、药理学、生物学、生物统计学等专业人员，还应包括非医学专业的但富有经验的文档管理人员。为了充分发挥这些人员的作用，他们应当充分了解药物临床试验的研究过程和有关的法规、标准和原则。药物临床研究的方法、手段、目的具有特殊性，例如，需要人类受试者的参与、药物临床试验的资料和结果需要经过药品监督管理部门的审批等，药物临床研究与一般的科学研究不同，需要满足更多的要求，遵循更多的原则。可以讲，一个富有临床治疗经验的好医生，未必就是一个合格的临床研究者。准备和正在参与临床研究的医生及有关人员应当首先了解开展临床研究的基本原则、理念和法规要求，才能保证在将来的工作中处于主动地位。概括地讲，所有药物临床试验必须遵循下列三项基本原则：伦理道德原则；科学性原则；GCP（《药物临床试验质量管理规范》）与现行法律法规。

2. 临床试验场所

药物临床试验应当在具备相应条件并按规定备案药物临床试验的机构开展。疫苗临床试验应当由符合国家药品监督管理局和国家卫生健康委员会规定条件的三级医疗机构或省级以上疾病预防控制机构实施或组织实施。

3. 临床试验申请

临床试验申请人完成支持药物临床试验的药学、药理毒理学等研究后，提出药物临床试验申请并按照申报资料要求提交相关研究资料。经形式审查，申报资料符合要求，予以受理。药品审评中心应组织药学、医学和其他技术人员对已受理的药物临床试验申请进行审评。对药物临床试验申请应自受理之日起六十日内决定是否同意开展，并通过药品审评中心网站通知申请人审批结果；逾期未通知，视为同意，申请人可以按照提交的方案开展药物临床试验。

4. 临床试验备案及管理

申请人获准开展药物临床试验的为申办者，拟开展生物等效性试验应按照要求在药品审评中心网站完成生物等效性试验备案后，按照备案的方案开展相关研究工作；获准开展药物临床试验的，申办者在开展后续分期药物临床试验前，应当制定相应的药物临床试验方案，经伦理委员会审查同意后开展，并在药品审评中心网站提交相应的药物临床试验方案和支持性资料。

药物临床试验用药管理应符合《药物临床试验质量管理规范》的有关要求。获准开展药物临床试验的药物增加适应证（或功能主治）及增加与其他药物联合用药的，申请人应提出新的药物临床试验申请，经批准后方可开展新的药物临床试验。此外获准上市的药品增加适应证（或功能主治）需要开展药物临床试验的，应提出新的药物临床试验申请。

申办者应每年一次在药品审评中心网站提交研发期间安全性更新报告，药物临床试验获准后每满一年后的两个月内提交。药品审评中心可根据审查情况要求申办者调整报告周期。

5. 临床试验实施

对于药物临床试验期间出现可疑且非预期严重不良反应和其他潜在的严重安全性风险信息，申办者应按照相关要求及时向药品审评中心报告。据安全性风险严重程度，可以要求申办者采取调整药物临床试验方案、知情同意书、研究者手册等加强风险控制的措施，必要时可要求申办者暂停或终止药物临床试验。

药物临床试验期间，药物临床试验方案变更、非临床或药学变化或有新发现，申办者应当按照规定，参照相关技术指导原则，充分评估对受试者安全的影响。

申办者评估认为不影响受试者安全的，可直接实施并在研发期间的安全性更新报告中报告。可能增加受试者安全性风险的，应提出补充申请。对补充申请应自受理之日起六十日内决定是否同意，并通过药品审评中心网站通知申请人审批结果，逾期未通知则视为同意。药物临床试验期间，发现存在安全性问题或其他风险，申办者应及时调整临床试验方案、暂停或终止临床试验，并向药品审评中心报告。

6. 临床试验管理

有下列情形之一的，可以要求申办者调整药物临床试验方案、暂停或者终止药物临床试验：

① 伦理委员会未履行职责的；
② 不能有效保证受试者安全的；
③ 申办者未按照要求提交研发期间安全性更新报告的；
④ 申办者未及时处置并报告可疑且非预期严重不良反应的；
⑤ 有证据证明研究药物无效的；
⑥ 临床试验用药品出现质量问题的；
⑦ 药物临床试验过程中弄虚作假的；

⑧ 其他违反《药物临床试验质量管理规范》的情形。

药物临床试验中出现大范围、非预期的严重不良反应，或有证据证明临床试验用药品存在严重质量问题时，申办者和药物临床试验机构应立即停止药物临床试验。药品监督管理部门依职责可以责令调整临床试验方案、暂停或者终止药物临床试验。

药物临床试验被责令暂停后，申办者若想继续开展药物临床试验，应在完成整改后提出恢复药物临床试验的补充申请，经审查同意后方可继续开展药物临床试验。药物临床试验暂停时间满三年且未申请并获准恢复药物临床试验，则该药物临床试验许可自行失效。

药物临床试验终止后，若继续开展药物临床试验，应重新提出药物临床试验申请。药物临床试验应当在批准后三年内实施。药物临床试验申请自获准之日起，三年内未有受试者签署知情同意书，则该药物临床试验许可自行失效，仍需实施药物临床试验的，应重新申请。

申办者应在开展药物临床试验前在药物临床试验登记与信息公示平台登记药物临床试验方案等信息。药物临床试验期间，申办者应持续更新登记信息，并在药物临床试验结束后登记药物临床试验结果等信息。登记信息在平台进行公示，申办者对药物临床试验登记信息的真实性负责。

申办者变更应由变更后的申办者承担药物临床试验的相关责任和义务。

境外申请人在中国进行国际多中心药物临床试验的，应当按照本办法向国家药品监督管理局提出申请，并按要求办理。

7. 临床试验重要意义

对于药品来说，临床试验的重要性要远大于临床前的实验研究（临床前研究也很重要，它们都是新药开发中不可缺少的环节），因为药品的最基本属性——有效性及安全性，最终都是靠临床试验检验的。据统计，国外研究一个一类新药从基础研究开始直到获得批准、生产上市，一般需要 10 年以上的时间，每个新药的平均开发费用约为 12 亿美元，而其中，所花的费用及时间 70%以上是在临床研究上，可见临床试验的重要性。

新药的临床研究十分重要，一方面，新药药效的评价因试验动物不同有所差异；在动物身上的反应和在人体上的反应有所不同。另一方面，在动物和人体上的毒性反应亦有所不同。可以说，无论从有效性和安全性，还是从资金投入上讲，临床试验都非常重要。一个新药的确定，最终还是需要依靠人做试验。所以，临床试验必须更为慎重，既要防止严重毒副作用发生，也要防止生产无效甚至有害的药品。

四、药品上市许可

（一）上市许可申请

1. 一般上市许可申请过程

申请人在完成支持药品上市注册的药学、药理毒理学和药物临床试验等研究、确定质量标准、完成商业规模生产工艺验证并做好接受药品注册核查检验的准备后，提出药品上市许可申请，按照申报资料要求提交相关研究资料。

经对申报资料进行形式审查，符合要求的，予以受理。申请药品上市许可时，申请人和生产企业应当已取得相应的药品生产许可证。

2. 非处方药上市许可申请

符合以下情形之一可直接提出非处方药上市许可申请：

① 境内已有相同活性成分、适应证（或功能主治）、剂型、规格的非处方药上市的药品；

② 经国家药品监督管理局确定的非处方药改变剂型或者规格，但不改变适应证（或功能主治）、给药剂量以及给药途径的药品；

③ 使用国家药品监督管理局确定的非处方药的活性成分组成的新的复方制剂；

④ 其他直接申报非处方药上市许可的情形。

（二）药品通用名称申请

申报药品拟使用的药品通用名称若未列入国家药品标准或者药品注册标准，申请人应当在提出药品上市许可申请时同时提出通用名称核准申请。药品上市许可申请受理后，通用名称核准相关资料转国家药典委员会，国家药典委员会核准后反馈药品审评中心。

申报药品拟使用的药品通用名称，已列入国家药品标准或者药品注册标准，药品审评中心在审评过程中认为需要核准药品通用名称的，应通知国家药典委员会核准通用名称并提供相关资料，国家药典委员会核准后反馈药品审评中心。

国家药典委员会在核准药品通用名称时，应当与申请人做好沟通交流，并将核准结果告知申请人。药品审评中心应当组织药学、医学和其他技术人员，按要求对已受理的药品上市许可申请进行审评。

（三）申报注册管理

1. 申请人

申请人应当为能够承担相应法律责任的企业或者药品研制机构等。境外申请人应当指定中国境内的企业法人办理相关药品注册事项。

2. 申报管理

审评过程中基于风险启动药品注册核查、检验，相关技术机构应当在规定时限内完成核查、检验工作。药品审评中心根据药品注册申报资料、核查结果、检验结果等，对药品的安全性、有效性和质量可控性等进行综合审评，非处方药还应当转药品评价中心进行非处方药适宜性审查。

经核准的药品生产工艺、质量标准、说明书和标签作为药品注册证书的附件一并发给申请人，必要时还应附药品上市后研究要求。相关信息纳入药品品种档案，并根据上市后变更情况及时更新。

药品批准上市后，持有人应当按照国家药品监督管理局核准的生产工艺和质量标准生产药品，并按照《药品生产质量管理规范》要求进行细化和实施。药品上市许可申请审评期间，发生可能影响药品安全性、有效性和质量可控性的重大变更的，申请人应当撤回原注册申请，补充研究后重新申报。

申请人名称变更、注册地址名称变更等不涉及技术审评内容的，应当及时书面告知药品审评中心并提交相关证明性资料。

对已上市药品改变剂型但不改变给药途径的注册申请，应当采用新技术以提高药品的质量和安全性，且与原剂型比较有明显的临床应用优势；改变剂型但不改变给药途径，以及增加新适应证的注册申请，应当由具备生产条件的企业提出；靶向制剂、缓释和控释制剂等特殊剂型除外。

在新药审批期间，新药的注册分类和技术要求不因相同活性成分的制剂在国外获准上市而发生变化；其注册分类和技术要求不因国内药品生产企业申报的相同活性成分的制剂在我国获准上市而发生变化。

药品注册申报资料应当一次性提交，药品注册申请受理后不得自行补充新的技术资料；进入特殊审批程序的注册申请或者涉及药品安全性的新发现，以及按要求补充资料的除外。申请人认为必须补充新的技术资料的，应当撤回其药品注册申请。申请人重新申报的，应当符合《药品注册管理办法》有关规定且尚无同品种进入新药监测期。

对申请注册的药品，国务院药品监督管理部门应当组织药学、医学和其他技术人员进行审评，对药品的安全性、有效性和质量可控性以及申请人的质量管理、风险防控和责任赔偿等能力进行审查。符合条件的，颁发药品注册证书。

综合审评结论通过的，批准药品上市，发给药品注册证书；综合审评结论不通过的，则作出不予批准决定。药品注册证书载明药品批准文号、持有人、生产企业等信息。非处方药药品注册证书还应注明非处方药类别。

（四）关联审评审批

药品审评中心在审评药品制剂注册申请时，需要对药品制剂选用的化学原料药、辅料及直接接触药品的包装材料和容器进行关联审评。国务院药品监督管理部门在审批药品时，对化学原料药一并审评审批，对相关辅料、直接接触药品的包装材料和容器一并审评，对药品的质量标准、生产工艺、标签和说明书一并核准。

化学原料药、辅料及直接接触药品的包装材料和容器生产企业应当按照关联审评审批制度要求，在化学原料药、辅料及直接接触药品的包装材料和容器登记平台登记产品信息和研究资料。药品审评中心向社会公示登记号、产品名称、企业名称、生产地址等基本信息，供药品制剂注册申请人选择。

药品制剂申请人提出药品注册申请，可直接选用已登记的化学原料药、辅料及直接接触药品的包装材料和容器；选用未登记的化学原料药、辅料及直接接触药品的包装材料和容器的，相关研究资料应当随药品制剂注册申请一并申报。

药品审评中心在审评药品制剂注册申请时，对药品制剂选用的化学原料药、辅料及直接接触药品的包装材料和容器进行关联审评。需补充资料的，按照补充资料程序要求药品制剂申请人或者化学原料药、辅料及直接接触药品的包装材料和容器登记企业补充资料，可基于风险提出对化学原料药、辅料及直接接触药品的包装材料和容器企业进行延伸检查。

化学原料药、辅料及直接接触药品的包装材料和容器关联审评通过或单独审评审批通过的，药品审评中心在化学原料药、辅料及直接接触药品的包装材料和容器登记平台更新登记状态标识，并向社会公示相关信息。化学原料药同时发给化学原料药批准通知书及核准后的生产工艺、质量标准和标签，化学原料药批准通知书中载明登记号；不予批准的，发给化学原料药不予批准通知书。

未通过关联审评审批的化学原料药、辅料及直接接触药品的包装材料和容器产品的登记状态维持不变，相关药品制剂申请不予批准。

已被注销药品注册证书的药品，不得生产或者进口、销售和使用。已被注销药品注册证书、超过有效期等的药品，应当由药品监督管理部门监督销毁或者依法采取其他无害化处理等措施。

（五）药品注册核查

1. 药品注册核查概述

药品注册核查是指为核实申报资料真实性、一致性及药品上市商业化生产条件，检查药品研制的合规性、数据可靠性等，对研制现场和生产现场开展的核查活动，以及必要时对药品注册申请所涉及的化学原料药、辅料及直接接触药品的包装材料和容器生产企业、供应商或者其他受托机构开展的延伸检查活动。

药品注册核查启动的原则、程序、时限和要求由药品审评中心制定公布；药品注册核查实施的原则、程序、时限和要求，由药品核查中心制定公布。

药品注册现场核查（药物临床试验）的目的主要是通过对注册申报资料与临床试验的原始记录和文件的核对和/或实地确证，评价试验实施、数据记录和结果报告是否符合试验方案和药物临床试验相关法规，核实相关申报资料的真实性、一致性，同时关注受试者保护。

2. 核查机构及核查管理

药品审评中心根据药物创新程度、药物研究机构既往接受核查情况等，基于风险决定是否开展药品注册研制现场核查。药品审评中心决定启动药品注册研制现场核查的，通知药品核查中心在审评期间组织实施核查并告知申请人。药品核查中心应在规定时限内完成现场核查，并将核查情况、核查结论等相关材料反馈药品审评中心进行综合审评。

药品审评中心根据申报注册的品种、工艺、设施、既往接受核查情况等因素，基于风险决定是否启动药品注册生产现场核查。创新药、改良型新药以及生物制品等应进行药品注册生产现场核查和上市前《药品生产质量管理规范》检查。

药品注册申请受理后，药品审评中心应在受理后四十日内进行初步审查，需要药品注册生产现场核查的，通知药品核查中心组织核查，提供核查所需的相关材料，同时告知申请人以及申请人或者生产企业所在地省、自治区、直辖市药品监督管理部门。药品核查中心原则上应在审评时限届满四十日前完成核查工作，并将核查情况、核查结果等相关材料反馈至药品审评中心。

需要上市前《药品生产质量管理规范》检查的，由药品核查中心协调相关省、自治区、直辖市药品监督管理部门与药品注册生产现场核查同步实施。上市前《药品生产质量管理规范》检查的管理要求，按照《药品生产监督管理办法》的有关规定执行。申请人应当在规定时限内接受核查。

药品审评中心在审评过程中，发现申报资料真实性存疑或者有明确线索举报等，需要现场检查核实的，应当启动有因检查，必要时进行抽样检验。

（六）药品注册检验

1. 标准复核和样品检验

药品注册检验包括标准复核和样品检验。标准复核是指对申请人申报药品标准中设定项目的科学性、检验方法的可行性、质量控制指标的合理性等进行的实验室评估。样品检验是指按照申请人申报或者药品审评中心核定的药品质量标准对样品进行的实验室检验。

药品注册检验启动的原则、程序、时限等要求由药品审评中心组织制定公布。药品注册申请受理前提出药品注册检验的具体工作程序和要求以及药品注册检验技术要求和规范由中国食品药品检定研究院制定公布。

与国家药品标准收载的同品种药品使用的检验项目和检验方法一致的，可以不进行标准复核，只进行样品检验。其他情形应当进行标准复核和样品检验。

获准进入特殊审批程序的药品，药品检验所应当优先安排样品检验和药品标准复核。

2. 药品注册检验机构

药品注册检验由中国食品药品检定研究院或者省、自治区、直辖市药品检验所承担；进口药品的注册检验由中国食品药品检定研究院组织实施。

从事药品注册检验的药品检验所，应当按照药品检验所实验室质量管理规范和国家计量认证的要求，配备与药品注册检验任务相适应的人员和设备，符合药品注册检验的质量保证体系和技术要求。

申请人应当提供药品注册检验所需要的有关资料、报送样品或者配合抽取检验用样品，提供检验用标准物质。报送或者抽取的样品量应当为检验用量的3倍。生物制品的注册检验还应当提供相应批次的制造检定记录。

药品检验所进行新药标准复核时，除进行样品检验外，还应当根据药物的研究数据、国内外同类产品的药品标准和国家有关要求，对药物的药品标准、检验项目等提出复核意见。

要求申请人重新制定药品标准的，申请人不得委托提出原复核意见的药品检验所进行该项药品标准的研究工作。该药品检验所不得接受此项委托。

中国食品药品检定研究院或经国家药品监督管理局指定的药品检验机构承担以下药品注册检验：

① 创新药；

② 改良型新药（中药除外）；

③ 生物制品、放射性药品和按照药品管理的体外诊断试剂；

④ 国家药品监督管理局规定的其他药品。

境外生产药品的药品注册检验由中国食品药品检定研究院组织口岸药品检验机构实施。

其他药品的注册检验，由申请人或生产企业所在地省级药品检验机构承担。

3. 药品注册检验管理

（1）注册检验申请　申请人完成支持药品上市的药学相关研究、确定质量标准，并完成商业规模生产工艺验证后，可在药品注册申请受理前向中国食品药品检定研究院或省、自治区、直辖市药品监督管理部门提出药品注册检验；申请人未在药品注册申请受理前提出药品注册检验的，在药品注册申请受理后四十日内由药品审评中心启动药品注册检验。

原则上申请人在药品注册申请受理前只能提出一次药品注册检验，不得同时向多个药品检验机构提出药品注册检验。申请人提交的药品注册检验资料应当与药品注册申报资料的相应内容一致，不得在药品注册检验过程中变更药品检验机构、样品和资料等。

境内生产药品的注册申请，药品注册申请受理后需要药品注册检验的，药品审评中心应在受理后四十日内向药品检验机构和申请人发出药品注册检验通知。申请人向相关省、自治区、直辖市药品监督管理部门申请抽样，省、自治区、直辖市药品监督管理部门组织进行抽样并封签，申请人应在规定时限内将抽样单、样品、检验所需资料及标准物质等送至相应药品检验机构。

境外生产药品的注册申请，药品注册申请受理后需要药品注册检验的，申请人应按规定要求抽取样品并将样品、检验所需资料及标准物质等送至中国食品药品检定研究院。

（2）检验机构及管理　药品检验机构应当在五日内对申请人提交的检验用样品及资料等进行审核，作出是否接收的决定，同时告知药品审评中心。需要补正的，应一次性告知申请人。

药品检验机构原则上应当在审评时限届满四十日前，将标准复核意见和检验报告反馈至药品审评中心。药品审评、核查过程中，发现申报资料真实性存疑或者有明确线索举报，或者认为有必要进行样品检验的，可抽取样品进行样品检验。在审评过程中，药品审评中心可基于风险提出质量标准单项复核。

五、优先审评审批

药品上市许可申请时，以下具有明显临床价值的药品，可以申请适用优先审评审批程序：
① 临床急需的短缺药品、防治重大传染病和罕见病等疾病的创新药和改良型新药；
② 符合儿童生理特征的儿童用药品新品种、剂型和规格；
③ 疾病预防、控制急需的疫苗和创新疫苗；
④ 纳入突破性治疗药物程序的药品；
⑤ 符合附条件批准的药品；
⑥ 国家药品监督管理局规定其他优先审评审批的情形。

符合相关规定的药品，申请人在药品注册过程中可以提出特殊审批的申请，由国家药品监督管理局药品审评中心组织专家会议讨论确定是否实行特殊审批，特殊审批的具体办法另行制定。

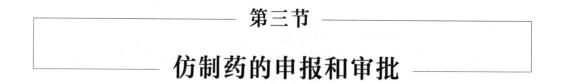

第三节

仿制药的申报和审批

一、仿制药定义及特点

仿制药一般指原研药在专利期满后由非专利厂商生产的具有相同活性成分、规格、剂型、给药途径和治疗作用，并经证明其具有等同的有效性和安全性的药品[8]。因此，在原研药的基础上推行仿制药，不仅可以让人们的选择变得多样化，也是大部分药品研发企业不断发展的必然选择。仿制药的价格比原研药品价格低，且患者服用仿制药也可以达到相同的治疗效果。仿制境内已上市药品所用的化学原料药，可以申请单独审评审批。

二、仿制药申报及审批管理

仿制药、按照药品管理的体外诊断试剂以及其他符合条件的情形，经申请人评估，认为无须或者不能开展药物临床试验，符合豁免药物临床试验条件的，申请人可以直接提出药品上市许可申请。豁免药物临床试验的技术指导原则和有关具体要求，由药品审评中心制定公布。

仿制药应当与参比制剂质量和疗效一致。申请人应当参照相关技术指导原则选择合理的参比制剂。对于仿制药等，根据是否已获得相应生产范围药品生产许可证且已有同剂型品种上市等情况，基于风险进行药品注册生产现场核查、上市前《药品生产质量管理规范》检查。

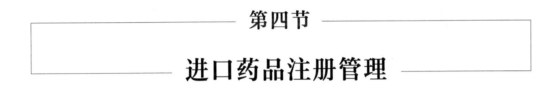

第四节

进口药品注册管理

一、进口药品申报管理相关规定

（一）法律规范及管理

为规范药品进口备案、报关和口岸检验工作，保证进口药品的质量，根据《药品管理法》等相关法律法规的规定，制定《进口药材管理办法》。

国家对进口药品实行注册审批制度。进口药品必须取得国家药品监督管理局核发的《进口药品通关单》，并经国家药品监督管理局授权的口岸药品检验所检验合格。

（二）境外生产药品的注册申请

按照药品的细化分类和相应的申报资料要求执行。境外申请人应当指定中国境内的企业法人办理相关药品注册事项。

进口药品必须符合《药品管理法》和中国其他有关法律法规的规定，必须接受国家药品监督管理局对其生产情况的监督检查。

申请进口的药品，其生产应当符合所在国家或者地区药品生产质量管理规范及中国

《药品生产质量管理规范》的要求；必要时须经国家药品监督管理局核查，达到与所生产品种相适应的生产条件和管理水平。

（三）进口药品注册

进口药品必须取得国家药品监督管理局核发的《进口药品注册证》（或者《医药产品注册证》），或者《进口药品批件》后，方可办理进口备案和口岸检验手续。进口麻醉药品、精神药品，还必须取得国家药品监督管理局核发的麻醉药品、精神药品《进口准许证》。报送有关资料和样品、提供相关证明文件，向国家药品监督管理局提出申请。

申请进口药品制剂，必须提供直接接触药品的包装材料和容器合法来源的证明文件、用于生产该制剂的原料药和辅料合法来源的证明文件。原料药和辅料尚未取得国家药品监督管理局批准的，应当报送有关生产工艺、质量指标和检验方法等规范的研究资料。

二、提交资料

《药品进口管理办法》第十三条规定，办理进口备案，报验单位应当填写《进口药品报验单》，持《进口药品注册证》（或者《医药产品注册证》）（正本或者副本）原件，进口麻醉药品、精神药品还应当持麻醉药品、精神药品《进口准许证》原件，向所在地口岸药品监督管理局报送所进口品种的有关资料一式两份：

① 《进口药品注册证》（或者《医药产品注册证》）（正本或者副本）复印件；麻醉药品、精神药品的《进口准许证》复印件。

② 报验单位的《药品经营许可证》和《企业法人营业执照》复印件。

③ 原产地证明复印件。

④ 购货合同复印件。

⑤ 装箱单、提运单和货运发票复印件。

⑥ 出厂检验报告书复印件。

⑦ 药品说明书及包装、标签的式样（原料药和制剂中间体除外）。

⑧ 国家药品监督管理局规定批签发的生物制品，需要提供生产检定记录摘要及生产国或者地区药品管理机构出具的批签发证明原件。

⑨ 本办法第十条规定情形以外的药品，应当提交最近一次《进口药品检验报告书》和《进口药品通关单》复印件。

药品生产企业自行进口本企业生产所需原料药和制剂中间体的进口备案，第②项资料应当提交其《药品生产许可证》和《企业法人营业执照》复印件。

经其他国家或者地区转口的进口药品，需要同时提交从原产地到各转口地的全部购货合同、装箱单、提运单和货运发票等。

上述各类复印件应当加盖进口单位公章。

三、管理机构及注册管理

国家药品监督管理局主管进口药品的审批和监督管理工作，地方各级药品监督管理部门主管辖区内进口药品的监督管理工作。

口岸药品监督管理局审查全部资料无误后，应当向负责检验的口岸药品检验所发出《进口药品口岸检验通知书》，附《药品进口管理办法》第十三条规定的资料一份，同时向海关发出《进口药品抽样通知书》。有关口岸药品检验进入海关监管场所抽样的管理规定，由国家药品监督管理局与海关总署另行制定。

口岸药品检验所按照《进口药品口岸检验通知书》规定的抽样地点，抽取检验样品，进行质量检验，并将检验结果送交所在地口岸药品监督管理局。检验符合标准规定的，准予进口备案，由口岸药品监督管理局发出《进口药品通关单》；不符合标准规定的，不予进口备案，由口岸药品监督管理局发出《药品不予进口备案通知书》。

口岸药品检验所应当及时对所抽取的样品进行检验，并在抽样后 20 日内，完成检验工作，出具《进口药品检验报告书》。特殊品种或者特殊情况不能按时完成检验时，可以适当延长检验期限，并通知进口单位和口岸药品监督管理局。

《进口药品检验报告书》应当明确标有"符合标准规定"或者"不符合标准规定"的检验结论。国家药品监督管理局规定批签发的生物制品，口岸检验符合标准规定，审核符合要求的，应当同时发放生物制品批签发证明。

四、进口药品临床试验

申请注册的进口药品，必须按照国家药品监督管理局规定的程序和要求在中国进行临床研究（包括生物等效性试验）。其中申请注册的原料药若中国尚未生产，则应用该原料药制成的制剂在中国进行临床研究。临床研究须按照中国《药品注册管理办法》及《药物临床试验质量管理规范》（GCP）的规定执行。符合相关规定的，发给《药物临床试验批件》；不符合规定的，发给《审批意见通知件》，并说明理由。特殊病种或其他情况需减免临床研究的，需经国家药品监督管理局审查批准。

2017 年调整了进口药品注册管理有关事项：

① 在中国进行国际多中心药物临床试验，允许同步开展 I 期临床试验，取消临床试验用药物应当已在境外注册，或者已进入 II 期或 III 期临床试验的要求，预防用生物制品除外。

② 在中国进行的国际多中心药物临床试验完成后，申请人可以直接提出药品上市注册申请。提出上市注册申请时，应当执行《药品注册管理办法》及相关文件的要求。

③ 对于提出进口药品临床试验申请、进口药品上市申请的化学药品新药以及治疗用生物制品创新药，取消应当获得境外制药厂商所在生产国家或者地区的上市许可的要求。

临床试验获得批准后，申请人应当按照有关要求进行试验。临床试验结束后，申请人应填写《药品注册申请表》，按照规定报送临床试验资料及其他变更和补充的资料，并详细说明依据和理由，提供相关证明文件。

国家药品监督管理局依据综合意见，做出审批决定。符合规定的，发给《进口药品注册证》；中国香港、澳门和台湾地区的制药厂商申请注册的药品，则参照进口药品注册申请的程序办理，符合要求的，发给《医药产品注册证》；不符合要求的，发给《审批意见通知件》，并说明理由。

申请进口药品制剂，必须提供直接接触药品的包装材料和容器合法来源的证明文件、用于生产该制剂的原料药和辅料合法来源的证明文件。原料药和辅料尚未取得国家药品监督管理局批准则应报送有关生产工艺、质量指标和检验方法等规范的研究资料。

五、进口药品注册审批

（一）审批管理

口岸药品监督管理局接到《进口药品报验单》及相关资料后，按照下列程序的要求予以审查：

① 逐项核查所报资料是否完整、真实；

② 查验《进口药品注册证》（或者《医药产品注册证》）（正本或者副本）原件，或者麻醉药品、精神药品的《进口准许证》原件真实性；

③ 审查无误后，将《进口药品注册证》（或者《医药产品注册证》）（正本或者副本）原件，或者麻醉药品、精神药品的《进口准许证》原件，交还报验单位，并于当日办结进口备案的相关手续。

（二）不批准管理

下列情形之一的药品，其进口注册申请将不予批准：

① 不能提供《进口药品注册证》（或者《医药产品注册证》）（正本或者副本）、《进口药品批件》或者麻醉药品、精神药品的《进口准许证》原件的；

② 办理进口备案时，《进口药品注册证》（或者《医药产品注册证》），或者麻醉药品、精神药品的《进口准许证》已超过有效期的；

③ 办理进口备案时，药品的有效期限已不满 12 个月的（对于药品本身有效期不足 12 个月的，进口备案时，其有效期限应当不低于 6 个月）；

④ 原产地证明所标示的实际生产地与《进口药品注册证》（或者《医药产品注册证》）规定的产地不符的，或者区域性国际组织出具的原产地证明未标明《进口药品注册证》（或者《医药产品注册证》）规定产地的；

⑤ 进口单位未取得《药品经营许可证》（生产企业应当取得《药品生产许可证》）和《企业法人营业执照》的；

⑥ 到岸品种的包装、标签与国家药品监督管理局的规定不符的；

⑦ 药品制剂无中文说明书或者中文说明书与批准的说明书不一致的；

⑧ 未在国务院批准的允许药品进口的口岸组织进口的，或者货物到岸地不属于所在地口岸药品监督管理局管辖范围的；

⑨ 国家药品监督管理局规定批签发的生物制品未提供有效的生产国或者地区药品管理机构出具的生物制品批签发证明文件的；

⑩ 伪造、变造有关文件和票据的；

⑪《进口药品注册证》（或者《医药产品注册证》）已被撤销的；

⑫《药品进口管理办法》第十条规定情形的药品，口岸药品检验所根据本办法第二十五条的规定不予抽样的；

⑬《药品进口管理办法》第十条规定情形的药品，口岸检验不符合标准规定的；

⑭ 药品监督管理部门有其他证据证明进口药品可能危害人体健康的。

境外生产药品的药品注册检验由中国食品药品检定研究院组织口岸药品检验机构实施。

进口药品到岸后，进口单位应当持《进口药品注册证》或者《医药产品注册证》以及产地证明原件、购货合同副本、装箱单、运单、货运发票、出厂检验报告书、说明书等材料，向口岸所在地药品监督管理部门备案。口岸所在地药品监督管理部门经审查，提交的材料符合要求的，发给《进口药品通关单》。进口单位凭《进口药品通关单》向海关办理报关验放手续。口岸药品检验所应当按照《进口药品注册证》（或者《医药产品注册证》）载明的注册标准对进口药品进行检验。口岸药品检验所接到《进口药品口岸检验通知书》后，应当在 2 日内与进口单位联系，到规定的存货地点按照《进口药品抽样规定》进行现场抽样。抽样完成后，口岸药品检验所应当在进口单位持有的《进口药品通关单》原件上注明"已抽样"的字样，并加盖抽样单位的公章。对检验符合标准规定的进口药品，口岸药品检验所应当将《进口药品检验报告书》送交所在地口岸药品监督管理局和进口单位。

第五节
药品补充申请的申报与审批及再注册

一、药品上市后研究和变更

持有人应当主动开展药品上市后研究，对药品的安全性、有效性和质量可控性进行进一步确证，加强对已上市药品的持续管理。药品注册证书及附件要求持有人在药品上市后开展相关研究工作的，持有人应当在规定时限内完成并按照要求提出补充申请、备案或者报告。

药品批准上市后，持有人应当持续开展药品安全性和有效性研究，根据有关数据及时备案或者提出修订说明书的补充申请，不断更新完善说明书和标签。药品监督管理部门依职责可以根据药品不良反应监测和药品上市后评价结果等，要求持有人对说明书和标签进行修订。

药品上市后的变更，按照其对药品安全性、有效性和质量可控性的风险和产生影响的程度，实行分类管理，分为审批类变更、备案类变更和报告类变更。持有人应当按照相关规定，参照相关技术指导原则，全面评估、验证变更事项对药品安全性、有效性和质量可控性的影响，进行相应的研究工作。药品上市后变更研究的技术指导原则，由药品审评中心制定，并向社会公布。

以下变更，持有人应当以补充申请方式申报，经批准后实施：

① 药品生产过程中的重大变更；

② 药品说明书中涉及有效性内容以及增加安全性风险的其他内容的变更；

③ 持有人转让药品上市许可;

④ 国家药品监督管理局规定需要审批的其他变更。

以下变更,持有人应当在变更实施前,报所在地省、自治区、直辖市药品监督管理部门备案:

① 药品生产过程中的中等变更;

② 药品包装标签内容的变更;

③ 药品分包装;

④ 国家药品监督管理局规定需要备案的其他变更。

境外生产药品发生上述变更的,应当在变更实施前报药品审评中心备案。药品分包装备案的程序和要求,由药品审评中心制定发布。

以下变更,持有人应当在年度报告中报告:

① 药品生产过程中的微小变更;

② 国家药品监督管理局规定需要报告的其他变更。

药品上市后提出的补充申请,需要核查、检验的,参照《药品注册管理办法》有关药品注册核查、检验程序进行。

二、药品再注册

持有人应当在药品注册证书有效期届满前六个月申请再注册。境内生产药品再注册申请由持有人向其所在地省、自治区、直辖市药品监督管理部门提出,境外生产药品再注册申请由持有人向药品审评中心提出。

药品再注册申请受理后,省、自治区、直辖市药品监督管理部门或者药品审评中心对持有人开展药品上市后评价和不良反应监测情况,按照药品批准证明文件和药品监督管理部门要求开展相关工作情况,以及药品批准证明文件载明信息变化情况等进行审查,符合规定的,予以再注册,发给药品再注册批准通知书。不符合规定的,不予再注册,并报请国家药品监督管理局注销药品注册证书。

有下列情形之一的,不予再注册:

① 有效期届满未提出再注册申请的;

② 药品注册证书有效期内持有人不能履行持续考察药品质量、疗效和不良反应责任的;

③ 未在规定时限内完成药品批准证明文件和药品监督管理部门要求的研究工作且无合理理由的;

④ 经上市后评价,属于疗效不确切、不良反应大或者因其他原因危害人体健康的;

⑤ 法律、行政法规规定的其他不予再注册情形。对不予再注册的药品,药品注册证书有效期届满时予以注销。

国务院药品监督管理部门核发的药品批准文号、《进口药品注册证》、《医药产品注册证》的有效期为5年。有效期届满,需要继续生产或者进口的,应当在有效期届满前6个月申请再注册。药品再注册时,应当按照国务院药品监督管理部门的规定报送相关资料。有效期届满,未申请再注册或者经审查不符合国务院药品监督管理部门关于再注册的规定的,注销其药品批准文号、《进口药品注册证》或者《医药产品注册证》。

第六节

药品注册过程中的专利问题

　　药品发明是高风险、长周期、大投资的，该领域的发明对知识产权的依赖性非常高。药品是一类特殊商品，在药品上市许可审查部门对需要审查的药品进行相应的检查后，药品才可以获得批准文号。如果药品监督管理部门审批的药品涉及已经存在的相关专利，那么审查肯定会影响药品专利保护。因此，处理好药品上市许可审批与专利的关系，可以保护药物专利权人的合法权益，提高新药研发企业的积极性和仿制药生产商的积极性。

　　药品专利纠纷早期解决机制是指将相关药品上市审批程序与相关药品专利纠纷解决程序相衔接的制度。为贯彻落实党中央、国务院决策部署，推动建立我国药品专利纠纷早期解决机制，国家药品监督管理局、国家知识产权局同有关部门在新修正的《专利法》相关规定的框架下，认真研究药品专利纠纷早期解决机制的具体制度，借鉴国际做法，在广泛征求业界、协会、专家等意见并完善后，制定了《药品专利纠纷早期解决机制实施办法（试行）》。

　　化学仿制药申请人、中药同名同方药申请人、生物类似药申请人提交药品上市许可申请时，应当对照已在中国上市药品专利信息登记平台公开的专利信息，针对被仿制药每一件相关的药品专利作出声明。仿制药申请被受理后 10 个工作日内，仿制药申请人应当将相应声明及声明依据通知上市许可持有人。其中，声明未落入相关专利权保护范围的，声明依据应当包括仿制药技术方案与相关专利的相关权利要求对比表及相关技术资料。除纸质资料外，仿制药申请人还应当向上市许可持有人在中国上市药品专利信息登记平台登记的电子邮箱发送声明及声明依据，并留存相关记录。

　　可以在中国上市药品专利信息登记平台中登记的具体药品专利包括：化学药品（不含原料药）的药物活性成分化合物专利、含活性成分的药物组合物专利、医药用途专利；中药的中药组合物专利、中药提取物专利、医药用途专利；生物制品的活性成分的序列结构专利、医药用途专利。相关专利不包括中间体、代谢产物、晶型、制备方法、检测方法等的专利。

　　专利权人或者利害关系人对四类专利声明有异议的，可以就申请上市药品的相关技术方案是否落入相关专利权保护范围向人民法院提起诉讼或者向国务院专利行政部门请求行政裁决，即司法途径和行政途径。在规定的期限内，专利权人可以自行选择途径。如果当事人选择向国务院专利行政部门请求行政裁决，对行政裁决不服又向人民法院提起行政诉讼的，等待期并不延长。

　　专利权人或者利害关系人未在规定期限内提起诉讼或者请求行政裁决的，不启动等待期。仿制药申请人可以按相关规定提起诉讼或者请求行政裁决，以确认其相关药品技术方案不落入相关专利权保护范围。

　　未在中国上市药品专利信息登记平台登记相关专利信息的，不适用本办法。未能早期解决专利纠纷的，相关药品获批上市后，如专利权人认为相关药品侵犯其相应专利权，引起纠纷的，依据《专利法》等法律法规的规定解决。已经依法批准的药品上市许可决定不予撤销，不影响其效力。

参考文献

[1] 国家市场监管总局. 药品注册管理办法 [S]. 2020.

[2] 孙佳，陈永法，邵蓉. 我国药品注册标准发展考 [J]. 中国药业，2010，19（24）：2-3.

[3] 杨建红. 浅谈药品标准的研究与管理 [J]. 中国药学杂志，2010，18：1439-1440.

[4] 聂鹤云，宋民宪，严桂平，等. 新修订《药品管理法》文本中药品标准表述及相关问题探析 [J]. 中国药房，2022，33（15）：1806-1809.

[5] 李聪慧，樊晓东. "药品注册申请人之窗" 建设及应用探讨 [J]. 中国临床药理学杂志，2022，38（20）：2510-2513.

[6] 周铁文. 药事管理与法规. [M]. 北京：人民卫生出版社，2010：79.

[7] 孙轶康. 我国创新药注册的相关制度探讨 [D]. 上海：复旦大学，2011.

[8] 刘冬，哈莉莉，李芳，等. 我国化学仿制药一致性评价进展与展望 [J]. 中国临床药理学杂志，2020，36（16）：2381-2385.

第四章
药品研制与生产监督管理法律制度

第一节

药品生产监督管理

一、药品生产概述

药品生产是指将原料按照一定的工艺加工或制备成符合国家标准的供医疗用的医药产品的过程。世界卫生组织的《药品生产质量管理规范》将药品生产定义为原辅料的采购、产品的加工、质量控制、质量评价、储存和运输及有关控制的所有作业的总称。该定义融入了质量控制和评价的内涵，强调了全过程控制的管理要求。

药品生产属工业生产，具有一般工业生产的性质，同时药品的首要特征是生命关联性，因而药品生产更关注质量管理。从事药品研制、生产、经营、使用活动，应当遵守法律、法规、规章、标准和规范，保证全过程信息真实、准确、完整和可追溯[1]。每一种药品都有质量标准及管理药品质量的制度和方法，药品生产企业的生产经营活动在国家严格规范的监督管理之下。

制药业生产对象的复杂性和多样性决定了药品生产的机械化、自动化程度高，设施设备往往有特殊要求。任何可能影响药品质量或污染药品的因素都要有预防和控制的技术手段。因此，企业应当建立药品质量管理体系，涵盖影响药品质量的所有环节，包括确保药品质量符合预定用途的有组织、有计划的全部活动[2]。

药品生产企业内外环境有严格的卫生要求，厂区环境（空气、水源、地面）的卫生状况、生产车间（空气处理系统、设备、生产介质）的洁净程度、生产人员的卫生意识都会对药品质量产生较大影响，因此要求厂房、路面、运输及生产人员、设备、药品的包装物等均不得对药品造成污染。

药品从原料到成品，其生产过程严格而复杂，涉及较多技术细节和操作标准，任何环节都要严控质量，否则，生产出不符合质量标准的药品的概率就会增加，给公众健康带来危害。因此，在药品生产过程中，必须进行全面质量管理与控制，保证药品安全有效。

二、从事药品生产活动的条件

我国对药品的生产实行前置性管理，行业准入门槛较高，《药品管理法》《药品管理法实施条例》《药品生产监督管理办法》均对从事药品生产的基本条件和审批程序、核发药品生产许可证应遵循的原则作出了明确规定。

《药品管理法》《疫苗管理法》《药品生产质量管理规范》《药品生产监督管理办法》规定，从事药品生产活动，除应当符合国家制定的药品行业发展规划和产业政策外，还应当符合以下条件[3]：

① 有依法经过资格认定的药学技术人员、工程技术人员及相应的技术工人，法定代表人、企业负责人、生产管理负责人、质量管理负责人、质量受权人及其他相关人员符合《药品管理法》《疫苗管理法》规定的条件；

② 有与其药品生产相适应的厂房、设施、设备和卫生环境；

③ 有能对所生产药品进行质量管理和质量检验的机构、人员；

④ 有能对所生产药品进行质量管理和质量检验的必要仪器设备；

⑤ 有保证药品质量的规章制度，并符合《药品生产质量管理规范》要求。

从事疫苗生产活动的，还应具备下列条件[3]：

① 具备适度规模和足够的产能储备；

② 具有保证生物安全的制度和设施、设备；

③ 符合疾病预防、控制需要。

国家有关法律、法规对生产疫苗、血液制品、麻醉药品、精神药品、医疗用毒性药品、放射性药品和药品类易制毒化学品等另有规定的，依照其规定。

三、从事药品生产活动的申请与审批

《药品管理法》第四十一条规定："从事药品生产活动，应当经所在地省、自治区、直辖市人民政府药品监督管理部门批准，取得药品生产许可证。无药品生产许可证的，不得生产药品。药品生产许可证应当标明有效期和生产范围，到期重新审查发证。"

（一）开办药品生产企业的申请

依据《药品生产监督管理办法》规定，从事制剂、原料药、中药饮片生产活动，申请人应当按照《药品生产监督管理办法》和国家药品监督管理局规定的申报资料要求，向所在地省、自治区、直辖市药品监督管理部门提出申请。委托他人生产制剂的药品上市许可持有人，应当具备《药品生产监督管理办法》第六条第一款第一项、第三项、第五项规定的条件，并与符合条件的药品生产企业签订委托协议和质量协议，将相关协议和实际生产场地申请资料合并提交至药品上市许可持有人所在地省、自治区、直辖市药品监督管理部门，按照《药品生产监督管理办法》规定，申请办理药品生产许可证。申请人应当对其申请材料全部内容的真实性负责。

（二）开办药品生产企业的审批

1. 审批机构

国家药品监督管理局主管全国药品生产监督管理工作，对省、自治区、直辖市药品监督管理部门的药品生产监督管理工作进行监督和指导。省、自治区、直辖市药品监督管理部门负责本行政区域内的药品生产监督管理，承担药品生产环节的许可、检查和处罚等工作[3]。

2. 审批程序

省级药品监督管理部门收到申请后，应当根据下列情况分别作出处理[3]：

① 申请事项依法不属于本部门职权范围的，应当即时作出不予受理的决定，并告知申请人向有关行政机关申请；

② 申请事项依法不需要取得行政许可的，应当即时告知申请人不受理；

③ 申请材料存在可以当场更正的错误的，应当允许申请人当场更正；

④ 申请材料不齐全或者不符合形式审查要求的，应当当场或者在五日内发给申请人补正材料通知书，一次性告知申请人需要补正的全部内容，逾期不告知的，自收到申请材料之日起即为受理；

⑤ 申请材料齐全、符合形式审查要求，或者申请人按照要求提交全部补正材料的，予以受理。

省、自治区、直辖市药品监督管理部门受理或者不予受理药品生产许可证申请的，应当出具加盖本部门专用印章和注明日期的受理通知书或者不予受理通知书。

省、自治区、直辖市药品监督管理部门应当自受理之日起三十日内，作出决定。经审查符合规定的，予以批准，并自书面批准决定作出之日起十日内颁发药品生产许可证；不符合规定的，作出不予批准的书面决定，并说明理由。省、自治区、直辖市药品监督管理部门按照《药品生产质量管理规范》等有关规定组织开展申报资料技术审查和评定、现场检查。

四、药品生产许可证及其管理

药品生产许可证是药品生产企业生产药品的资格证明，是对药品生产企业生产能力、生产条件的要求和认可，是药品安全、有效、质量可控的证明。无药品生产许可证不得从事药品生产。药品生产许可证由国家药品监督管理部门统一印制。

药品生产许可证有效期为五年，分为正本和副本。药品生产许可证样式由国家药品监督管理局统一制定。药品生产许可证电子证书与纸质证书具有同等法律效力。药品生产许可证应当载明许可证编号、分类码、企业名称、统一社会信用代码、住所（经营场所)、法定代表人、企业负责人、生产负责人、质量负责人、质量受权人、生产地址和生产范围、发证机关、发证日期、有效期限等项目[3]。

药品生产许可证载明事项分为许可事项和登记事项。许可事项是指生产地址和生产范围等。登记事项是指企业名称、住所(经营场所)、法定代表人、企业负责人、生产负责人、质量负责人、质量受权人等[3]。

(一) 管理机构

省级药品监督管理部门负责药品生产许可证核发、重新发证、变更、补发、吊销、撤销、注销等工作,在办理完工作后十日内在药品安全信用档案中更新[3]。

(二) 变更管理

变更药品生产许可证许可事项的,向原发证机关提出药品生产许可证变更申请。未经批准,不得擅自变更许可事项。原发证机关应当自收到企业变更申请之日起十五日内作出是否准予变更的决定。不予变更的,应当书面说明理由,并告知申请人享有依法申请行政复议或者提起行政诉讼的权利[3]。

上述变更事项涉及药品注册证书及其附件载明内容的,由省、自治区、直辖市药品监督管理部门批准后,报国家药品监督管理局药品审评中心更新药品注册证书及其附件相关内容[3]。

变更药品生产许可证登记事项的,应当在市场监督管理部门核准变更或者企业完成变更后三十日内,向原发证机关申请药品生产许可证变更登记。原发证机关应当自收到企业变更申请之日起十日内办理变更手续[3]。

(三) 换发药品生产许可证

有效期届满,需要继续生产药品的,药品生产企业应当在有效期届满前6个月,向原发证机关申请重新发放药品生产许可证。

原发证机关结合企业遵守法律法规、《药品生产质量管理规范》和质量体系运行情况,根据风险管理原则进行审查,在药品生产许可证有效期届满前作出是否准予其重新发证的决定。符合规定准予重新发证的,收回原证,换发新证;不符合规定的,作出不予重新发证的书面决定,并说明理由,同时告知申请人享有依法申请行政复议或者提起行政诉讼的权利;逾期未作出决定的,视为同意重新发证,并予补办相应手续[3]。

遗失药品生产许可证的,药品上市许可持有人、药品生产企业应当向原发证机关申请补发,原发证机关按照原核准事项在十日内补发药品生产许可证。许可证编号、有效期等与原许可证一致[3]。

(四) 注销管理

有下列情形之一的,药品生产许可证由原发证机关注销,并予以公告[3]:
① 主动申请注销药品生产许可证的;
② 药品生产许可证有效期届满未重新发证的;
③ 营业执照依法被吊销或者注销的;

④ 药品生产许可证依法被吊销或者撤销的;

⑤ 法律、法规规定应当注销行政许可的其他情形。

五、药品生产的监督检查

(一) 监督管理机构的职责

省、自治区、直辖市药品监督管理部门负责对本行政区域内药品上市许可持有人、制剂、化学原料药、中药饮片生产企业进行监督管理。并对原料、辅料、直接接触药品的包装材料和容器等供应商、生产企业开展日常监督检查,必要时开展延伸检查。

(二) 药品生产企业的责任

药品上市许可持有人、药品生产企业的质量管理体系相关的组织机构、企业负责人、生产负责人、质量负责人、质量受权人发生变更的,应当自发生变更之日起三十日内,完成登记手续。疫苗上市许可持有人应当自发生变更之日起十五日内,向所在地省、自治区、直辖市药品监督管理部门报告生产负责人、质量负责人、质量受权人等关键岗位人员的变更情况。

药品生产企业原址或者异地新建、改建、扩建车间或者生产线的,应当符合相关规定和技术要求,提交涉及变更内容的有关材料,并报经所在地省、自治区、直辖市药品监督管理部门进行药品生产质量管理规范符合性检查,检查结果应当通知企业。检查结果符合规定,产品符合放行要求的可以上市销售。有关变更情况,应当在药品生产许可证副本中载明。

药品生产企业发生与药品质量有关的重大安全事件的,药品上市许可持有人应当立即对有关药品及其原料、辅料以及直接接触药品的包装材料和容器、相关生产线等采取封存等控制措施,并立即报告所在地省、自治区、直辖市药品监督管理部门和有关部门,省、自治区、直辖市药品监督管理部门应当在二十四小时内报告省级人民政府,同时报告国家药品监督管理局。

(三) 监督检查的内容及要求

① 药品上市许可持有人、药品生产企业执行有关法律、法规及实施《药品生产质量管理规范》《药物警戒质量管理规范》及有关技术规范等情况。

② 药品生产活动是否与药品品种档案载明的相关内容一致。

③ 疫苗储存、运输管理规范执行情况。

④ 药品委托生产质量协议及委托协议。

⑤ 风险管理计划实施情况。

⑥ 变更管理情况。

监督检查包括许可检查、常规检查、有因检查和其他检查。

第二节
药品生产质量管理规范

一、质量管理概述

药品质量是制药企业管理的核心，是企业的生命线。药品质量是衡量一个国家制药工业水平的重要标志，是药品在国际市场具备竞争力的保证。质量管理相关术语如下。

1. 质量管理（quality management，QM）

指在质量方面指挥和控制组织的协调活动。通常包括质量策划、质量控制、质量保证和质量改进。对制药企业的质量管理就是围绕着使医药产品质量能满足质量要求而开展的策划、组织、计划、实施、检查和监督、审核等所有管理活动。质量管理由组织的最高管理者领导，组织全体人员参与并承担义务。

2. 质量控制（quality control，QC）

是一种管理和确保产品或服务质量的过程。它涵盖了一系列的活动、流程和标准，旨在确保制造的产品或提供的服务符合预期的质量要求。药品质量控制的一般顺序如下：
① 明确质量要求；
② 编制标准文件（生产管理文件、质量管理文件）；
③ 实施规范或控制计划；
④ 按判断标准（《中国药典》、产品的注册标准）进行监督和评价。
质量控制的范围涉及产品质量形成全过程的各个环节。

3. 质量保证（quality assurance，QA）

质量保证的关键是信任，内部保证是向组织管理者提供信任，外部保证是向顾客或他方提供信任。药品生产企业的质量保证包括供应商审计、生产过程的质量监督、生产记录、质量记录审核以及工艺、设备、环境及质量控制活动的验证等。

4. 质量改进（quality improvement，QI）

质量改进贯穿于与质量有关的全部活动。质量改进内容主要有产品改进或开发；人员素质的提高，以减少差错、提高效益；寻求体系所有相互关联或相互作用要素的更佳组合，以提高体系的有效性；寻求合理利用资源的最佳方法，以优化过程。

5. 质量管理体系（quality management system，QMS）

是指在质量方面指挥和控制组织的管理体系。质量管理体系是建立质量方针和质量目标，并实现这些目标的一组相互关联或相互作用的要素的集合。质量管理体系也将影响质量的技术、管理、人员和资源等因素都综合在一起，使之为一个共同目标，即在质量方针指引下，为达到质量目标而互相配合、努力工作。

二、药品质量

药品的法律定义规定了药品必须满足的需求，即功能有效、使用安全性、质量稳定性、产品均一性。药品的质量特性所包括的有效性、安全性、稳定性、均一性都是药品的固有特性。药品生产的各个环节、各个方面、各个要素对药品的质量有直接、重要的影响。

药品质量的形成经过药品研究、药品生产、药品经营及使用阶段，各阶段相对独立，又密切相关，每一阶段都有独特的内容和特点。因此，药品的质量管理是一个复杂的体系，一项系统工程。

三、现代质量管理的八项原则

八项质量管理原则是组织管理的普遍原则，为高层领导管理者指导组织、改进业绩、获得持续成功提供了管理框架，阐明了组织必须依存于顾客才能立足于社会并不断发展的条件。

（一）以顾客为关注焦点

组织依存于顾客。因此，组织应当理解顾客当前和未来的需求，满足顾客要求并争取超越顾客期望。药品是用于预防、治疗、诊断人的疾病的物质，药品的需求必然与疾病谱的变化相关，与顾客（包括药品的使用者和药品的指导者）的用药目的、用药习惯等相关，制药企业应识别不同顾客对药品需求的特殊性，动态地聚焦顾客的需求变化，研究如何满足顾客的需求。

（二）领导作用

领导者确立组织统一的宗旨及方向。一个优秀的领导者应当创造并保持使员工能充分参与实现组织目标的内部环境。制药企业领导人必须直接负责企业的质量管理，必须指导、检查、参与质量管理工作，对企业的内外质量环境进行考核评审，为企业的未来描绘清晰的远景；为员工提供工作所需的培训和资源，兼顾所有相关方的需求与期望，从而激励员工自觉为实现既定目标而努力工作。

（三）全员参与

"全员参与"要求从企业最高管理者至普通员工全员参与管理，这种参与不仅仅是质量管理人员，企业的每一个员工对产品的质量都应负有一定的责任。将个人责任制与企业产品质量联系在一起，使员工勇于参与企业的持续改进，促进企业全面质量管理水平的提高，保证企业产品的质量。

（四）过程方法

将活动和相关资源作为过程进行管理，更高效地得到期望的结果。

制药企业全面质量管理体系所管理的是产品设计过程、原材料的加工生产过程、生产制造过程，一个过程的输出将成为下一个过程的输入。药品生产所需的原材料、设备、设施、人员、技术、方法等必须进行检验、检测、审批、检查、评审等。系统中各个环节、各个要素相互联系、影响，要从整体的角度来协调和控制。忽视任何环节、任何要素都将影响药品质量管理体系的正常运行。对于药品质量管理的各环节、各要素的管理、控制和决策，都必须有更优化的目标和要求，包括可持续发展等。

（五）管理的系统方法

管理的系统方法可包括系统分析、系统工程和系统管理，是将相互关联的过程作为系统加以识别、理解和管理，有助于组织提高实现目标的有效性和效率。

药品生产质量管理是一个系统工程，是综合运用药学、工程学、管理学及相关的科学理论和技术手段，对生产中影响药品质量的各种因素，如人（操作者、管理者）、机（设施、设备）、料（原料、辅料、包装材料、半成品、成品）、法（工艺、检测方法）、环（厂区、厂房、车间环境）、资（资金）等，进行具体的规范控制，进行合理配置和优化组合，通过计划、组织、控制、协调和激励等管理职能，保证按预定的目标，实现优质、高效、低耗、均衡、安全和文明的生产。

（六）持续改进

持续改进总体业绩应当是组织的一个永恒目标。持续改进是企业生存和发展的需要，要把产品、过程和体系的持续改进作为组织内部每个成员的目标。不断地实施产品创新、管理创新和技术创新，努力提高各项工作的效率。确保不断增强组织的竞争力，把持续质量改进制度化，定期对员工进行评价、考核并奖励；在组织内应用始终如一的方法来持续改进组织的业绩，以质量求生存，向管理要效益。

（七）基于事实的决策方法

有效决策是建立在数据和信息分析的基础上。制药企业质量管理要求一切有据可查，没有记录就等于没有发生，批生产记录、批包装记录、批检验记录和批销售记录等应及时填写、内容真实、数据完整，并对数据和信息进行分析、判断后作出决策。同时，药品质量必须建立信息反馈系统，要有可追溯性，如药品不良反应监控、药品上市后的再评价、《药品生产质量管理规范》的认证等。没有健全的信息反馈机制，药品质量管理系统也就无法正常可靠地运行。

（八）与供方互利的关系

组织与供方是相互依存的，互利的关系可增强双方创造价值的能力。

制药企业应以客户的需求和期望为导向，还应当考虑组织自身利益，提供原材料等的供方利益，将本企业和供方作为一个利益的共同体。在加强对供方质量管理体系审计的同时，加强与供方的信息沟通，开展共同的开发与改进活动，依靠利益的纽带，以顾客为关注焦点，改进双方的质量管理体系或水平，从而生产出高质量的产品，达到为双方创造价值的目的。

质量管理八项基本原则间的关系：最高管理者（领导作用）充分调动员工的积极性（员工参与），处理好相关方的关系（与供方互利的关系），运用控制论的三个方法（系统方法、过程方法、基于事实的决策方法），最终目的是满足顾客要求（以顾客为关注焦点），达到使组织持续改进的目标（持续改进）。

四、《药品生产质量管理规范》概述

《药品生产质量管理规范》（good manufacturing practice，GMP）是药品生产全过程实施质量管理的指南。GMP 是药品生产和质量管理的基本准则，是药品生产及质量管理必须遵循的原则，已成为国家对药品生产质量管理的最基本要求。实施 GMP 能有效提高企业的整体水平，提高产品市场竞争力。同时，在药品生产全过程实施 GMP，是保证生产出质量合格药品的一整套系统、科学的管理规范，采用新技术、新设备，有助于企业管理现代化，可以促进企业强化质量管理，提高产品质量，确保人们用药的安全有效。

我国现行的 GMP 是 2010 年版，于 2011 年 3 月 1 日起施行，共 14 章、313 条，包括总则、质量管理、机构与人员、厂房与设施、设备、物料与产品、确认与验证、文件管理、生产管理、质量控制与质量保证、委托生产与委托检验、产品发运与召回、自检和附则。GMP 的附录共 5 部分，分为无菌药品、原料药、生物制品、血液制品、中药制剂，是对 GMP 中原则性规定的补充规定。

1. 总则

阐述了制定 GMP 的依据是《药品管理法》《药品管理法实施条例》。GMP 作为质量管理体系的一部分，是药品生产管理和质量控制的基本要求，旨在最大限度地降低药品生产过程中污染、交叉污染及混淆、差错等风险，确保持续稳定地生产出符合预定用途和注册要求的药品，企业应当严格执行 GMP。

2. 质量管理

（1）质量管理原则　药品企业应当建立符合药品质量管理要求的质量目标，将药品注册的有关安全、有效和质量可控的所有要求系统地贯彻到药品生产、控制及产品放行、贮存、运输的全过程中，确保所生产的药品符合预定用途和注册要求。企业应当配备足够的、符合要求的人员、厂房、设施和设备，为实现质量目标提供必要的条件。

（2）质量保证　质量保证是质量管理体系的一部分。企业必须建立质量保证系统，同时建立完整的文件体系，以保证系统有效运行。质量保证系统应当确保：药品的设计与研发体现 GMP 的要求；生产管理和质量控制活动符合 GMP 的要求；管理职责明确；采购和使用的原辅料和包装材料正确无误；中间产品得到有效控制；确认、验证的实施；严格按照规程进行生产、检查、检验和复核；每批产品经质量受权人批准后方可放行；在贮存、发运和随后的各种操作过程中有保证药品质量的适当措施；按照自检操作规程,定期检查评估质量保证系统的有效性和适用性以及相关药品生产质量管理的基本要求。

（3）质量控制　质量控制包括相应的组织机构、文件系统及取样、检验等，确保物料或产品在放行前完成必要的检验，确认其质量符合要求。

质量控制的基本要求：应当配备适当的设施、设备、仪器和经过培训的人员，有效、可靠地完成所有质量控制的相关活动；应当有批准的操作规程，用于原辅料、包装材料、中间产品、待包装产品和成品的取样、检查、检验及产品的稳定性考察，必要时进行环境监测，以确保符合 GMP 的要求；由经授权的人员按照规定的方法对原辅料、包装材料、中间产品、待包装产品和成品取样；检验方法应当经过验证或确认；取样、检查、检验应当有记录，偏差应当经过调查并记录；物料、中间产品、待包装产品和成品必须按照质量标准进行检查和检验，并有记录；物料和最终包装的成品应当有足够的留样，以备必要的检查或检验；除最终包装容器过大的成品外，成品的留样包装应当与最终包装相同。

（4）质量风险管理　质量风险管理是在整个产品生命周期中采用前瞻或回顾的方式，对质量风险进行评估控制、沟通、审核的系统过程。应当根据科学知识及经验对质量风险进行评估，以保证产品质量。质量风险管理过程所采用的方法、措施、形式及形成的文件应当与存在风险的级别相适应。

3. 机构与人员

企业应当建立与药品生产相适应的管理机构，并有组织机构图。应当设立独立的质量管理部门，履行质量保证和质量控制的职责。应当配备足够数量并具有适当资质（含学历、培训和实践经验）的管理和操作人员，应当明确规定每个部门和每个岗位的职责。岗位职责不得遗漏，交叉的职责应当有明确规定。每个人所承担的职责不应过多。所有人员应当明确并理解自己的职责，熟悉与其职责相关的要求，并接受必要的培训，包括上岗前培训和继续培训。

（1）关键人员

关键人员应为企业的全职人员。至少应当包括企业负责人、生产管理负责人、质量管理负责人和质量受权人，质量管理负责人和生产管理负责人不得互相兼任。质量管理负责人和质量受权人可以兼任。应当制定操作规程确保质量受权人独立履行职责，不受企业负责人和其他人员的干扰。

企业负责人是药品质量的主要责任人，全面负责企业日常管理。为确保企业实现质量目标并按照 GMP 要求生产药品，企业负责人应当负责提供必要的资源，合理计划、组织和协调，保证质量管理部门独立履行其职责。

生产管理负责人职责：确保药品按照批准的工艺规程生产、贮存，以保证药品质量；确保严格执行与生产操作相关的各种操作规程；确保批生产记录和批包装记录经过指定人员审核并送交质量管理部门；确保厂房和设备的维护保养，以保持其良好的运行状态；确保完成各种必要的验证工作；确保生产相关人员经过必要的上岗前培训和继续培训，并根据实际需要调整培训内容。

质量管理负责人职责：确保原辅料、包装材料、中间产品、待包装产品和成品符合经注册批准的要求和质量标准；确保在产品放行前完成对批记录的审核；确保完成所有必要的检验；批准质量标准、取样方法、检验方法和其他质量管理的操作规程；审核和批准所有与质量有关的变更；确保所有重大偏差和检验结果超标已经过调查并得到及时处理；批准并监督委托检验；监督厂房和设备的维护，以保持其良好的运行状态；确保完成各种必要的确认或验证工作，审核和批准确认或验证方案和报告；确保完成自检；评估和批准物料供应商；确保所有与产品质量有关的投诉已经过调查，并得到及时、正确的处理；确保完成产品的持续稳定性考察计划，提供稳定性考察的数据；确保完成产品质量回顾分析；确保质量控制和质量保证人员都已经过必要的上岗前培训和继续培训，并根据实际需要调整培训内容。

质量受权人职责：参与企业质量体系建立、内部自检、外部质量审计、验证以及药品不良反应报告、产品召回等质量管理活动；承担产品放行的职责，确保每批已放行产品的生产、检验均符合相关法规、药品注册要求和质量标准；在产品放行前，质量受权人必须按照前述要求出具产品放行审核记录，并纳入批记录。

（2）培训

企业应当指定部门或专人负责培训管理工作，应当有经生产管理负责人或质量管理负责人审核或批准的培训方案或计划，培训记录应当予以保存。与药品生产、质量有关的所有人员都应当经过培训，培训的内容应当与岗位的要求相适应。除进行 GMP 理论和实践的培训外，还应当有相关法规、相应岗位的职责、技能的培训，并定期评估培训的实际效果，高风险操作区（如高活性、高毒性、传染性、高致敏性物料的生产区）的工作人员应当接受专门的培训。

（3）人员卫生

所有人员都应当接受卫生要求的培训，企业应当建立人员卫生操作规程，最大限度地降低人员对药品生产造成污染的风险。企业应当对人员健康进行管理，并建立健康档案。直接接触药品的生产人员上岗前应当接受健康检查，以后每年至少进行一次健康检查。企业应当采取适当措施，避免体表有伤口、患有传染病或其他可能污染药品疾病的人员从事直接接触药品的生产。操作人员应当避免裸手直接接触药品、与药品直接接触的包装材料和设备表面。

任何进入生产区的人员均应当按照规定更衣。工作服的选材、式样及穿戴方式应当与所从事的工作和空气洁净度级别要求相适应。进入洁净生产区的人员不得化妆和佩戴饰物。

4. 厂房与设施

GMP 强调厂房与设施的设计和布局的合理性，并按生产区、仓储区、质量控制区和辅助区分别细化要求。

（1）厂房与设施的设计原则

厂房的选址、设计、布局、建造、改造和维护必须符合药品生产要求，应当能够最大限度地避免污染、交叉污染、混淆和差错，便于清洁、操作和维护。企业生产、行政、生活和辅助区的总体布局应当合理，不得互相妨碍；厂区和厂房内的人流、物流走向应当合理。

（2）生产区

厂房、生产设施和设备应当根据所生产药品的特性、工艺流程及相应洁净度级别要求合理设计、布局和使用。

生产特殊性质的药品，如高致敏性药品（如青霉素类）或生物制品（如卡介苗或其他用活性微生物制备而成的药品），必须采用专用和独立的厂房、生产设施和设备。青霉素类药品产尘量大的操作区域应当保持相对负压，排至室外的废气应当经过净化处理并符合要求，排风口应当远离其他空气净化系统的进风口；生产 β-内酰胺类药品、性激素类避孕药品必须使用专用设施（如独立的空气净化系统）和设备，并与其他药品生产区严格分开；生产某些激素类、细胞毒性类、高活性化学药品应当使用专用设施（如独立的空气净化系统）和设备；特殊情况下，如采取特别防护措施并经过必要的验证，上述药品制剂则可通过阶段性生产方式共用同一生产设施和设备。

生产区和贮存区应当有足够的空间，确保有序地存放设备、物料、中间产品、待包装产品和成品，避免不同产品或物料的混淆、交叉污染，避免生产或质量控制操作发生遗漏或差错。应当根据药品品种、生产操作要求及外部环境状况等配置空调净化系统，使生产区有效通风，并有温度、湿度控制和空气净化过滤，保证药品的生产环境符合要求，洁净区与非洁净区之间、不同级别洁净区之间的压差应当不低于10Pa。必要时，相同洁净度级别的不同功能区域（操作间）之间也应当保持适当的压差梯度。口服液体和固体制剂、腔道用药（含直肠用药）、表皮外用药品等非无菌制剂生产的暴露工序区域及其直接接触药品的包装材料最终处理的暴露工序区域，应当参照"无菌药品"附录中D级洁净区的要求设置，企业可根据产品的标准和特性对该区域采取适当的微生物监控措施。

（3）仓储区

仓储区应当有足够的空间，确保有序存放待验、合格、不合格、退货或召回的原辅料、包装材料、中间产品、待包装产品和成品等各类物料和产品。不合格、退货或召回的物料或产品应当隔离存放。仓储区的设计和建造应当确保良好的仓储条件，并有通风和照明设施。仓储区应当能够满足物料或产品的贮存条件（如温湿度、避光）和安全贮存的要求，并进行检查和监控。

通常应当有单独的物料取样区。取样区的空气洁净度级别应当与生产要求一致。如在其他区域或采用其他方式取样，应当能够防止污染或交叉污染。

（4）质量控制区

质量控制实验室通常应当与生产区分开。生物检定、微生物和放射性同位素的实验室还应当彼此分开。实验室的设计应当确保其适用于预定的用途，并能够避免混淆和交叉污染，应当有足够的区域用于样品处置、留样和稳定性考察样品的存放及记录的保存。必要时，应当设置专门的仪器室，使灵敏度高的仪器免受静电、震动、潮湿或其他外界因素的干扰。处理生物样品或放射性样品等特殊物品的实验室应当符合国家的有关要求。实验动物房应当与其他区域严格分开，其设计、建造应当符合国家有关规定，并设有独立的空气处理设施及动物的专用通道。

（5）辅助区

休息室的设置不应当对生产区、仓储区和质量控制区造成不良影响。更衣室和盥洗室应当方便人员进出，并与使用人数相适应。盥洗室不得与生产区和仓储区直接相通。维修间应当尽可能远离生产区。存放在洁净区内的维修用备件和工具，应当放置在专门的房间或工具柜中。

5. 设备

设备的设计、选型、安装、改造和维护必须符合预定用途，应当尽可能降低产生污染、交叉污染、混淆和差错的风险，便于操作、清洁、维护，以及必要时进行的消毒或灭菌。应当建立设备使用、清洁、维护和维修的操作规程，并保存相应的操作记录。应当建立并保存设备采购、安装、确认的文件和记录。另外，GMP对设备的设计和安装、维护和维修、使用和清洁、校准，以及制药用水等都有具体的规定。

6. 物料与产品

（1）选用原则

药品生产所用的原辅料和与药品直接接触的包装材料应当符合相应的质量标准。药品上直接印字所用油墨应当符合食用标准要求。原辅料、与药品直接接触的包装材料和印刷包装材料的接收应当有操作规程，所有到货物料均应当检查，以确保与订单一致，并确认供应商已经质量管理部门批准。每次接收均应当有记录。

（2）原辅料、中间产品和待包装产品

仓储区内的原辅料应当有适当的标识。只有经质量管理部门批准放行并在有效期或复验期内的原辅料方可使用。原辅料应当按照有效期或复验期贮存。贮存期内，如发现对质量有不良影响的特殊情况，应当进行复验。中间产品和待包装产品应当在适当的条件下贮存，并应有明确的标识。

（3）包装材料

与药品直接接触的包装材料和印刷包装材料的管理和控制要求与原辅料相同。应当建立印刷包装材料设计、审核、批准的操作规程，确保印刷包装材料印制的内容与药品监督管理部门核准的一致，并建立专门的文档，保存经签名批准的印刷包装材料原版实样。每批或每次发放的与药品直接接触的包装材料或印刷包装材料，均应当有识别标志，标明所用产品的名称和批号。过期或废弃的印刷包装材料应当予以销毁并记录。

7. 确认与验证

确认是证明厂房、设施、设备能正确运行并可达到预期结果的一系列活动。验证是证明任何操作规程（或方法）、生产工艺或系统能够达到预期结果的一系列活动。企业应当确定需要进行的确认或验证工作，以证明有关操作的关键要素能够得到有效控制。确认或验证的范围和程度应当经过风险评估来确定。

企业的厂房、设施、设备和检验仪器应当经过确认，应当采用经过验证的生产工艺、操作规程和检验方法进行生产、操作和检验，并保持持续的验证状态。采用新的生产处方或生产工艺前，应当验证其常规生产的适用性。生产工艺在使用规定的原辅料和设备条件下，应当能够始终生产出符合预定用途和注册要求的产品。当影响产品质量的主要因素，如原辅料、与药品直接接触的包装材料、生产设备、生产环境（或厂房）、生产工艺和检验方法等发生变更时，应当进行确认或验证。必要时，还应当经药品监督管理部门批准。

8. 文件管理

（1）管理原则

文件是质量保证系统的基本要素。企业必须有内容正确的书面质量标准、生产处方和工艺规程、操作规程及记录等文件。文件的起草、修订、审核、批准、替换或撤销、复制、保管和销毁等应当按照操作规程管理，并有相应的文件分发、撤销、复制和销毁记录。与 GMP 有关的每项活动均应当有记录，以保证产品生产、质量控制和质量保证等活动可以追溯。此外，每批药品应当有批记录，包括批生产记录、批包装记录、批检验记录和药品放行审核记录等与本批产品有关的记录。批记录应当由质量管理部门负责管理，至少保存至药品有效期后一年。

（2）质量标准与工艺规程

物料和成品应当有经批准的现行质量标准；必要时，中间产品或待包装产品也应当有质量标准。每种药品的每个生产批量均应当有经企业批准的工艺规程，不同药品规格的每种包装形式均应当有各自的包装操作要求。工艺规程的制定应当以注册批准的工艺为依据。

（3）批生产记录与批包装记录

每批产品均应当有相应的批生产记录，可追溯该批产品的生产历史及与质量有关的情况；每批产品或每批中部分产品的包装，都应当有批包装记录，以便追溯该批产品包装操作及与质量有关的情况。

9. 生产管理

所有药品的生产和包装均应当按照批准的工艺规程和操作规程进行操作并有相关记录，以确保药品达到规定的质量标准，并符合药品生产许可和注册批准的要求。应当建立划分产品生产批次的操作规程,应当建立编制药品批号和确定生产日期的操作规程。每批药品均应当编制唯一的批号。每批产品应当检查产量和物料平衡，确保物料平衡符合设定的限度。

生产开始前，应当进行检查，确保设备和工作场所没有上批遗留的产品、文件或与本批产品生产无关的物料，设备处于已清洁及待用状态。检查结果应当有记录。生产过程中应当尽可能采取措施，防止污染和交叉污染。每次生产结束后应当进行清场，确保设备和工作场所没有遗留与本次生产有关的物料、产品和文件。下次生产开始前，应当对前次清场情况进行确认。包装操作规程应当规定降低污染和交叉污染、混淆或差错风险的措施。包装开始前应当进行检查，确保工作场所、包装生产线、印刷机及其他设备已处于清洁或待用状态，无上批遗留的产品、文件或与本批产品包装无关的物料。检查结果应当有记录。包装结束时，已打印批号的剩余包装材料应当由专人负责全部计数销毁，并有记录。

10. 质量控制与质量保证

（1）质量控制实验室管理

质量控制实验室的人员、设施、设备应当与产品性质和生产规模相适应。负责人、检验人员都有相应的资质要求。

（2）物料和产品放行

分别建立物料和产品批准放行的操作规程，明确批准放行的标准、职责，并有相应的记录。

（3）持续稳定性考察

持续稳定性考察的目的是在有效期内监控已上市药品的质量，以发现药品与生产相关的稳定性问题（如杂质含量或溶出度特性的变化），并确定药品能够在标示的贮存条件下，符合质量标准的各项要求。

（4）变更控制

企业应当建立变更控制系统，对所有影响药品质量的变更进行评估和管理。需要经药品监督管理部门批准的变更应当在得到批准后方可实施。

（5）偏差处理

各部门负责人应当确保所有人员正确执行生产工艺、质量标准、检验方法和操作规程，防止偏差的产生。另外，企业应当建立偏差处理的操作规程，规定偏差的报告、记录、调查、处理及所采取的纠正措施，并有相应的记录。

（6）纠正措施和预防措施

企业应当建立纠正措施和预防措施系统，对投诉、召回、偏差、自检或外部检查结果、工艺性能和质量监测趋势等进行调查并采取纠正和预防措施。

（7）供应商的评估和批准

质量管理部门应当对所有生产用物料的供应商进行质量评估，会同有关部门对主要物料供应商（尤其是生产商）的质量体系进行现场质量审计，并对质量评估不符合要求的供应商行使否决权。

（8）产品质量回顾分析

应当按照操作规程，每年对所有生产的药品按品种进行产品质量回顾分析，以确认工艺稳定可靠，以及原辅料、成品现行质量标准的适用性，及时发现不良趋势，确定产品及工艺改进的方向。

（9）投诉与不良反应报告

药品生产企业应当建立药品不良反应报告和监测管理制度，设立专门机构并配备专职人员负责管理。企业应当主动收集药品不良反应，对不良反应应当详细记录、评价、调查和处理，及时采取措施控制可能存在的风险，并按照要求向药品监督管理部门报告。

11. 委托生产与委托检验

委托生产或委托检验的所有活动，均应符合 GMP 和药品注册、安全监管的要求。从技术管理角度提出委托生产和委托检验的基本控制原则，对委托方和受托方双方责任、技术事项等作出规范。委托生产和委托检验管理的要点是委托合同。委托方与受托方之间签订的合同应当详细规定各自的产品生产和控制职责。

12. 产品发运与召回

每批产品均应当有发运记录。根据发运记录，应当能够追查每批产品的销售情况，必要时应当能够及时全部追回，发运记录内容应当包括：产品名称、规格、批号、数量、收货单位和地址、联系方式、发货日期、运输方式等。发运记录应当至少保存至药品有效期后一年。

企业应当建立产品召回系统，必要时可迅速、有效地从市场召回任何一批存在安全隐患的产品；应当制定召回操作规程，确保召回工作的有效性。产品召回负责人应当独立于销售和市场部门。若产品因存在安全隐患召回的，应当立即向当地药品监督管理部门报告。

13. 自检

质量管理部门应当定期组织对企业进行自检，评估企业是否符合 GMP 要求，并提出必要的纠正和预防措施。自检是促使企业各职能部门更有效地执行 GMP 的重要手段。企业必须明确自检的程序、范围与频率，自检人员的要求，自检的主旨与实施，自检的文件化要求，自检的纠正措施与预防控制措施要求等。

14．附则

GMP 为药品生产质量管理的基本要求。其主要术语的含义如下：

（1）操作规程

经批准用来指导设备操作、维护与清洁、验证、环境控制、取样和检验等药品生产活动的通用性文件，也称标准操作规程。

（2）产品

包括药品的中间产品、待包装产品和成品。

（3）工艺规程

为生产特定数量的成品而制定的一个或一套文件，包括生产处方、生产操作要求和包装操作要求，规定原辅料和包装材料的数量、工艺参数和条件、加工说明（包括中间控制）、注意事项等内容。

（4）洁净区

需要对环境中尘粒及微生物数量进行控制的房间（区域），其建筑结构、装备及其使用应当能够减少该区域内污染物的引入、产生和滞留。

（5）批

经一个或若干加工过程生产的、具有预期均一质量和特性的一定数量的原辅料、包装材料或成品。

（6）批号

用于识别一个特定批的具有唯一性的数字和（或）字母的组合。

（7）物料

指原料、辅料和包装材料等。

第三节

国外药品生产质量管理规范介绍

一、美国 GMP

美国食品药品监督管理局（FDA）的 CGMP（current good manufacturing practice，现行药品生产管理规范）又称为动态 GMP，是较为完善、内容较详细、标准较高的 GMP。美国要求，凡是向美国出口药品的制药企业及在美国境内的制药企业，都要符合美国 GMP 要求。GMP 的原则性条款都包含在联邦法规中的质量系统法规 CFR210 和 211 部分中。

美国于 1963 年颁布了世界上第一部 GMP；于 1979 年颁布 GMP 修订版，增加了"验证"的新概念；于 1987 年又颁布了第三版 GMP。1991 年，美国率先发布原料药 GMP；1996 年的修订版增补了成品 CGMP 有关生产、质量控制及文件管理方面的要求；此后，FDA 根据质量风险管理的要求，将 CGMP 与欧盟的 GMP 及 FDA 的其他法规——21CFR820（质量系统法规）加以比较、修订、补充、完善，实行动态管理。2015年 2 月，FDA 网站公布了 2014 版 21CPR 210&211。

FDA 制定了许多技术性和阐述基本要求、基本原理的指南，作为 CGMP 法规配套文件和具体执行标准。FDA 每年公布一次指南清单包括药品评价与研发、生物药品评价与研发等，2004 年公布了 174 个指南。这也反映了美国 GMP 的系统性。

CGMP 管理体系的基本特点为垂直领导、设专职检查员、药品 GMP 检查与注册相结合，以及媒体监督等。

二、日本 GMP

1973 年，日本制药工业协会提出行业的 GMP；1974 年，日本政府颁布 GMP 进行指导推行；1980 年，日本政府决定实施药品 GMP。1988 年，日本政府制定了原料药 GMP，于 1990 年正式实施。日本将 GMP 内容分为软件和硬件两部分，《关于药厂建筑物及设施条例》是硬件要求，《关于药品生产及质量管理条例》是软件要求，这是它的显著特点。

在药品认证体制上，由原来的生产许可认证体制改为上市批准体制，新体制更注重上市后的安全责任，日本 GMP 不仅适用于日本本土的企业，也适用于产品进入日本市场的境外生产企业。

三、世界卫生组织 GMP

1969 年，WHO 在第 22 届世界卫生大会提议将《世界卫生组织国际贸易药品质量认证办法》列入大会决议，并建议各成员的药品生产采用 GMP 制度，以确保药品质量并参加药品质量签证体制的国际贸易。1975 年 11 月，WHO 正式颁布 GMP。1977 年，WHO 第 28 届世界卫生大会再次向成员推荐 GMP，并确定为 WHO 的法规。WHO 的GMP 的公布是药品 GMP 标准国际化的体现，许多国家注意到国际化带来的直接结果是文件和体系的相似性、通用性，因此直接采用 WHO 的 GMP 而不去另行制定本国的药品 GMP。

WHO 的 GMP 属于国际药品贸易的技术框架文件，也是国际合作体系的一种形式，其法定地位取决于所在国家的态度和具体情况，如果承认并同意 WHO 的协议办法，则在双方的贸易中可不进行药品 GMP 检查。反之，则可能需要进行药品 GMP 检查。

四、欧盟 GMP

1970 年，欧洲自由贸易区为了解决欧洲自由贸易联盟国家之间药品贸易中的非关税壁垒，促进成员国之间的药品贸易，在"关于药品生产的现场检查的互认协定"的主题下成立了药品检查条约组织（PIC）。协定包括十项简单的 GMP 基本准则，PIC 最初目标是检查互认、GMP 要求的协调、统一的检查体系、检查员的培训、信息交流和相互信任等。1992 年公布了欧洲共同体药品生产管理规范新版本（EU GMP），该版本可取代欧洲经济共同体内各个国家的 GMP。1995 年成立了以协作方案方式构成的药品检查合作计划组织（PIC/S）。PIC 与 PIC/S 共同工作，PIC/S 的建立再次体现了药品 GMP 国际化发展的趋势。PIC/S 每年组织各国药品 GMP 检查员交流，共同探讨药品 GMP 检查中的技术标准问题，并将探讨的成果编写成推荐的药品 GMP 指南文件。WHO 采纳了很多 PIC/S 推荐的指南文件，这也是 EU 与 WHO 的 GMP 指南文件非常相似的原因。2003 年 10 月 8 日，欧盟委员会 2003/94/FC 号指令阐述了人用药品及临床研究用药 GMP 的原则及指南方针，并按此指令制定了欧盟 GMP 主体文件，以及 19 个 GMP 附件，均属强制执行。2008 年 2 月 15 日欧盟又发布了 GMP 修订稿，新增了质量风险管理的要求。

五、英国 GMP

英国 GMP 因书面为橙色，被称为"橙色指南"。1971 年发行第一版，1977 年发行第二版，1983 年发行第三版。其中的"实验室管理"是今日 GLP 的创始，"药品销售管理"是今日 GSP 的创始，"无菌药品生产与管理"则率先列出"洁净级别要求"。

六、国际人用药品注册技术协调会的原料药 GMP

国际人用药品注册技术协调会（ICH）是由美国、日本和欧盟三方的政府药品注册部门和制药行业在 1990 年发起的，包括欧盟、欧洲制药工业协会联合会、日本厚生省、日本制药工业协会、FDA、美国药物研究和生产联合会六方。ICH 专家工作组就药品的安全性、有效性质量和综合学科制定了协调文件，现已制定关于质量（包括稳定性、验证、杂质和规格等）的 12 个文件，以"Q"表示，著名的是 Q7a——原料药的 GMP 指南。ICH Q7 已按照国际惯例列入美国、日本和欧盟的药事管理法规中，因此其影响也越来越显著。

参考文献

[1] 第十三届全国人民代表大会常务委员会. 中华人民共和国药品管理法. (2019-08-26)［2024-1-25］. https://www.nmpa.gov.cn/xxgk/fgwj/flxzhfg/20190827083801685.html.

[2] 中华人民共和国卫生部. 药品生产质量管理规范. (2011-01-17)［2024-1-25］https://www.samr.gov.cn/zw/zfxxgk/fdzdgknr/bgt/art/2023/art_d5e1dbaa8f284277a5f6c3e2fc840d00.html.

[3] 国家市场监督管理总局. 药品生产监督管理办法. (2020-01-22)［2024-1-25］. https://www.samr.gov.cn/zw/zfxxgk/fdzdgknr/fgs/art/2023/art_65070d0ee03a4109ac831ee7b3cee51c.html.

第五章
中药管理

第一节
中药和中药创新发展

以中国传统医药理论指导采集、炮制、制剂，说明作用机制，指导临床应用的药物，统称为中药。简而言之，中药是指在中医理论指导下，用于预防、治疗、诊断疾病并具有康复与保健作用的物质。中药主要来源于天然药及其加工品，包括植物药、动物药、矿物药及部分化学、生物制品类药物。中药以植物药居多，故有"诸药以草为本"的说法。

药物之所以能够治疗疾病，是由于各种药物本身各自具有若干特性和作用。药物与疗效有关的性质和性能统称为药性，包括药物发挥疗效的物质基础和治疗过程中所体现出来的作用。研究药性形成的机制及其运用规律的理论称为药性理论，其基本内容包括四气五味、升降浮沉、归经、有毒无毒、配伍、禁忌等。其中《黄帝内经·素问·至真要大论》中"寒者热之，热者寒之"是药物根据其药性应用于治疗疾病的重要治则。如寒凉药可用于清热、解毒、泻火而治热证；温热药能温中、散寒、助阳而用于寒证。酸味收敛，可用于口渴、大汗出、久泻肠滑等症；苦味主以泻下，多治火热、积滞等证；甘味和缓，具有调和滋补等作用；辛味发散，具有解表或活血行气等功效；咸味药多数软坚散结；淡味药可以渗湿利小便等[1]。另外，中药炮制加工会对药物性味产生影响，醋、酒、姜、蜜、盐等辅料使药物功效发生改变。如莱菔子本性归升，可助涌吐风痰，炒制后转为降即降气化痰[2,3]。

2022年3月29日，国务院办公厅印发《"十四五"中医药发展规划》（以下简称《规划》），《规划》提出的10个方面重点任务，为实现新时期中医药高质量发展明确了举措，提供了保障：一是建设优质高效中医药服务体系；二是提升中医药健康服务能力；三是建设高素质中医药人才队伍；四是建设高水平中医药传承保护与科技创新体系；五是推动中药产业高质量发展；六是发展中医药健康服务业；七是推动中医药文化繁荣发展；八是加快中医药开放发展；九是深化中医药领域改革；十是强化中医药发展支撑保障。

国家药品监督管理局2020年12月25日发布的《国家药监局关于促进中药传承创新发展的实施意见》，对中药传承创新发展进行整体规划，提出促进中药守正创新、健全符合中药特点的审评审批体系、强化中药质量安全监管、注重多方协调联动、推进中药监管体系和监管能力现代化五方面共20项改革措施。尤其在中药质量安全监管方面，提出要加强中药质量源头管理和生产全过程质量控制，加强上市后监管，并加大中药品种保护力度。改革创新中药监管政策，在中药产业优势地区开展中药监管政策试点，推动监管理念、制度、机制创新。加强对医疗机构制剂的规范管理，发挥医疗机构中药制剂传承创新发展"孵化器"作用，鼓励医疗机构中药制剂向中药新药转化。加强中药药效基础、作用机制等基础性科学研究，鼓励运用现代化科学技术和传统中药研究方法开展中药研发，支持多种方式开展中药新药研制，鼓励中药二次开发。完善中药法规标准体系，强化技术支撑体系，加强中药监管科学研究，加强监管队伍建设，推动国际合作等多项举措，以推进中药监管体系和监管能力现代化。还强调多方协调联动，形成部门工作合力，并督促落实各方责任，营造良好社会氛围[4]。

传统中药现代化需要政策的支持和创新科技驱动，尽管有国家大力支持中医药发展的战略规划，有基本法《中医药法》出台，有政府引导的标准化项目，但是，在以往中药注射剂的安全性事件的影响下，新药上市通过率几乎为零。2020年，国家药品监督管理局下发《中药注册分类及申报资料要求》，新药研发呈现良好的发展势头。

从申报注册上看，据药智数据统计，截至2022年12月16日，2021年中药新药申报注册受理达58个（以受理号计，下同），相较于2020年，增幅114.81%；其中无论是申报临床还是申报上市，皆创历年新高，分别有48个和10个。其中1类创新药占总中药新药86.21%，包含1.1类新药36个、1.2类新药10个以及1.3类4个，部分原因在于《中药注册分类及申报资料要求》的改革。从2020版新中药注册分类对"中药创新药"（1.1、1.2和1.3类）规定的具体内容看，实际与2007年版中药新药规定的范围类似，1.1类的内容基本囊括在原第6类中药新药当中，1.2类和1.3类则分别包括了2007年版的第1、5类和第2、3、4类中药。国家药品监督管理局2022年度药品审评报告显示：2022年创新型中药注册申请受理49件（46个品种），同比2021年比略微减少；其中申报临床39件，申报上市10件。总之，中药创新研发正在快速崛起是毋庸置疑的。

一、中药产业概况

中药是我国的传统药物，发展历史悠久，已成为现代生物医药中的发展支柱之一。新中国成立以来，中医药事业快速发展，为增进人民健康作出了重大贡献。随着人们生活水平的提高和生物科技的发展，国家更加重视中医药事业的发展，为此，出台了《中医药发展战略规划纲要（2016—2030年）》和《中医药法》等法律政策，为我国中医药事业的发展提供了有力的保障。

工信部和国家统计局的数据显示，2023年我国中药市场整体规模有望突破万亿元，其中中药材主营业务收入超过2000亿元，同比增长约3%；中成药主营业务收入稳定在5000亿元以上，同比增长约5%；中药饮片主营业务收入稳定在3000亿元以上，同比增长约10%。

从产业结构来看，医药行业产业链比较完整。产业链上游主要包括中药种植业以及为中药行业提供相关生产设备的行业等。产业链中游是以加工企业为主体的制造环节，包括：以原料加工为主和以饮片企业为代表的初级加工环节，以饮片加工为主和以成品企业（包括化学合成类、生物技术类、天然提取类等）为代表的深加工环节。产业链下游是销售终端环节。

从中药发展区域来看，我国各省份在中药行业上具有不同特色和优势。总体而言，在种植端方面：西南地区（四川、云南、贵州等）因其得天独厚的自然条件和资源特色，在全国范围内具有较强竞争力。在制造端方面：华东地区（江苏、浙江等）因其经济实力雄厚和市场需求旺盛，在全国范围内具有一定的优势。在流通端方面：华北地区（北京、天津、河北等）因其政治文化影响力和消费能力强劲，在全国范围内占较大比例。

随着社会经济水平的提高和人们健康意识的增强，对安全有效、防治结合、个性化定制等特点突出的中医药产品和服务的需求将持续增长。同时，在新冠疫情防控中，中医药发挥了重要作用，提升了中医药的国际影响力和认可度。因此，未来中药行业将呈现以下几个方面的发展趋势：

1. 产业转型升级

在政策引导和市场需求的推动下，中药行业将加快从传统制造向现代制造和智能制造转变，不断地提高产品质量和安全性，增强创新能力和核心竞争力。同时，中药行业将充分利用生物技术、信息技术和大数据等高新技术开发出更多具有高附加值、高效率、高精准度的新产品和新服务。

2. 产业集群化

为了实现资源共享、规模效益、塑造品牌等目标，中药行业将进一步推进产业的集群化和集约化发展，形成以区域特色为基础、以龙头企业为核心、以公共服务平台为支撑的产业集群和集约联盟体系。同时，中药行业将积极参与"一带一路"建设和区域经济合作，拓展国际市场和合作伙伴。

3. 产业绿色化

在生态文明建设和绿色发展理念的指导下，中药行业将坚持走可持续发展之路，加强对中药材种植环节的监管和保护，达到良种选育、标准化种植和循环利用等目的。同时，在制造环节采用清洁生产技术，减少能源消耗和污染排放；在流通环节建立健全追溯体系和质量监管体系。

4. 产业人才化

人才是中药行业发展的根本保障。随着行业的转型升级，对具有专业知识、创新能力和管理水平等综合素质的人才需求将日益增大。因此，中药行业将加大人才培养和引进力度，构建符合行业特点和需求的人才梯队；同时，在人才评价机制上进行改革创新，激励人才创新创业。

总之，我国中药行业正处于一个重要而又具有良好机遇的时期。只要抓住机遇、应对挑战、坚持创新驱动发展战略，并结合自身优势与特色，在转型升级、集群化和集约化建设、绿色发展及人才培养等方面不断取得进展，我国中药行业就将迎来一个更加美好而辉煌的未来。

二、科研是促进中药获批上市的关键因素

在 2021 年，国家药品监督管理局在应急批准清肺排毒颗粒、化湿败毒颗粒、宣肺败毒颗粒的基础上，又批准了 8 个中药新药上市，共计 11 个新药获批上市。其中有 6 个为 1.1 类新药，分别是天士力的坤心宁颗粒、山东凤凰制药的芪黄胶囊、湖南方盛制

药的金古乐片、康缘药业的银翘清热片、一力制药的虎贞清风胶囊、以岭制药的苏夏解郁除烦胶囊。在严格围绕"安全、有效、质量可控"的方针下管理中药，其新药的研发将更加被重视，并对研发能力和规范提出了更严格的要求。而在 2022 年，国家药品监督管理局共批准 51 款新药上市，与 2021 年 83 款的获批量相比，有较大差距，与 2018 年 53 款、2019 年 54 款及 2020 年 49 款基本持平。获批的 51 款新药中有 17 款 1 类新药，包含 4 个进口新药和 13 个国产新药。

因此，医药企业及相关科研机构需要充分利用先进的技术手段，系统开展药物质量研究，将混合物的成分和化学结构尽可能清晰明确，以符合"质量可控"的基本要求。同时，中药临床研究需在现代医学理念的指导下开展，收集证据来阐明药物的安全性和有效性，以符合"安全有效"的基本要求。

在生物科技日新月异的今天，优秀的科研团队对新药创制是十分必要的，科研机构在人才储备方面有较大的优势，是中药研发的中坚力量。

三、新药临床试验申请规模缩减，但质量有所提升

新药临床试验申请（IND）的审批同样遵循以上原则，2015 年后获得临床批件的中药品种，基本迈进了以上监管门槛。2015 年后药品审评中心（CDE）受理临床试验的中药品种，由高校、科研机构和医院主导或参与的占比为 37%，相比于 2013—2014 年 22% 的科研医疗机构参与率，有了显著提升。因此，近年获批临床的品种数量虽然比以前大幅缩减，但质量明显提高，未来几年的新药上市成功率也有望得到提高。

四、药品上市许可持有人制度提供的中药产学研途径

虽然中药创新在技术层面步履维艰，但在产业层面已开启新时代产学研合作的模式。药品上市许可持有人（MAH）制度的福利已经惠及到多个中药新药品种，例如，丹龙口服液获得新药生产批件的同时，浙江康德药业集团股份有限公司成为了药品上市许可持有人，可自行生产该品。这是我国第一个中药新药 MAH 文号。康德药业股东胡增仁认为，MAH制度与自主知识产权、中医理论突破和工艺稳定体系，构成了丹龙口服液能够顺利获批上市的四大主要因素。同样，成都圣康药业也为其中药新药九味黄连解毒软膏申请了 MAH 文号，以解决该药企无力筹办药品生产设施的困局。研发机构也已经加入到中药 MAH 队伍中，2018 年获批的金蓉颗粒是第一个由研发机构作为 MAH 进行委托生产的中药品种。

MAH 制度的初衷是鼓励创新、整合产能，在这个制度的推动下，科研机构将真正享受到其科研成果带来的利益，从而为中药产学研结合的创新道路铺平了政策基石。

五、中药行业研发热点

除了常规的中药复方制剂研发，中药的主流研发创新方向还有天然药物、经典名方和优质品种二次开发等。这些研发的热点凭借其独特的技术优势，肩负着中药创新发展的重任。中药的发展中必须意识到中药新药研发的重要性，科研是将经验转化为上市药品的关键因素，而 MAH 制度提供了中药产学研途径，但中药企业往往在研发投入、科

研人才和经验方面存在一定的局限。

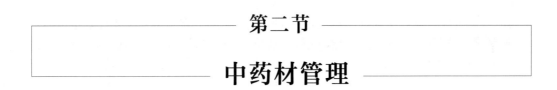

第二节

中药材管理

天然药材的分布和生产都离不开一定的自然条件。各种药材的生产，品种、产量和质量都有一定的地域性。所以自古以来，医家非常重视道地药材。道地药材，又称地道药材，是优质纯真药材的专用名词，它是指历史悠久、产地适宜、品种优良、产量宏丰、炮制考究、疗效突出、带有地域特点的药材。如甘肃的当归，宁夏的枸杞，青海的大黄，内蒙古的黄芪，东北的人参、细辛、五味子，山西的党参，河南的地黄、牛膝、山药、菊花等。因此，我们只有注重中药材的管理，才能发挥中药本身的作用。

中药材是中药饮片的原料，必须符合国家药品标准。根据国家药品监督管理局要求，中药材一般指原植物、动物、矿物除去非药用部位的商品药材。药材未注明炮制要求的，均指生药材，应按照《中国药典》（2020 年版）[5]附录中药材炮制通则的净制项进行处理。在严格意义上，药品范畴内的中药材仅指经过净制处理后的药材，对于未经依法净制处理的原药材不能列为药品概念下的中药材，更不能直接入药。

对于中药材的管理，《药品管理法实施条例》第三十九条规定："国家鼓励培育中药材。对集中规模化栽培养殖、质量可以控制并符合国务院药品监督管理部门规定条件的中药材品种，实行批准文号管理。"

中药材中有不少属于珍稀物种。对于中药材中的野生药材，国家采取分级保护，并在《国家重点保护野生药材物种名录》中列明了具体物种。《国家重点保护野生药材物种名录》是根据《濒危野生动植物种国际贸易公约》，并比对曾出现在《中国药典》中的中药材制定的名录，用以保护这些已被国际公约保护的物种。有关的行政法规则收录在《野生药材资源保护管理条例》内。1987 年 10 月 30 日，国务院发布《野生药材资源保护管理条例》，对药用野生动植物资源进行保护管理，自 1987 年 12 月 1 日起施行。该条例为国家重点保护的野生药材物种确立了不同的适用保护方法。共有 42 种药材被收录。

根据《野生药材资源保护管理条例》第四条，国家重点保护的野生药材物种分为三级：一级，濒临灭绝状态的稀有珍贵野生药材物种（以下简称一级保护野生药材物种）；二级，分布区域缩小、资源处于衰竭状态的重要野生药材物种（以下简称二级保护野生药材物种）；三级，资源严重减少的主要常用野生药材物种（以下简称三级保护野生药材物种）。

一级保护野生药材物种，如虎骨、豹骨、羚羊角、梅花鹿鹿茸等，其管理要求是禁止采猎。二级保护野生药材物种，如马鹿鹿茸、麝香、熊胆、穿山甲、蟾酥、蛤蟆油、金钱白花蛇、乌梢蛇、蕲蛇、蛤蚧、甘草、黄连、人参、杜仲、厚朴、黄柏、血竭；三级保护野生药材物种，如川贝母、伊贝母、刺五加、黄芩、天冬、猪苓、龙胆、防风、远志、胡黄连、肉苁蓉、秦艽、细辛、紫草、五味子、蔓荆子、诃子、山茱萸、石斛、阿魏、连翘、羌活。对于二、三级保护野生药材物种的管理要求有：

① 采猎、收购必须按照批准的计划执行；

② 不得在禁止采猎区、禁止采猎期进行采猎，不得使用禁用工具进行采猎；

③ 采猎必须持有采药证；

④ 需要进行采伐或狩猎的，必须分别向有关部门申请采伐证或狩猎证；

⑤ 二、三级保护野生药材物种属于国家计划管理的品种，由中国药材公司统一经营管理；

⑥ 二、三级保护野生药材物种的药用部分，除国家另有规定外，实行限量出口。

需要特别说明的是，根据国家林业和草原局最新公布的《国家重点保护野生动物名录》《国家重点保护野生植物名录》及相关公告：穿山甲属所有种、麝属所有种均被列为国家Ⅰ级保护野生动物；紫草科中的新疆紫草以及肉苁蓉被列为国家Ⅱ级保护野生植物，石斛属整体被列为国家Ⅱ级保护野生植物，但其中的曲茎石斛和霍山石斛为国家Ⅰ级保护野生植物。中药相关生产者、经营者在实际工作中需要参照执行。

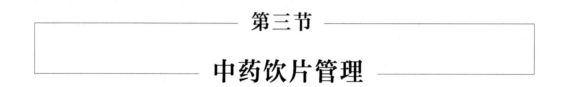

第三节

中药饮片管理

根据国家药品监督管理局的定义，中药饮片是指在中医药理论的指导下，可直接用于调配或制剂的中药材及其中药材的加工炮制品。中药饮片包括部分经产地加工的中药切片（包括切段、块、瓣），原形药材饮片以及经过切制（在产地加工的基础上）、炮炙的饮片。

中药饮片是中医学临床辨证施治必需的传统药品，也是中成药的重要原料，其独特的炮制理论和方法，充分体现了中医学的精髓。随着中药饮片炮制理论的不断完善和成熟，目前它已成为中医学临床防病、治病的重要手段。

生产中药饮片必须持有《药品生产许可证》《药品 GMP 证书》；必须以中药材为起始原料，使用符合药用标准的中药材，并应尽量固定药材产地；必须严格执行国家药品标准和地方中药饮片炮制规范、工艺规程；必须在符合药品 GMP 条件下组织生产，出厂的中药饮片应检验合格，并随货附纸质或电子版的检验报告书。批发零售中药饮片必须持有《药品经营许可证》《药品 GSP 证书》，必须从持有《药品 GMP 证书》的生产企业或持有《药品GSP 证书》的经营企业采购。批发企业销售给医疗机构、药品零售企业和使用单位的中药饮片，应随货附加盖单位公章的生产、经营企业资质证书及检验报告书（复印件）。

但是自 2019 年 12 月 1 日起，中国不再受理 GMP、GSP 的认证申请，也不再发放相关的证书。这一变化是根据新版的《药品检查管理办法》进行的调整。根据新办法，药品生产和经营的许可将由之前的认证制度改为申请制度。这意味着，企业需要按照 GMP的相关要求进行自我声明，并在申请药品生产或经营许可证时提交相关材料。药品监督管理部门或药品检查机构会在实施现场检查前制定工作方案，并组织实施现场检查，以确保企业遵守药品管理法律法规，GMP 和质量体系运行情况良好。

此外，这种改变并不是放弃 GMP 和 GSP 的要求，而是将监管方式从事前的静态审批转变为事中、事后的动态全过程监管。这样的整管方式更加注重企业在生产和经营过程中的实际表现，以及持续合规的能力，从而提高监管的效果和力度。

严禁生产企业外购中药饮片半成品或成品进行分包装或改换包装标签等行为；严禁经营企业从事饮片分包装、改换标签等活动；严禁从中药材市场或其他不具备饮片生产经营资质的单位或个人采购中药饮片[6]。

　　各级卫生行政和中医药管理部门应加强对中药饮片使用环节的监管，进一步规范医疗机构对饮片的管理工作。医疗机构从中药饮片生产企业采购，必须要求企业提供资质证明文件及所购产品的质量检验报告书；从经营企业采购的，除要求提供经营企业资质证明外，还应要求提供所购产品的质量检验报告书。医疗机构必须按照《医院中药饮片管理规范》的规定使用中药饮片，保证在储存、运输、调剂过程中的饮片质量。中药饮片采购验收环节应遵循以下规定。

一、采购

　　① 采购中药饮片，由仓库管理人员依据本单位临床用药情况提出计划，经本单位主管中药饮片工作的负责人审批签字后，依照药品监督管理部门有关规定从合法的供应单位购进中药饮片。

　　② 医院采购中药饮片，应当验证生产经营企业的《药品生产许可证》或《药品经营许可证》、《企业法人营业执照》和销售人员的授权委托书、资格证明、身份证，并将复印件存档备查。购进国家实行批准文号管理的中药饮片，还应当验证注册证书，并将复印件存档备查。

　　③ 医院与中药饮片供应单位应当签订"质量保证协议书"。

　　④ 医院应当定期对供应单位供应的中药饮片质量进行评估，并根据评估结果及时调整供应单位和供应方案。

二、验收

　　① 医院对所购的中药饮片，应当按照国家药品标准和省、自治区、直辖市药品监督管理部门制定的标准和规范进行验收，验收不合格的不得入库。

　　② 对购入的中药饮片质量有疑义需要鉴定的，应当委托国家认定的药检部门进行鉴定。

　　③ 有条件的医院，可以设置中药饮片检验室、标本室，并能掌握《中国药典》收载的中药饮片常规检验方法。

　　④ 购进中药饮片时，验收人员应当对品名、产地、生产企业、产品批号、生产日期、合格标识、质量检验报告书、数量、验收结果及验收日期逐一登记并签字。购进国家实行批准文号管理的中药饮片，还应当检查核对批准文号。发现假冒、劣质中药饮片，应当及时封存并报告当地药品监督管理部门。

　　严禁医疗机构从中药材市场或其他没有资质的单位和个人，违法采购中药饮片调剂使用。医疗机构如加工少量自用特殊规格饮片，应将品种、数量、加工理由和特殊性等情况向所在地市级以上药品监管部门备案。

第四节

中成药管理

　　中成药是以中药材为原料，在中医药理论指导下，为了预防及治疗疾病的需要，按规定的处方和制剂工艺将其加工制成一定剂型的中药制品，是经国家药品监督管理部门批准的商品化的一类中药制剂。因此，作为供临床应用的中成药，不但要具备相应的药名、用法用量、规格和特定的质量标准及检验方法，而且要有确切的疗效、明确的适用范围、应用禁忌与注意事项。

根据《中医药法》，古代经典名方是指至今仍广泛应用、疗效确切、具有明显特色与优势的古代中医典籍所记载的方剂。生产符合国家规定条件的来源于古代经典名方的中药复方制剂，在申请药品批准文号时，可以仅提供非临床安全性研究资料。

2018年4月16日，国家中医药管理局会同国家药品监督管理局发布《古代经典名方目录（第一批）》，包括桃核承气汤、麻黄汤、吴茱萸汤等100首名方，包括汤剂、散剂、煮散、膏剂四种剂型。2018年6月1日国家药品监督管理局发布了《古代经典名方中药复方制剂简化注册审批管理规定》的公告，要求注册申请人应当为在中国境内依法设立，能够独立承担药品质量安全等责任的药品生产企业，并应当符合国家产业政策有关要求。其中规定了实施简化审批的经典名方制剂应当符合的条件：

① 处方中不含配伍禁忌或药品标准中标识有"剧毒""大毒"及经现代毒理学证明有毒性的药味；

② 处方中药味及所涉及的药材均有国家药品标准；

③ 制备方法与古代医籍记载基本一致；

④ 除汤剂可制成颗粒剂外，剂型应当与古代医籍记载一致；

⑤ 给药途径与古代医籍记载一致，日用饮片量与古代医籍记载相当；

⑥ 功能主治应当采用中医术语表述，与古代医籍记载基本一致；

⑦ 适用范围不包括传染病，不涉及孕妇、婴幼儿等特殊用药人群。

2022年9月27日，国家中医药管理局办公室、国家药品监督管理局综合和规划财务司发布《古代经典名方关键信息表（25首方剂）》，加快推动古代经典名方中药复方制剂简化注册审批。

参考文献

［1］王光耀，盛良，王兴华. 四气五味的研究思路与方法［J］. 中国现代药物应用，2013，7（19）：235-237.

［2］徐楚江. 中药炮制学［M］. 上海：上海科学技术出版社，1985.

［3］葛玉珍，王艳. 中药炮制对于含甙类药物的影响［J］. 河南医药信息，2003（1）：35.

［4］国家药品监督管理局. 国家药监局关于促进中药传承创新发展的实施意见（国药监药注〔2020〕27号）［EB/OL］.（2020-12-25）［2023-11-09］. https://www.nmpa.gov.cn/xxgk/fgwj/gzwj/gzwjyp/20201225163906151.html.

［5］国家药品监督管理局. 国家药监局 国家卫生健康委关于发布2020年版《中华人民共和国药典》的公告（2020年第78号）［EB/OL］.（2020-07-02）［2023-11-09］. https://www.nmpa.gov.cn/directory/web/nmpa/xxgk/ggtg/ypggtg/ypqtggtg/20200702151301219.html.

［6］国家药品监督管理局. 关于加强中药饮片监督管理的通知（国食药监安〔2011〕25号）［EB/OL］.（2011-01-05）［2023-11-09］. https://www.nmpa.gov.cn/xxgk/fgwj/gzwj/gzwjyp/20110105120001179.html.

第六章
药品经营监督管理法律制度

药品经营管理概述

药品经营管理是药品经营企业围绕经营活动，制定经营方针和目标，确定经营思想和战略，完善营销机制和策略，并用于指导经营的一系列管理活动。

一、药品经营

药品经营是指专门从事药品经营活动的独立的经济单位，根据发展医药经济的内在要求和市场供求规律，将药品生产企业生产的药品，通过购进、储存、销售、运输等经营活动，供应给医疗单位、消费者，完成药品从生产领域向消费者领域的转移，从而满足人们防病治病、康复保健和防疫救灾的用药要求，实现药品的使用价值，以提高经济效益的过程。根据《药品管理法实施条例》第十一条，开办药品批发企业，申办人应当向拟办企业所在地省、自治区、直辖市人民政府药品监督管理部门提出申请。省、自治区、直辖市人民政府药品监督管理部门应当自收到申请之日起 30 个工作日内，依据国务院药品监督管理部门规定的设置标准作出是否同意筹建的决定。申办人完成拟办企业筹建后，应当向原审批部门申请验收。原审批部门应当自收到申请之日起 30 个工作日内，依据《药品管理法》第十五条规定的开办条件组织验收；符合条件的，发给《药品经营许可证》。根据《药品管理法实施条例》第十二条，开办药品零售企业，申办人应当向拟办企业所在地设区的市级药品监督管理机构或者省、自治区、直辖市人民政府药品监督管理部门直接设置的县级药品监督管理机构提出申请。受理申请的药品监督管理机构应当自收到申请之日起 30 个工作日内，依据国务院药品监督管理部门的规定，结合当地常住人口数量、地域、交通状况和实际需要进行审查，作出是否同意筹建的决定。申办人完成拟办企业筹建后，应当向原审批机构申请验收。原审批机构应当自收到申请之日起 15 个工作日内，依据《药品管理法》第十五条规定的开办条件组织验收；符合条件的，发给《药品经营许可证》。根据《药品管理法实施条例》第十三条，省、自治区、直辖市人民政府药品监督管理部门和设区的市级药品监督管理机构负责组织药品经营企业的认证工作。药品经营企业应当按照国务院药品监督管理部门规定的实施办法和实施步骤，通过省、自治区、直辖市人民政府药品监督管理部门或者设区的市级药品监督管理机构组织的《药品经营质量管理规范》的认证，取得认证证书。《药品经营质量管理规范》认证证书的格式由国务院药品监督管理部门统一规定。新开办药品批发企业和药品零售企业，应当自取得《药品经营许可证》之日起 30 日内，向发给其《药品经营许可证》的药品监督管理部门或者药品监督管理机构申请《药品经营质量管理规范》认证。受理申请的药品监督管理部门或者药品监督管理机构应当自收到申请之日起 3 个月内，按照国务院药品监督管理部门的规定，组织对申请认证的药品批发企业或者药品零售企业是否符合《药品经营质量管理规范》进行认证；认证合格的，发给认证证书。根据《药品管理法实施条例》第十六条，药品经营企业变更《药品经营许可证》许可事项的，应当在许可事项发生变更 30 日前，向原发证机关申请《药品经营许可证》变更登记；未经批准，不得变更许可事项。原发证机关应当自收到企业申请之日起 15 个工作日内作出决定。根据《药品管理法实施条例》第十七条，《药品经营许可证》有效期为 5 年。有效期届满，需要继续经营药品的，持证企业应当在许可证有效期届满前 6 个月，按照国务院药品监督管理部门的规定申请换发《药品经营许可证》。药品经营企业终止经营药品或者关闭的，《药品经营许可证》由原发证机关缴销。

《药品管理法》第五十二条规定的依法经过资格认定的药师指的是执业药师。经营处方药、甲类非处方药的药品零售企业应当配备与处方审核数量、药学服务能力相匹配的执业药师。只经营乙类非处方药的药品零售企业，可以按照规定配备其他药学技术人员[1]。从事药品经营活动应当具备以下条件：①有依法经过资格认定的药师或者其他药学技术人员；②有与所经营药品相适应的营业场所、设备、仓储设施和卫生环境；③有与所经营药品相适应的质量管理机构或者人员；④有保证药品质量的规章制度，并符合国务院药品监督管理部门依据本法制定的药品经营质量管理规范要求。药品监督管理部门实施药品经营许可，除依据本法第五十二条规定的条件外，还应当遵循方便群众购药的原则。第五十三条，从事药品经营活动，应当遵守《药品经营质量管理规范》，建立健全药品经营质量管理体系，保证药品经营全过程持续符合法定要求。国家鼓励、引导药品零售连锁经营。从事药品零售连锁经营活动的企业总部，应当建立统一的质量管理制度，对所属零售企业的经营活动履行管理责任。药品经营企业的法定代表人、主要负责人对本企业的药品经营活动全面负责。

1. 药品经营企业

药品经营企业，是指经营药品的专营企业或兼营企业。药品经营方式，是指药品批发和药品零售。药品经营范围，是指经药品监督管理部门核准经营药品的品种类别。药品批发企业是指从药品生产企业或其他药品批发企业购进药品，供应给零售企业、医疗单位和其他药品批发企业用于转卖，或供应给药品生产企业用于生产的药品经营企业。主要由各级各类医药商业经营批发公司组成，是地区之间、生产企业与零售企业之间药品流通的枢纽。药品零售企业，是指将购进的药品直接销售给消费者的药品经营企业。

2. 药品销售渠道

药品销售渠道最基本的构成有两种形式，即直接销售和间接销售。

（1）直接销售　直接销售是指药品生产企业不经流通领域的中间环节，直接销售给消费者（患者）。法律规定可以直接销售的药品仅限于该企业生产的非处方药。其形式主要是通过该企业门市部，销售该企业生产的非处方药。直接销售的另一种形式，是在城乡集贸市场上农民可以直接销售自采自种的中药材。

（2）间接销售　间接销售是指生产企业通过流通领域的中间环节、药品批发商和零售商等，把药品销售给消费者。间接销售是药品销售中普遍采用的形式。

《处方药与非处方药分类管理办法》第八条：根据药品的安全性，非处方药分为甲、乙两类。经营处方药、非处方药的批发企业和经营处方药、甲类非处方药的零售企业必须具有《药品经营企业许可证》。经省级药品监督管理部门或其授权的药品监督管理部门批准的其他商业企业可以零售乙类非处方药。第九条：零售乙类非处方药的商业企业必须配备专职的具有高中以上文化程度，经专业培训后，由省级药品监督管理部门或其授权的药品监督管理部门考核合格并取得上岗证的人员。而处方药和非处方药的销售渠道有所不同，处方药只能凭执业医师处方，由药师调配分发销售给患者。处方药和甲类非处方药，均需由持有《药品经营许可证》的销售机构才能调配、销售给患者。乙类非处方药可以在零售药房和经批准的普通商店销售。药品销售受法律严格控制是其重要特点。从渠道构成来看，药品销售渠道较长，中间环节多，处方药销售还必须经过医师这一环节，并广泛大量采用批发商和零售商。药品销售渠道较其他商品复杂得多，这是显著特点。从药品生产企业与中间商（批发商和零售商）的关系来看，较其他消费商品要密切得多，因为药品销售过程是药品服务具体化过程，药品信息与药品密不可分，而药品信息流通是双向的，所以密切了企业与中间商的关系。这是药品销售渠道的又一特点。

间接销售是药品销售中普遍采用的形式。药品销售渠道的主要环节包括：医药生产者、医药批发商、医药代理商、医药零售机构和消费者等。医药生产者拥有的药品品种少、数量大、规格少；拥有药品所有权；主要以盈利为目标。医药批发商属于药品批发企业，负责将购进的药品销售给药品生产企业、药品经营企业、医疗机构的药品经营企业，包括各级各类医药公司和中药材批发市场。其是药品流通的中间环节，销售对象是医药单位、其他批发商、医药零售商；交易有一定数量起点，交易次数少、批量大；一家批发企业对应多家生产者及多家零售机构。医药代理商是受委托人委托，替委托人采购或销售药品并收取佣金的一种中间商，主要的特点是：与批发商相似，但在实现药品转移时不拥有药品的所有权。医药零售机构包括医院药房和社会药房，其按经营形式划分包括连锁药房、独立药房；按经营范围划分包括专业药房、综合药房、兼营药房、商业机构经营药房；按医保制度可分为定点药店、非定点药店。医药零售机构主要的特点为：药品流通的最终环节，销售对象是消费者；批量进货，零星销售，交易次数多，金额少；经营药品品种多，规格多，一家零售机构对应多家生产者或批发商。消费者对药品需求特点为：多品种，多规格，数量少；需求随时间、地点、经济、政策、个人的变化而变化等。

国内药品营销的发展随时代的变化而变化。改革开放之前，我国实行计划经济，这个时期医药企业处于传统发展阶段，流通的组织结构、药品采购、技术使用及管理模式均采用计划、集约的模式，在计划经济体制下，药品生产企业只需要按照国家计划进行药品生产，国家的医药三级批发机构按照计划将药品下拨给不同的医疗机构和零售商。改革开放之初，因为起步较晚，医药市场不够成熟，医药流通流程不够完善，制约了我国药品行业的发展。随着改革开放的深入和市场经济程度的不断加深，医药市场竞争越来越激烈，管理人员越来越重视品牌定位和资源整合，并形成自身特色。

国内许多医药企业通过营销管理学习，不断增强自身营销管理能力，在借鉴跨国公司的管理经验情况下，逐步在行业内建立药品管理体系。进入 21 世纪，电子商务得到了快速发展，同时，物流也随之得到了飞速发展，因此，在医药企业中出现了以物流为主导的医药销售企业。目前，我国的药品营销渠道可以分为三个部分：计划调控、企业承包和零售。药品营销渠道模式可以分为：独家代理、多家代理、办事处与区域分销相结合和生产企业直销等。独家代理营销模式是药品企业将某一种产品或多种产品的经销权授权给唯一的代理商，由代理商进行市场的开拓，这种营销渠道的优势在于中间的分销环节少、效率高、便于管理和运作。多家代理是相对于独家代理而言的，是药品生产企业分别授权几个单位进行药品营销代理，各代理商在不同的区域内分别开展销售业务，在一定范围或全国范围内形成产品的销售网络，生产企业与代理商直接接触，没有中间环节，因此有利于快速铺货和销售，而且同种商品不同代理商之间会形成一种良性竞争的关系，无形中有利于提升营销效率。多家代理销售渠道的形式是现在我国市场上常见的营销模式，采用多家代理的方式能够提升药品在市场上的占有率及营销规模。

近年来，我国医药企业在电子商务方面的发展十分迅速。网络销售能够有效降低医药的流通费用，节省流通成本。医药企业也可以根据网络销售渠道的发展来调整自身的经营战略，跟上时代的步伐，让消费者能够在最短的时间获得最快的治疗。从社会及网络发展的趋势和特点来看，网络药品营销将有非常广阔的发展空间。一方面，行业的精细分工成为社会的发展主流；另一方面，网站能够为消费者提供更加深入及专业的服务。为了规范互联网销售药品的市场行为，我国《药品管理法》针对互联网销售药品也有相关规定，《药品网络销售监督管理办法》已经 2022 年 7 月 15 日市场监管总局第 9 次局务会议通过，经与国家卫生健康委协商一致，自 2022 年 12 月 1 日起施行，其中第八条规定药品网络销售企业应当按照经过批准的经营方式和经营范围经营。药品网络销售企业为药品上市许可持有人的，仅能销售其取得药品注册证书的药品。未取得药品零售资质的，不得向个人销售药品。疫苗、血液制品、麻醉药品、精神药品、医疗用毒性药品、放射性药品、药品类易制毒化学品等国家实行特殊管理的药品不得在网络上销售，具体目录由国家药品监督管理局组织制定。药品网络零售企业不得违反规定以买药品赠药品、买商品赠药品等方式向个人赠送处方药、甲类非处方药。第九条规定通过网络向个人销售处方药的，应当确保处方来源真实、可靠，并实行实名制。药品网络零售企业应当与电子处方提供单位签订协议，并严格按照有关规定进行处方审核调配，对已经使用的电子处方进行标记，避免处方重复使用[2]。第三方平台承接电子处方的，应当对电子处方提供单位的情况进行核实，并签订协议。药品网络零售企业接收的处方为纸质处方影印版本的，应当采取有效措施避免处方重复使用。

根据《药品管理法》第六十一条[1]，药品上市许可持有人、药品经营企业通过网络销售药品，应当遵守本法药品经营的有关规定。具体管理办法由国务院药品监督管理部门会同国务院卫生健康主管部门等部门制定。疫苗、血液制品、麻醉药品、精神药品、医疗用毒性药品、放射性药品、药品类易制毒化学品等国家实行特殊管理的药品不得在网络上销售。第六十二条，药品网络交易第三方平台提供者应当按照国务院药品监督管理部门的规定，向所在地省、自治区、直辖市人民政府药品监督管理部门备案。第三方平台提供者应当依法对申请进入平台经营的药品上市许可持有人、药品经营企业的资质等进行审核，保证其符合法定要求，并对发生在平台的药品经营行为进行管理。第三方平台提供者发现进入平台经营的药品上市许可持有人、药品经营企业有违反本法规定行为的，应当及时制止并立即报告所在地县级人民政府药品监督管理部门；发现严重违法行为的，应当立即停止提供网络交易平台服务。从事药品网络销售活动的主体应当是依法设立的药品上市许可持有人或者药品经营企业，销售的药品应当是药品上市许可持有人持有的品种或者是药品经营企业许可经营的品种。从事药品网络销售活动应当符合《药品经营质量管理规范》要求，药品销售、储存、配送、质量控制等有关记录应当完整准确，不得编造和篡改。药品网络交易第三方平台提供者应当向所在地省、自治区、直辖市人民政府药品监督管理部门备案，未经备案不得提供药品网络销售相关服务。第三方平台提供者应当建立药品网络销售质量管理体系，设置专门机构，并配备药学技术人员等相关专业人员，建立并实施药品质量管理、配送管理等制度。第三方平台提供者不得直接参与药品网络销售活动。第三方平台提供者应当对入驻的药品上市许可持有人、药品经营企业资质进行审查，对发布的药品信息进行检查，对交易行为进行管理，并保存药品展示和交易管理信息。发现药品交易行为存在问题的，应当及时主动制止，涉及药品质量安全等重大问题的，应当及时报告药品监督管理部门。药品零售企业通过网络销售处方药的，应当确保处方来源真实、可靠，并经审核后方可调配。对于未通过处方审核的，不得直接展示处方药的包装、标签、说明书等信息。国家实行特殊管理以及用药风险较高的药品不得通过网络零售，具体目录由国务院药品监督管理部门制定。

二、药品经营企业的管理

药品批发企业，是指将购进的药品销售给药品生产企业、药品经营企业、医疗机构的药品经营企业。根据《药品管理法》第五十一条，从事药品批发活动，应当经所在地省、自治区、直辖市人民政府药品监督管理部门批准，取得药品经营许可证。从事药品零售活动，应当经所在地县级以上地方人民政府药品监督管理部门批准，取得药品经营许可证。无药品经营许可证的，不得经营药品。药品经营许可证应当标明有效期和经营范围，到期重新审查发证[1]。

并且《药品管理法》第五十五条规定，药品上市许可持有人、药品生产企业、药品经营企业和医疗机构应当从药品上市许可持有人或者具有药品生产、经营资格的企业购进药品；但是，购进未实施审批管理的中药材除外[1]。第五十六条，药品经营企业购进药品，应当建立并执行进货检查验收制度，验明药品合格证明和其他标识；不符合规定要求的，不得购进和销售[1]。第五十七条，药品经营企业购销药品，应当有真实、完整的购销记录。购销记录应当注明药品的通用名称、剂型、规格、产品批号、有效期、上市许可持有人、生产企业、购销单位、购销数量、购销价格、购销日期及国务院药品监督管理部门规定的其他内容[1]。第五十八条，药品经营企业零售药品应当准确无误，并正确说明用法、用量和注意事项；调配处方应当经过核对，对处方所列药品不得擅自更改或者代用。对有配伍禁忌或者超剂量的处方，应当拒绝调配；必要时，经处方医师更正或者重新签字，方可调配。药品经营企业销售中药材，应当标明产地。依法经过资格认定的药师或者其他药学技术人员负责本企业的药品管理、处方审核和调配、合理用药指导等工作[1]。第五十九条，药品经营企业应当制定和执行药品保管制度，采取必要的冷藏、防冻、防潮、防虫、防鼠等措施，保证药品质量。药品入库和出库应当执行检查制度[1]。

三、《药品经营质量管理规范》[3]

规范是指明文规定或约定俗成的标准，具有明晰性和合理性。行业标准由国务院有关行政主管部门制定，并报国务院标准化行政主管部门备案。行业标准由行业标准归口部门统一管理。药品是特殊商品，其管理的核心是质量管理。药品经营质量管理是药品生产质量管理在流通环节的延续，通过在药品购进、销售、储存、运输、服务等流通环节采取适当及有效的质量控制措施，保障药品质量安全，维护社会公众的身体健康和用药的合法权益。

《药品经营质量管理规范》（good supply practice，GSP）是控制药品经营环节所有可能发生质量事故的因素从而防止质量事故发生的一整套管理程序。我国《药品经营质量管理规范》是药品经营管理和质量控制的基本准则。GSP证书的发放：对批准认证企业，颁发药品经营质量管理规范认证证书，有效期5年（新开办企业认证证书有效期1年），期满前3个月申请重新认证。

《药品经营质量管理规范》是为加强药品经营质量管理，根据《药品管理法》和《药品管理法实施条例》制定的规范。2000年4月30日国家药品监督管理局局令第20号公布；2012年11月6日卫生部部务会议第1次修订；2015年5月18日国家食品药品监督管理局局务会议第2次修订；2016年6月30日国家食品药品监督管理总局局务会议公布《国家食品药品监督管理总局关于修改〈药品经营质量管理规范〉的决定》，自发布之日起施行。全文主要分为四章，共一百八十四条。第一章"总则"；第二章"药品批发的质量管理"，包括质量管理职责、人员与培训、设施与设备、采购、收货与验收、储存与养护、出库、运输与配送、销售、售后管理等内容；第三章"药品零售的质量管理"，包括质量管理与职责、人员管理、文件、设施与设备、采购与验收、陈列与储存、销售管理与售后管理；第四章"附则"。

根据《药品经营质量管理规范》规定，企业应当设立与其经营活动和质量管理相适应的组织机构或者岗位，明确规定其职责、权限及相互关系。企业应当设立质量管理部门，有效开展质量管理工作。质量管理部门的职责不得由其他部门及人员履行。质量管理部门应当履行以下职责：①督促相关部门和岗位人员执行药品管理的法律法规及本规范；②组织制订质量管理体系文件，并指导、监督文件的执行；③负责对供货单位和购货单位的合法性、购进药品的合法性以及供货单位销售人员、购货单位采购人员的合法资格进行审核，并根据审核内容的变化进行动态管理；④负责质量信息的收集和管理，并建立药品质量档案；⑤负责药品的验收，指导并监督药品采购、储存、养护、销售、退货、运输等环节的质量管理工作；⑥负责不合格药品的确认，对不合格药品的处理过程实施监督；⑦负责药品质量投诉和质量事故的调查、处理及报告；⑧负责假劣药品的报告；⑨负责药品质量查询；⑩负责指导设定计算机系统质量控制功能；⑪负责计算机系统操作权限的审核和质量管理基础数据的建立及更新；⑫组织验证、校准相关设施设备；⑬负责药品召回的管理；⑭负责药品不良反应的报告；⑮组织质量管理体系的内审和风险评估；⑯组织对药品供货单位及购货单位质量管理体系和服务质量的考察和评价；⑰组织对被委托运输的承运方运输条件和质量保障能力的审查；⑱协助开展质量管理教育和培训；⑲其他应当由质量管理部门履行的职责[3]。企业负责人是药品质量的主要责任人，全面负责企业日常管理，负责提供必要的条件，保证质量管理部门和质量管理人员有效履行职责，确保企业实现质量目标并按照本规范要求经营药品。企业负责人应当具有大学专科以上学历或者中级以上专业技术职称，经过基本的药学专业知识培训，熟悉有关药品管理的法律法规及本规范。

企业应当设立企业质量负责人，质量负责人应当由企业高层管理人员担任，全面负责产品质量管理工作，独立履行职责，在企业内部对产品质量管理具有裁决权。《药品经营质量管理规范》第二十条规定，企业质量负责人应当具有大学本科以上学历、执业药师资格和3年以上药品经营质量管理工作经历，在质量管理工作中具备正确判断和保障实施的能力。第二十一条，企业质量管理部门负责人应当具有执业药师资格和3年以上药品经营质量管理工作经历，能独立解决经营过程中的质量问题。第二十二条，企业应当配备符合以下资格要求的质量管理、验收及养护等岗位人员：①从事质量管理工作的，应当具有药学中专或者医学、生物、化学等相关专业大学专科以上学历或者具有药学初级以上专业技术职称。②从事验收、养护工作的，应当具有药学或者医学、生物、化学等相关专业中专以上学历或者具有药学初级以上专业技术职称。③从事中药材、中药饮片验收工作的，应当具有中药学专业中专以上学历或者具有中药学中级以上专业技术职称；从事中药材、中药饮片养护工作的，应当具有中药学专业中专以上学历或者具有中药学初级以上专业技术职称；直接收购地产中药材的，验收人员应当具有中药学中级以上专业技术职称。从事疫苗配送的，还应当配备2名以上专业技术人员专门负责疫苗质量管理和验收工作。专业技术人员应当具有预防医学、药学、微生物学或者医学等专业本科以上学历及中级以上专业技术职称，并有3年以上从事疫苗管理或者技术工作经历。第二十三条，从事质量管理、验收工作的人员应当在职在岗，不得兼职其他业务工作。第二十四条，从事采购工作的人员应当具有药学或者医学、生物、化学等相关专业中专以上学历，从事销售、储存等工作的人员应当具有高中以上文化程度。第二十五条，企业应当对各岗位人员进行与其职责和工作内容相关的岗前培训和继续培训，以符合本规范要求。第二十六条，培训内容应当包括相关法律法规、药品专业知识及技能、质量管理制度、职责及岗位操作规程等[3]。

《药品经营质量管理规范》对设施与设备的规定。第四十三条，企业应当具有与其药品经营范围、经营规模相适应的经营场所和库房。第四十四条，库房的选址、设计、布局、建造、改造和维护应当符合药品储存的要求，防止药品的污染、交叉污染、混淆和差错。第四十五条，药品储存作业区、辅助作业区应当与办公区和生活区分开一定距离或者有隔离措施。第四十六条，库房的规模及条件应当满足药品的合理、安全储存，并达到以下要求，便于开展储存作业：①库房内外环境整洁，无污染源，库区地面硬化或者绿化；②库房内墙、顶光洁，地面平整，门窗结构严密；③库房有可靠的安全防护措施，能够对无关人员进入实行可控管理，防止药品被盗、替换或者混入假药；④有防止室外装卸、搬运、接收、发运等作业受异常天气影响的措施。第四十七条，库房应当配备以下设施设备：①药品与地面之间有效隔离的设备；②避光、通风、防潮、防虫、防鼠等设备；③有效调控温湿度及室内外空气交换的设备；④自动监测、记录库房温湿度的设备；⑤符合储存作业要求的照明设备；⑥用于零货拣选、拼箱发货操作及复核的作业区域和设备；⑦包装物料的存放场所；⑧验收、发货、退货的专用场所；⑨不合格药品专用存放场所；⑩经营特殊管理的药品有符合国家规定的储存设施[3]。

《药品经营质量管理规范》对药品经营过程质量控制的规定。企业的采购活动应当符合以下要求：①确定供货单位的合法资格；②确定所购入药品的合法性；③核实供货单位销售人员的合法资格；④与供货单位签订质量保证协议。采购中涉及的首营企业、首营品种，采购部门应当填写相关申请表格，经过质量管理部门和企业质量负责人的审核批准。必要时应当组织实地考察，对供货单位质量管理体系进行评价。根据《药品经营质量管理规范》第六十二条，对首营企业的审核，应当查验加盖其公章原印章的以下资料，确认真实、有效：①《药品生产许可证》或者《药品经营许可证》复印件；②营业执照、税务登记、组织机构代码的证件复印件，及上一年度企业年度报告公示情况；③《药品生产质量管理规范》认证证书或者《药品经营质量管理规范》认证证书复印件；④相关印章、随货同行单（票）样式；⑤开户户名、开户银行及账号。第六十三条，采购首营品种应当审核药品的合法性，索取加盖供货单位公章原印章的药品生产或者进口批准证明文件复印件，并予以审核，审核无误的方可采购。以上资料应当归入药品质量档案[3]。

关于收货与验收，《药品经营质量管理规范》规定如下。①验收依据。规定的程序和要求。②验收内容。验收人员应当对抽样药品的外观、包装、标签、说明书以及相关的证明文件等逐一进行检查、核对；验收结束后，应当将抽取的完好样品放回原包装箱，加封并标示。③验收方法。逐批抽查验收，抽取的样品应当具有代表性：a.同一批号的药品应当至少检查一个最小包装，但生产企业有特殊质量控制要求或者打开最小包装可能影响药品质量的，可不打开最小包装；b.破损、污染、渗液、封条损坏等包装异常以及零货、拼箱的，应当开箱检查至最小包装；c.外包装及封签完整的原料药、实施批签发管理的生物制品，可不开箱检查；d.特殊管理的药品应当按照相关规定在专库或者专区内验收。④验收记录：包括药品的通用名称、剂型、规格、批准文号、批号、生产日期、有效期、生产厂商、供货单位、到货数量、到货日期、验收合格数量、验收结果等内容。验收人员应当在验收记录上签署姓名和验收日期。中药材验收记录应当包括品名、产地、供货单位、到货数量、验收合格数量等内容。中药饮片验收记录应当包括品名、规格、批号、产地、生产日期、生产厂商、供货单位、到货数量、验收合格数量等内容，实施批准文号管理的中药饮片还应当记录批准文号。验收不合格的还应当注明不合格事项及处置措施。记录及相关凭证应当至少保存5年。疫苗、特殊管理的药品的记录及凭证按相关规定保存[3]。

关于储存与养护，《药品经营质量管理规范》规定，企业应当根据药品的质量特性对药品进行合理储存，并符合以下要求：①按包装标示的温度要求储存药品，包装上没有标示具体温度的，按照《中国药典》规定的贮藏要求进行储存；②储存药品相对湿度为35%~75%；③在人工作业的库房储存药品，按质量状态实行色标管理，合格药品为绿色，不合格药品为红色，待确定药品为黄色；④储存药品应当按照要求采取避光、遮光、通风、防潮、防虫、防鼠等措施；⑤搬运和堆码药品应当严格按照外包装标示要求规范操作，堆码高度符合包装图示要求，避免损坏药品包装；⑥药品按批号堆码，不同批号的药品不得混垛，垛间距不小于5厘米，与库房内墙、顶、温度调控设备及管道等设施间距不小于30厘米，与地面间距不小于10厘米；⑦药品与非药品、外用药与其他药品分开存放，中药材和中药饮片分库存放；⑧特殊管理的药品应当按照国家有关规定储存；⑨拆除外包装的零货药品应当集中存放；⑩储存药品的货架、托盘等设施设备应当保持清洁，无破损和杂物堆放；⑪未经批准的人员不得进入储存作业区，储存作业区内的人员不得有影响药品质量和安全的行为；⑫药品储存作业区内不得存放与储存管理无关的物品。

养护人员应当根据库房条件、外部环境、药品质量特性等对药品进行养护，主要内容是：①指导和督促储存人员对药品进行合理储存与作业。②检查并改善储存条件、防护措施、卫生环境。③对库房温湿度进行有效监测、调控。④按照养护计划对库存药品的外观、包装等质量状况进行检查，并建立养护记录；对储存条件有特殊要求的或者有效期较短的品种应当进行重点养护。⑤发现有问题的药品应当及时在计算机系统中锁定和记录，并通知质量管理部门处理。⑥对中药材和中药饮片应当按其特性采取有效方法进行养护并记录，所采取的养护方法不得对药品造成污染。⑦定期汇总、分析养护信息[3]。

关于出库，《药品经营质量管理规范》规定，出库时应当对照销售记录进行复核。发现以下情况不得出库，并报告质量管理部门处理：①药品包装出现破损、污染、封口不牢、衬垫不实、封条损坏等问题；②包装内有异常响动或者液体渗漏；③标签脱落、字迹模糊不清或者标识内容与实物不符；④药品已超过有效期；⑤其他异常情况的药品。药品出库复核应当建立记录，包括购货单位、药品的通用名称、剂型、规格、数量、批号、有效期、生产厂商、出库日期、质量状况和复核人员等内容。特殊管理的药品出库应当按照有关规定进行复核。药品拼箱发货的代用包装箱应当有醒目的拼箱标志。药品出库时，应当附加盖企业药品出库专用章原印章的随货同行单（票）。

关于运输与配送，《药品经营质量管理规范》第一百零一条，运输药品，应当根据药品的包装、质量特性并针对车况、道路、天气等因素，选用适宜的运输工具，采取相应措施防止出现破损、污染等问题[3]。

关于销售，《药品经营质量管理规范》规定，企业销售药品，应当如实开具发票，做到票、账、货、款一致。第九十二条，企业应当做好药品销售记录。销售记录应当包括药品的通用名称、规格、剂型、批号、有效期、生产厂商、购货单位、销售数量、单价、金额、销售日期等内容。按照本规范第六十九条规定进行药品直调的，应当建立专门的销售记录。中药材销售记录应当包括品名、规格、产地、购货单位、销售数量、单价、金额、销售日期等内容；中药饮片销售记录应当包括品名、规格、批号、产地、生产厂商、购货单位、销售数量、单价、金额、销售日期等内容。第九十三条，销售特殊管理的药品以及国家有专门管理要求的药品，应当严格按照国家有关规定执行。

关于售后管理，第一百一十三条，企业应当加强对退货的管理，保证退货环节药品的质量和安全，防止混入假冒药品。第一百一十四条，企业应当按照质量管理制度的要求，制定投诉管理操作规程，内容包括投诉渠道及方式、档案记录、调查与评估、处理措施、反馈和事后跟踪等。第一百一十五条，企业应当配备专职或者兼职人员负责售后投诉管理，对投诉的质量问题查明原因，采取有效措施及时处理和反馈，并做好记录，必要时应当通知供货单位及药品生产企业。第一百一十六条，企业应当及时将投诉及处理结果等信息记入档案，以便查询和跟踪。第一百一十七条，企业发现已售出药品有严重质量问题，应当立即通知购货单位停售、追回并做好记录，同时向食品药品监督管理部门报告。第一百一十八条，企业应当协助药品生产企业履行召回义务，按照召回计划的要求及时传达、反馈药品召回信息，控制和收回存在安全隐患的药品，并建立药品召回记录[3]。

新修订的《药品管理法》已于 2019 年 12 月 1 日实施，其体现的"四个最严"精神——最严谨的标准、最严格的监管、最严厉的处罚、最严肃的问责，覆盖了药品研制、生产、经营、使用的全过程。药品经营企业应端正思想，通过不断系统地学习法律法规，充实对《药品经营质量管理规范》条款的理解，为企业经营活动持续符合法定要求提供保障。

药品流通过程的监督管理

一、我国药品市场流通领域现状

近年来，随着我国经济增长，人们生活水平不断提高，全社会医药健康服务需求不断增长，医药消费需求的提高推动医药流通市场的扩容，为我国医药流通行业的发展奠定了市场基础。根据商务部统计，2020年，我国药品流通销售总额达24149亿元，扣除不可比因素后，较2019年增长2.40%，我国医药流通市场保持稳定增长。我国药品流通模式分为代理与自主经营两种，并呈现出一定的特点：①流通模式与企业规模及特点密切相关，规模较小的企业一般不自建销售公司（部门），主要采取委托代理商经销的方式；规模较大的企业则大多通过集团内设销售子公司或企业内设销售部门自销药品。②流通模式与产品特点密切相关，不同特点的药品销售模式也有所不同。已上市多年的普药（常用药），市场成熟度较高，药品生产企业基本上不需要进行临床学术推广或广告营销，且生产企业较多，竞争激烈，所以大多采取底价包销的销售方式；对于新上市药品、独家药品等，大型药品生产企业多采取自销方式，中小型企业则委托具有一定市场推广能力的代理商销售。

总体上看，我国医药产业近年来发展速度较快，但呈粗放式增长，整个产业结构还不够合理，制药企业创新能力较弱，产品低水平重复，导致产能过剩、市场集中度低。而且，我国制药工业研发投入不足，创新能力落后于发达国家，拥有自主知识产权的创新药物很少，制约着我国制药业集中度的提升，阻碍了我国医药产业结构的优化。医药行业集中度不够表明我国大型医药制造企业缺乏，缺少国际竞争力。

二、药品流通监督管理办法

为加强药品监督管理，规范药品流通秩序，保证药品质量，根据《药品管理法》《药品管理法实施条例》和有关法律、法规的规定，制定《药品流通监督管理办法》。《药品流通监督管理办法》于2006年12月8日经国家食品药品监督管理局局务会审议通过，自2007年5月1日起施行，分为五章，共四十七条，包含总则，药品生产、经营企业购销药品的监督管理，医疗机构购进、储存药品的监督管理，法律责任和附则。《药品流通监督管理办法》所称药品现货销售，是指药品生产、经营企业或其委派的销售人员，在药品监督管理部门核准的地址以外的其他场所，携带药品现货向不特定对象现场销售药品的行为。实行特殊管理的药品、疫苗、军队用药品的流通监督管理，有关法律、法规、规章另有规定的，从其规定。

关于药品生产、经营企业购销药品的监督管理，《药品流通监督管理办法》有相关规定，条文如下。

第五条，药品生产、经营企业对其药品购销行为负责，对其销售人员或设立的办事机构以本企业名义从事的药品购销行为承担法律责任。

第六条，药品生产、经营企业应当对其购销人员进行药品相关的法律、法规和专业知识培训，建立培训档案，培训档案中应当记录培训时间、地点、内容及接受培训的人员。

第七条，药品生产、经营企业应当加强对药品销售人员的管理，并对其销售行为作出具体规定。

第八条，药品生产、经营企业不得在经药品监督管理部门核准的地址以外的场所储存或者现货销售药品。

第九条，药品生产企业只能销售本企业生产的药品，不得销售本企业受委托生产的或者他人生产的药品。

第十条，药品生产企业、药品批发企业销售药品时，应当提供下列资料：①加盖本企业原印章的《药品生产许可证》或《药品经营许可证》和营业执照的复印件；②加盖本企业原印章的所销售药品的批准证明文件复印件；③销售进口药品的，按照国家有关规定提供相关证明文件。

第十一条，药品生产企业、药品批发企业销售药品时，应当开具标明供货单位名称、药品名称、生产厂商、批号、数量、价格等内容的销售凭证。药品零售企业销售药品时，应当开具标明药品名称、生产厂商、数量、价格、批号等内容的销售凭证。

第十二条，药品生产、经营企业采购药品时，应按本办法第十条规定索取、查验、留存供货企业有关证件、资料，按本办法第十一条规定索取、留存销售凭证。药品生产、经营企业按照本条前款规定留存的资料和销售凭证，应当保存至超过药品有效期1年，但不得少于3年。

第十三条，药品生产、经营企业知道或者应当知道他人从事无证生产、经营药品行为的，不得为其提供药品。

第十四条，药品生产、经营企业不得为他人以本企业的名义经营药品提供场所，或者资质证明文件，或者票据等便利条件。

第十五条，药品生产、经营企业不得以展示会、博览会、交易会、订货会、产品宣传会等方式现货销售药品。

第十六条，药品经营企业不得购进和销售医疗机构配制的制剂。

第十七条，未经药品监督管理部门审核同意，药品经营企业不得改变经营方式。药品经营企业应当按照《药品经营许可证》许可的经营范围经营药品。

第十八条，药品零售企业应当按照国家食品药品监督管理局药品分类管理规定的要求，凭处方销售处方药。经营处方药和甲类非处方药的药品零售企业，执业药师或者其他依法经资格认定的药学技术人员不在岗时，应当挂牌告知，并停止销售处方药和甲类非处方药。

第十九条，药品说明书要求低温、冷藏储存的药品，药品生产、经营企业应当按照有关规定，使用低温、冷藏设施设备运输和储存。药品监督管理部门发现药品生产、经营企业违反本条前款规定的，应当立即查封、扣押所涉药品，并依法进行处理。

第二十条，药品生产、经营企业不得以搭售、买药品赠药品、买商品赠药品等方式向公众赠送处方药或者甲类非处方药。

第二十一条，药品生产、经营企业不得采用邮售、互联网交易等方式直接向公众销售处方药。

第二十二条，禁止非法收购药品。

关于医疗机构购进、储存药品的监督管理，《药品流通监督管理办法》规定医疗机构购进药品，必须建立并执行进货检查验收制度，并建有真实完整的药品购进记录。药品购进记录必须注明药品的通用名称、生产厂商（中药材标明产地）、剂型、规格、批号、生产日期、有效期、批准文号、供货单位、数量、价格、购进日期。药品购进记录必须保存至超过药品有效期1年，但不得少于3年。医疗机构储存药品，应当制订和执行有关药品保管、养护的制度，并采取必要的冷藏、防冻、防潮、避光、通风、防火、防虫、防鼠等措施，保证药品质量。医疗机构应当将药品与非药品分开存放；中药材、中药饮片、化学药品、中成药应分别储存、分类存放。

并且《药品流通监督管理办法》制定了关于违背药品生产、经营企业购销药品的监督管理办法和医疗机构购进、储存药品的监督管理办法，并规定了相关法律责任。

参考文献

［1］第十三届全国人民代表大会常务委员会. 中华人民共和国药品管理法.（2019-08-26）［2024-1-25］. https://www.nmpa.gov.cn/xxgk/fgwj/flxzhfg/20190827083801685.html.

［2］国家市场监督管理总局. 药品网络销售监督管理办法.（2022-7-15）［2024-1-25］. https://www.gov.cn/gongbao/content/2022/content_5717002.htm.

［3］国家市场监督管理总局. 药品经营质量管理规范.（2016-7-13）［2024-1-25］. https://www.samr.gov.cn/zw/zfxxgk/fdzdgknr/bgt/art/2023/art_bc07ffdb7a1c4e46be371ac5a4a65f9c.html.

第七章
医疗机构药剂管理法律制度

第一节
医疗机构的药事组织

为加强医疗机构药事管理，促进药物合理应用，保障公众身体健康，相关部门根据《药品管理法》《医疗机构管理条例》和《麻醉药品和精神药品管理条例》等有关法律、法规，制定《医疗机构药事管理规定》（卫医政发〔2011〕11 号）。

一、性质

本规定所称医疗机构药事管理，是指医疗机构以患者为中心，以临床药学为基础，对临床用药全过程进行有效的组织实施与管理，促进临床科学、合理用药的药学技术服务和相关的药品管理工作。

二、机构组织

医疗机构药事管理和药学工作是医疗工作的重要组成部分。医疗机构应当根据本规定设置药事管理组织和药学部门。我国医疗机构的药事组织主要包括药学部门和药事管理与药物治疗学委员会（组）。

药事管理与药物治疗学委员会（组）应当建立健全相应工作制度，日常工作由药学部门负责。

三、药事组织概念

狭义的药事组织是指为了实现药学的社会任务所提出的目标，经由人为的分工形成的各种形式的药事组织机构的总称。

广义的药事组织是指以实现药学社会任务为共同目标而建立起来的人们的集合体。

它是药学人员相互影响的社会心理系统；是运用药学知识和药学技术的技术系统；是人们以特定形式的结构关系而共同工作的系统。

基本的药事组织类型有下列 5 类。

（一）药品生产、经营组织

药品生产、经营组织是典型的药事组织结构类型，在我国称作药品生产企业（即药厂、制药公司）以及药品经营企业（即药品批发或零售企业、药店）。

（二）事业性药房组织

是指医疗机构内以服务患者为中心，以临床药学为基础，促进临床科学、合理用药的药学技术服务和相关的药品管理工作的药学部门，常称作药剂科，现普遍称为药学部。

（三）药学教育和科研组织

药学教育组织的主要功能是教育，为维持和发展药学事业培养药师、药学家、药学工程师、药学企业家和药事管理的专门技术人才。

药学科研组织的主要功能是研究开发新药、改进现有药品，以及围绕药品和药学的发展进行基础研究，提高创新能力，发展药学事业。

（四）药品管理的行政组织

药品管理的行政组织是指政府机构中管理药品和药学企事业组织的国家行政机构。其功能是代表国家对药品和药学事业组织进行监督管理；制定宏观政策，对药事组织发挥引导作用，以保证国家意志的执行。因此，这类行政组织又分为药品监督管理行政组织和药品行业规划管理行政组织。

（五）药事社会团体、学术组织

药学行业协会、学术组织在药事组织兴起和形成过程中，发挥了统一行为规范、监督管理、联系与协调的积极作用，推动了药学事业的发展。

四、医疗机构的药学部门

（一）定义

医疗机构的药学部门是指在医疗机构中从事药品供应、调剂及配制制剂、药品质量监督检查，提供临床药学服务的部门。

（二）性质

药学部门和药师是医院医疗工作四大核心技术支撑系统之一。从一级综合医院的药房到二级、三级综合医院的药剂科，药学部门一直是医疗机构的重要组成部分，是我国法规规定至少需要设置的医技科室之一。

首先，药学部门关注的重点是药品质量、用药合理性和药品供应保障。其次，专业技术性为药学部门重要的性质，主要体现在要求医院药师能解释和调配处方，评价处方和处方中调配的药物，掌握配制制剂的技术，能承担药物治疗监护工作，能够回答患者、医师、护士有关处方中药品的各方面问题等。

此外，在目前情况下，我国医疗机构的药学部门还有频繁的经济活动，因而具有一定程度的综合性。

（三）组织职责

在医疗机构负责人的领导下，药学部门按《药品管理法》及相关法律、法规和本单位的管理规章制度，具体负责药品管理、药学专业技术服务和药事管理工作，开展以患者为中心、以合理用药为核心的临床药学工作，组织药师参与临床药物治疗，提供药学专业技术服务。药学部门应当建立健全相应的工作制度、操作规程和工作记录，并组织实施。

（四）机构组成

医疗机构的药学部门是医疗机构的技术职能部门，直属院长领导，不具备法人资格，不承担投资风险，这是其和社会药房的根本区别。

医疗机构应当根据本机构功能、任务、规模设置相应的药学部门，配备和提供与药学部门工作任务相适应的专业技术人员、设备和设施。

一般而言，三级医院设置药学部，并可根据实际情况设置二级科室；二级医院设置药剂科；其他医疗机构设置药房。一些规模较小的医疗机构一般仅设置药房、制剂室、药库，承担制剂配制、调剂等临床基础性药学工作。我国综合性医院药学部的组织机构通常设置见图7-1。

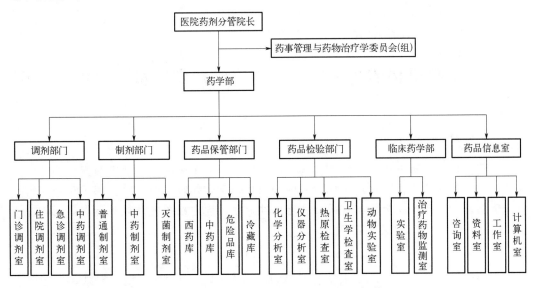

图 7-1　我国综合性医院药学部的组织机构

（五）人员配备

《药品管理法》要求医疗机构应当配备依法经过资格认定的药师或者其他药学技术人员，负责本单位的药品管理、处方审核和调配、合理用药指导等工作[1]。

二级以上医院药学部门负责人应当具有高等学校药学专业或者临床药学专业本科以上学历及本专业高级技术职务任职资格；除诊所、卫生所、医务室、卫生保健所、卫生站以外的其他医疗机构药学部门负责人应当具有高等学校药学专业专科以上或者中等学校药学专业毕业学历及药师以上专业技术职务任职资格。

诊所、卫生所、医务室、卫生保健所和卫生站可不设药事管理组织机构和药学部门，由机构负责人指定医务人员负责药事工作。中医诊所、民族医诊所可不设药事管理组织机构和药学部门，由中医药和民族医药专业技术人员负责药事工作。

（六）人员职责

医疗机构药师工作职责：

① 负责药品采购供应、处方或者用药医嘱审核、药品调剂、静脉用药集中调配和医院制剂配制，指导病房（区）护士请领、使用与管理药品。

② 参与临床药物治疗，进行个体化药物治疗方案的设计与实施，开展药学查房，为患者提供药学专业技术服务。

③ 参加查房、会诊、病例讨论和疑难、危重患者的医疗救治，协同医师做好药物使用遴选，对临床药物治疗提出意见或调整建议，与医师共同对药物治疗负责。

④ 开展抗菌药物临床应用监测，实施处方点评与超常预警，促进药物合理使用。

⑤ 开展药品质量监测，药品严重不良反应和药品损害的收集、整理、报告等工作。

⑥ 掌握与临床用药相关的药物信息，提供用药信息与药学咨询服务，向公众宣传合理用药知识。

⑦ 结合临床药物治疗实践，进行药学临床应用研究；开展药物利用评价和药物临床应用研究；参与新药临床试验和药品上市后安全性与有效性监测。

⑧ 其他与医院药学相关的专业技术工作。

五、医疗机构的药事管理与药物治疗学委员会（组）

（一）定义及性质

医疗机构药事管理与药物治疗学委员会（组）是一个由医疗专业人员组成的机构内部组织，其任务是监督和管理医疗机构内的药物使用和药物治疗实践。该委员会（组）负责确保药物治疗的安全性、有效性和合理性，以及遵守相关的法规和标准。

（二）机构组成

为保证各项药学工作的贯彻执行，《医疗机构药事管理规定》明确要求，二级以上医院应当设立药事管理与药物治疗学委员会；其他医疗机构应当成立药事管理与药物治疗学组[2]。

（三）人员配备

二级以上医院药事管理与药物治疗学委员会委员由具有高级技术职务任职资格的药学、临床医学、护理和医院感染管理、医疗行政管理等人员组成。成立医疗机构药事管理与药物治疗学组的医疗机构由药学、医务、护理、医院感染、临床科室等部门负责人和具有药师、医师以上专业技术职务任职资格人员组成。医疗机构负责人任药事管理与药物治疗学委员会（组）主任委员，药学和医务部门负责人任药事管理与药物治疗学委员会（组）副主任委员。

（四）组织职责

药事管理与药物治疗学委员会（组）的职责如下：

① 贯彻执行医疗卫生及药事管理等有关法律、法规、规章。审核制定本机构药事管理和药学工作规章制度，并监督实施。

② 制定本机构药品处方集和基本用药供应目录。

③ 推动药物治疗相关临床诊疗指南和药物临床应用指导原则的制定与实施，监测、评估本机构药物使用情况，提出干预和改进措施，指导临床合理用药。

④ 分析、评估用药风险和药品不良反应、药品损害事件，并提供咨询与指导。

⑤ 建立药品遴选制度，审核本机构临床科室申请的新购入药品、调整药品品种或者供应企业和申报医院制剂等事宜。

⑥ 监督、指导麻醉药品、精神药品、医疗用毒性药品及放射性药品的临床使用与规范化管理。

⑦ 对医务人员进行有关药事管理法律法规、规章制度和合理用药知识教育培训；向公众宣传安全用药知识。

（五）监督管理

国家卫生健康委员会、国家中医药管理局负责全国医疗机构药事管理工作的监督管理。县级以上地方卫生行政部门、中医药行政部门负责本行政区域内医疗机构药事管理工作的监督管理。军队卫生行政部门负责军队医疗机构药事管理工作的监督管理。

医疗机构不得使用非药学专业技术人员从事药学专业技术工作或者聘其为药学部门主任。

医疗机构出现下列情形之一的，由县级以上地方卫生、中医药行政部门责令改正、通报批评、给予警告；对于直接负责的主管人员和其他直接责任人员，依法给予降级、撤职、开除等处分：

① 未建立药事管理组织机构，药事管理工作和药学专业技术工作混乱，造成医疗安全隐患和严重不良后果的；

② 未按照本规定配备药学专业技术人员、建立临床药师制，不合理用药问题严重，并造成不良影响的；

③ 未执行有关的药品质量管理规范和规章制度，导致药品质量问题或用药错误，造成医疗安全隐患和严重不良后果的；

④ 非药学部门从事药品购用、调剂或制剂活动的；

⑤ 将药品购销、使用情况作为个人或者部门、科室经济分配的依据，或者在药品购销、使用中牟取不正当利益的；

⑥ 违反本规定的其他规定并造成严重后果的。

卫生、中医药行政部门的工作人员依法对医疗机构药事管理工作进行监督检查时，应当出示证件。被检查的医疗机构应当予以配合，如实反映情况，提供必要的资料，不得拒绝、阻碍、隐瞒。

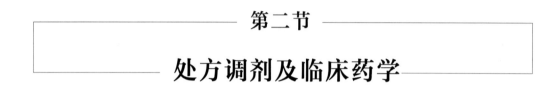

第二节

处方调剂及临床药学

处方调剂俗称配药、发药，多为照方发药，是医院药学的重要工作。药师根据医师处方或科室请领单，按照配方制度，及时、准确地调配和分发药剂。药师应严格按照规定管理医疗用毒性药品、麻醉药品和精神药品，并监督其临床使用。调剂业务管理水平对药品使用过程的质量保证、医疗质量的优劣有直接的影响。

一、处方管理

处方是指由注册的执业医师和执业助理医师（以下简称医师）在诊疗活动中为患者开具的、由取得药学专业技术职务任职资格的药学专业技术人员（以下简称药师）审核、调配、核对，并作为患者用药凭证的医疗文书。处方包括医疗机构病区用药医嘱单。

（一）处方的类型

处方按其性质主要分为三类，即法定处方、医师处方和协定处方。此外，还有单方、验方和秘方等。

法定处方主要指《中国药典》、局颁标准收载的处方，它具有法律的约束力。在制定法定处方或医师开写法定处方时均应照此规定。

医师处方是指医师为患者诊断、治疗和预防用药所开具的处方。

协定处方是指医院药剂科与临床医师根据医院日常医疗用药的需要，协商制定的处方。协定处方适于大量配制和储备，便于控制药品的品种和质量，提高工作效率，减少患者取药等候时间。每家医院的协定处方仅限于本单位使用。

（二）处方的权限

1. 处方权的授予

现行《处方管理办法》规定，经注册的执业医师在执业地点取得相应的处方权。经注册的执业助理医师在乡、民族乡、镇、村的医疗机构独立从事一般的执业活动，可以在注册的执业地点取得相应的处方权。医师应当在注册的医疗机构签名留样或者专用签章备案后，方可开具处方。试用期人员开具处方，应当经所在医疗机构有处方权的执业医师审核，并签名或加盖专用签章后方有效。此外，进修医师由接收进修的医疗机构对其胜任本专业工作的实际情况进行认定后授予相应的处方权。

2. 处方的开具

医师应当根据医疗、预防、保健需要，按照诊疗规范、药品说明书中的药品适应证、药理作用、用法、用量、禁忌、不良反应和注意事项等开具处方。开具医疗用毒性药品、放射性药品的处方应当严格遵守有关法律、法规和规章的规定。医师开具处方应当使用经药品监督管理部门批准并公布的药品通用名称、新活性化合物的专利药品名称和复方制剂药品名称。医师开具院内制剂处方时应当使用经省级卫生行政部门审核、药品监督管理部门批准的名称。医师可以使用由国家卫生健康委员会公布的药品习惯名称开具处方。

医疗机构应当根据本机构性质、功能、任务，制定药品处方集。医疗机构应当按照经药品监督管理部门批准并公布的药品通用名称购进药品。同一通用名称药品的品种，注射剂型和口服剂型各不得超过 2 种，处方组成类同的复方制剂 1～2 种。因特殊诊疗需要使用其他剂型和剂量规格药品的情况除外。

3. 麻醉药品和第一类精神药品

麻醉药品和精神药品（包括第一类精神药品和第二类精神药品）是我国依法依规实行特殊管理的药品，容易产生依赖性、成瘾性，在现阶段临床中易出现滥用的情况。因此，医疗机构应当按照有关规定，对本机构执业医师和药师进行麻醉药品和精神药品使用知识和规范化管理的培训。执业医师经考核合格后取得麻醉药品和第一类精神药品的处方权，药师经考核合格后取得麻醉药品和第一类精神药品调剂资格。

医师取得麻醉药品和第一类精神药品处方权后，方可在本机构开具麻醉药品和第一类精神药品处方，但不得为自己开具该类药品处方。药师取得麻醉药品和第一类精神药品调剂资格后，方可在本机构调剂麻醉药品和第一类精神药品。

4. 抗菌药物

具有高级专业技术职务任职资格的医师，可授予特殊使用级抗菌药物处方权；具有中级以上专业技术职务任职资格的医师，可授予限制使用级抗菌药物处方权；具有初级专业技术职务任职资格的医师，在乡、民族乡、镇、村的医疗机构独立从事一般执业活动的执业助理医师以及乡村医生，可授予非限制使用级抗菌药物处方权。

（三）处方的限量

《处方管理办法》对处方限量作出了明确规定：

处方一般不得超过 7 日用量；急诊处方一般不得超过 3 日用量；对于某些慢性病、老年病或特殊情况，处方用量可适当延长，但医师应当注明理由。医疗用毒性药品、放射性药品的处方用量应当严格按照国家有关规定执行。

为门（急）诊患者开具的麻醉药品注射剂，每张处方为一次常用量；控缓释制剂，每张处方不得超过 7 日常用量；其他剂型，每张处方不得超过 3 日常用量。

第一类精神药品注射剂，每张处方为一次常用量；控缓释制剂，每张处方不得超过7日常用量；其他剂型，每张处方不得超过3日常用量。哌甲酯用于治疗儿童多动症时，每张处方不得超过15日常用量。第二类精神药品一般每张处方不得超过7日常用量。

为门（急）诊癌症疼痛患者和中、重度慢性疼痛患者开具的麻醉药品、第一类精神药品注射剂，每张处方不得超过3日常用量；控缓释制剂，每张处方不得超过15日常用量；其他剂型，每张处方不得超过7日常用量。

为住院患者开具的麻醉药品和第一类精神药品处方应当逐日开具，每张处方为1日常用量。

对于需要特别加强管制的麻醉药品，盐酸二氢埃托啡处方为一次常用量，仅限于二级以上医院内使用；盐酸哌替啶处方为一次常用量，仅限于医疗机构内使用。

（四）处方的书写与保管

《处方管理办法》对处方书写作出了以下规定：

字迹清楚，不得涂改；如需修改，应当在修改处签名并注明修改日期。患者一般情况、临床诊断填写清晰、完整，并与病历记载相一致。药品名称应当使用规范的中文名称书写，没有中文名称的可以使用规范的英文名称书写；医疗机构或者医师、药师不得自行编制药品缩写名称或者使用代号；书写药品名称、剂量、规格、用法、用量要准确规范，药品用法可用规范的中文、英文、拉丁文或者缩写体书写，但不得使用"遵医嘱""自用"等含糊不清字句。药品用法用量应当按照药品说明书规定的常规用法用量使用，特殊情况需要超剂量使用时，应当注明原因并再次签名。处方医师的签名式样和专用签章应当与院内药学部门留样备查的式样相一致，不得任意改动，否则应当重新登记留样备案。

处方由调剂处方药品的医疗机构妥善保存。普通处方、急诊处方、儿科处方保存期限为1年，医疗用毒性药品、第二类精神药品处方保存期限为2年，麻醉药品和第一类精神药品处方保存期限为3年。处方保存期满后，经医疗机构主要负责人批准、登记备案，方可销毁。

二、处方的调剂

在医疗机构，所有处方药、非处方药都必须凭处方才能提供给患者。

（一）人员资格

《处方管理办法》规定，取得药学专业技术职务任职资格的人员方可从事处方调剂工作。具有药师以上专业技术职务任职资格的人员负责处方审核、评估、核对、发药以及安全用药指导；药士从事处方调配工作。

此外，对于抗菌药物的调剂，《抗菌药物临床应用管理办法》中还作出规定，药师经培训并考核合格后，方可获得抗菌药物调剂资格。

（二）具体程序

收处方→审核处方→配方→包装和贴标签→核对处方→发药。

（三）处方审核

1．形式审核

药师应当认真逐项检查处方前记、正文和后记书写是否清晰、完整，并确认处方的合法性，对于不规范处方或者不能判定其合法性的处方，不得调剂。

2．实质审核

规定必须做皮试的药品，处方医师是否注明过敏试验及结果的判定；处方用药与临床诊断的相符性；剂量、用法的正确性；选用剂型与给药途径的合理性；是否有重复给药现象；是否有潜在临床意义的药物相互作用和配伍禁忌；其他用药不适宜情况。药师经处方审核后，认为存在用药不适宜时，应当告知处方医师，请其确认或者重新开具处方。药师发现严重不合理用药或者用药错误，应当拒绝调剂，及时告知处方医师，并应当记录，按照有关规定报告。

（四）监督管理

《处方管理办法》规定，医疗机构应当加强对本机构处方开具、调剂和保管的管理。医师出现下列情形之一的，处方权由其所在医疗机构予以取消：
① 被责令暂停执业；
② 考核不合格离岗培训期间；
③ 被注销、吊销执业证书；
④ 不按照规定开具处方，造成严重后果的；
⑤ 不按照规定使用药品，造成严重后果的；
⑥ 因开具处方牟取私利。

（五）单剂量配方制剂

单剂量配方制剂是指以药房为基础，先将住院患者所服用的药品做成单剂量包装，调配时由药剂人员依医嘱把患者某天某次需服用的几种单剂量包装药品置于特定的药盒内，药盒上标识的病区、姓名、床号等信息与患者一一对应，经责任药师核对后，交由病区护士领回再次核对无误后给予患者服用，以保证药品使用的准确、安全、卫生，其针对的是患者口服药品。

三、临床药学

（一）概念

临床药学是药师通过直接参与医生与患者的临床治疗、提供用药咨询、参与病案会诊等方式，向患者提供多方位药学服务的药学学科。
临床药学在医院药学中占有核心地位，其内容丰富、涉及范围广，从药物治疗、药物不良反应监测直至药物信息咨询等，拓宽了医院药学的学科领域。

临床药学工作的基本出发点和归宿是合理用药，合理用药的基本要求是将适当的药物，以适当的剂量，在适当的时间，经适当的途径，给适当的患者使用适当的疗程，达到适当的治疗目标。

（二）人员

临床药学工作面向患者，在临床诊疗活动中需实行医药结合，对临床药师提出了较高的专业知识和技能要求。按《医疗机构药事管理规定》要求，临床药师应由具有高等学校临床药学专业或者药学专业本科毕业以上学历，并经过规范化培训的人员担任[2]。

《医疗机构药事管理规定》明确规定，临床药学专业技术人员应参与临床药物治疗方案设计；建立重点患者药历；实施治疗药物监测，开展合理用药研究；收集药物安全性和疗效等信息，建立药学信息系统，提供用药咨询服务[2]。

四、药物临床应用管理

① 药物临床应用管理是对医疗机构临床诊断、预防和治疗疾病用药全过程实施监督管理。医疗机构应当遵循安全、有效、经济的合理用药原则，尊重患者对药品使用的知情权和隐私权。

② 医疗机构应当依据国家基本药物制度，抗菌药物临床应用指导原则和中成药临床应用指导原则，制定本机构基本药物临床应用管理办法，建立并落实抗菌药物临床应用分级管理制度。

③ 医疗机构应当建立由医师、临床药师和护士组成的临床治疗团队，开展临床合理用药工作。

④ 医疗机构应当遵循有关药物临床应用指导原则、临床路径、临床诊疗指南和药品说明书等合理使用药物；对医师处方、用药医嘱的适宜性进行审核。

⑤ 医疗机构应当配备临床药师。临床药师应当全职参与临床药物治疗工作，对患者进行用药教育，指导患者安全用药。

⑥ 医疗机构应当建立临床用药监测、评价和超常预警制度，对药物临床使用安全性、有效性和经济性进行监测、分析、评估，实施处方和用药医嘱点评与干预。

⑦ 医疗机构应当建立药品不良反应、用药错误和药品损害事件监测报告制度。医疗机构临床科室发现药品不良反应、用药错误和药品损害事件后，应当积极救治患者，立即向药学部门报告，并做好观察与记录。医疗机构应当按照国家有关规定向相关部门报告药品不良反应，用药错误和药品损害事件应当立即向所在地县级卫生行政部门报告。

⑧ 医疗机构应当结合临床和药物治疗，开展临床药学和药学研究工作，并提供必要的工作条件，制订相应管理制度，加强领导与管理。

在新医改的不断推动促进下，医院药剂管理工作已经从单纯的药品供销模式转变为综合技术服务模式。医院药剂管理工作质量的提升是一个动态的、持续的、长期的管理过程，是包括管理制度完善、药品进销存管理、信息化技术应用、人员素质培养等在内的多方面、多环节之间的协作，而确保管理质量的关键在于药品处理的每个环节、每个参与单位都必须遵照相关法律法规、管理规章制度及操作规程开展工作，任何一个环节的缺失或异常都会对药品管理质量造成影响，进而对患者的生命健康造成重大威胁。

基于新医改，医院药剂管理可从以下几个方面进行：

① 建立科学的医院药剂管理制度；

② 重点落实医院药剂质量管理工作；

③ 引进计算机管理系统；

④ 完善信息沟通机制；

⑤ 完善信息化管理制度；

⑥ 设立药学咨询及检测机构；

⑦ 提高从业人员素质，加强培训力度；

⑧ 完善考评奖惩制度。

第三节

医疗机构配制制剂的管理

一、医疗机构制剂概述

（一）概念

《药品管理法实施条例》第七十七条规定："医疗机构制剂，是指医疗机构根据本单位临床需要经批准而配制、自用的固定处方制剂[3]。"

此处的固定处方制剂系指处方固定不变，配制工艺成熟，并可在临床上长期适用于某一病症的制剂。

（二）分类

按照质量标准来源分类，可分为标准制剂和非标准制剂；按照制备工艺要求分类，可分为灭菌制剂和普通制剂；按照药物组分性质分类，可分为化学药品制剂、中药制剂和特殊制剂。

（三）存在的原因

① 医疗机构制剂是医药市场的重要补充。

② 降低医疗费用和成本。

③ 医疗机构制剂流通周期短，中间环节少，直接面向患者，可降低医疗成本和医疗费用，方便和服务患者，构建和谐的医患关系。

④ 是研制开发新制剂的优势。

二、医疗机构配制制剂的许可和注册管理

《药品管理法》第七十四条规定："医疗机构配制制剂，应当经所在地省、自治区、直辖市人民政府药品监督管理部门批准，取得医疗机构制剂许可证。无医疗机构制剂许可证的，不得配制制剂。医疗机构制剂许可证应当标明有效期，到期重新审查发证[1]。"

本条确定了我国对医疗机构配制制剂实行许可证制度，并对许可权限、程序作出了规定。

（一）《医疗机构制剂许可证》的申请程序

目前，我国卫生行政部门对医疗机构有监督管理的职责，因此医疗机构配制制剂也应在其管理范围之内，同时配制制剂本身又是一种药品生产活动，药品监督管理部门负有监督管理的职责。因此，《药品管理法》规定医疗机构配制制剂，应经所在地省、自治区、直辖市人民政府药品监督管理部门批准。

（二）医疗机构配制制剂应当具备的条件

《药品管理法》第七十五条规定："医疗机构配制制剂，应当有能够保证制剂质量的设施、管理制度、检验仪器和卫生环境[1]。"

此外，原国家食品药品监督管理总局食药监药化监〔2015〕193 号规定，各省（区、市）食品药品监督管理局根据《医疗机构制剂配制监督管理办法》（国家食品药品监督管理局令第 18 号）和《医疗机构制剂配制质量管理规范》（国家药品监督管理局令第 27 号），结合本省（区、市）实际制定《医疗机构制剂许可证》换证标准，并严格审查把关，确保医疗机构制剂配制质量。

（三）医疗机构配制制剂的注册申报

取得《医疗机构制剂许可证》的医疗机构，如果要进行某种制剂的配制，还必须按照《医疗机构制剂注册管理办法（试行）》（2005 年）报送有关资料和样品，经所在地省、自治区、直辖市人民政府药品监督管理部门批准，并发给制剂批准文号后，方可配制。

申请医疗机构制剂，应当进行相应的临床前研究，包括处方筛选、配制工艺、质量指标、药理、毒理学研究等。医疗机构制剂的名称，应当按照国务院药品监督管理部门颁布的药品命名原则命名，不得使用商品名称。

对应用传统配制中药制剂的情形，医疗机构应当向所在地省、自治区、直辖市人民政府药品监督管理部门备案。

此外，《医疗机构制剂注册管理办法（试行）》第十四条规定，有下列情形之一的，不得作为医疗机构制剂申报：

① 市场上已有供应的品种；

② 含有未经国家食品药品监督管理局批准的活性成分的品种；

③ 除变态反应原外的生物制品；

④ 中药注射剂；

⑤ 中药、化学药组成的复方制剂；

⑥ 麻醉药品、精神药品、医疗用毒性药品、放射性药品；
⑦ 其他符合国家有关规定的制剂。

三、医疗机构配制制剂的使用管理

（一）制剂的品种范围

《药品管理法》规定："医疗机构配制的制剂，应当是本单位临床需要而市场上没有供应的品种。"

这里"市场上没有供应的品种"应当包括依照《药品管理法》及相关法规的规定，国内尚未批准上市及虽批准上市，但某些性质不稳定或有效期短的制剂，市场上不能满足的不同规格、容量的制剂，此外还包括临床常用且疗效确切的协定处方制剂、其他临床需要的以及科研用的制剂等。

（二）医疗机构制剂的使用

经审批后，配制的制剂必须按照规定进行质量检验，合格的，凭医师处方在本医疗机构使用。

医疗机构自配制剂为处方药，只能凭处方在本机构供门诊和住院患者使用，不得在市场上销售或变相销售；未经批准，医疗机构擅自使用其他医疗机构配制的制剂应按《药品管理法》第129条规定给予处罚。此外，不得发布医疗机构自配制剂的广告，配制剂所用的原料、辅料、包装材料必须符合药用标准[1]。

一般情况下，医疗机构配制的制剂是医疗机构在长期医疗实践中总结出来的经验方或协定处方，它没有按照《药品注册管理办法》进行系统、规范的药理、药效、毒理、生物药剂等实验。相对于药品生产企业，《医疗机构制剂配制质量管理规范（试行）》更多地考虑到了医疗机构的实际情况，在许多方面仅作出了原则性的规定。因此，国家规定将医疗机构配制制剂限定在本医疗机构使用。

（三）医疗机构制剂的调剂使用

医疗机构制剂一般不得调剂使用。发生灾情、疫情、突发事件或者临床急需而市场没有供应时，需要调剂使用的，属省级辖区内医疗机构制剂调剂的，必须经所在地省、自治区、直辖市药品监督管理部门批准；属国家药品监督管理局规定的特殊制剂以及省、自治区、直辖市之间医疗机构制剂调剂的，必须经国家药品监督管理局批准。

省级辖区内申请医疗机构制剂调剂使用的，应当由使用单位向所在地省、自治区、直辖市药品监督管理部门提出申请，说明使用理由、期限、数量和范围，并报送有关资料。

省、自治区、直辖市之间医疗机构制剂的调剂使用以及国家药品监督管理局规定的特殊制剂的调剂使用，应当由取得制剂批准文号的医疗机构向所在地省、自治区、直辖市药品监督管理部门提出申请，说明使用理由、期限、数量和范围，经所在地省、自治区、直辖市药品监督管理部门审查同意后，由使用单位将审查意见和相关资料一并报送使用单位所在地省、自治区、直辖市药品监督管理部门，审核同意后，报国家药品监督管理局审批。

取得制剂批准文号的医疗机构应当对调剂使用的医疗机构制剂的质量负责。接受调剂的医疗机构应当严格按照制剂的说明书使用制剂,并对超范围使用或者使用不当造成的不良后果承担责任。医疗机构制剂的调剂使用,不得超出规定的期限、数量和范围。

(四) 医疗机构制剂的监督管理

配制和使用制剂的医疗机构应当注意观察制剂不良反应,并按照国家药品监督管理局的有关规定报告和处理。

省、自治区、直辖市药品监督管理部门对质量不稳定、疗效不确切、不良反应大或者其他原因危害人体健康的医疗机构制剂,应当责令医疗机构停止配制,并撤销其批准文号。已被撤销批准文号的医疗机构制剂,不得配制和使用;已经配制的,由当地药品监督管理部门监督销毁或者处理。

四、医疗机构制剂配制质量管理规范

医疗机构制剂是医院临床用药的有益补充,也是医院药学服务的重要组成部分,相对于市售制剂,国家对医疗机构制剂在审批、配制、使用等各个环节的要求相对较低,尤其是在医疗机构制剂兴起的早期。近年来,医药工业发展迅速,对药品质量的要求越来越严格,药品生产企业的技术和设备持续升级,但医院制剂室发展相对滞后,同时由于制剂室自身的生产条件及对风险监控不足等因素,导致医疗机构制剂普遍存在较多风险。如制药用水品质不佳,微生物污染风险高;硬件设施落后,设备管理不规范;等等。

为加强医疗机构的制剂配制和质量管理,2001 年,国家药品监督管理部门参照《药品生产质量管理规范》的基本准则,制定了《医疗机构制剂配制质量管理规范(试行)》(GPP)。医院制剂应该存在,但要规范化、法治化。必须在达到 GPP 要求的前提下,进行制剂配制,以满足于临床,服务于临床。其发展方向从以下几方面考虑:

① 突出医院特色,满足临床需求。
② 适应医院需求,应对突发事件。
③ 利用技术优势,研发特色新药。
④ 减轻患者经济负担,增加社会效益。

医院制剂室按照 GPP 进行改造时,一定要避开几个误区:

① 不应盲目扩大生产。
② 按剂型进行分类,而不是按品种生产线分类。
③ 不可照搬药品生产企业一种剂型一条生产线的模式。
④ 对于部分只有一两个品种且用量不大的制剂可以放弃(除非是无市售产品),无须为该产品改造一条生产线。对于改造的生产线,应严格按照 GPP 的"4 个分开":一般区和洁净区分开;配制、分装与贴签、外包装分开;内服制剂与外用制剂分开;无菌制剂与其他制剂分开。

另外,中药前处理与配制室必须严格分开。参照药品生产企业的口服固体制剂"一头三尾"模式进行整合,按剂型分类设置生产线,提高辅助间的使用率,减小改造面积,尤其是洁净室的面积,从而降低改造资金的投入。各剂型合并生产线后,部分可以共用生产设备或分装等场所。各剂型在洁净度要求上有差异时,可采取相应措施来解决,如分装滴眼液时，可在超净台下进行，以达到滴眼液分装的洁净度要求。

五、医疗机构制剂现状及风险防控措施

随着 GPP、《医疗机构制剂配制监督管理办法》《医疗机构制剂注册管理办法》等法规出台，大批质量与管理不规范的医疗机构制剂室相继关闭，医疗机构制剂室进入规范整缩的阶段。近年来，国家施行《中医药法》，鼓励医疗机构配制和使用中药制剂，支持以中药制剂为基础研制中药新药，对应用传统工艺配制中药制剂实施备案管理。新修订的《药品管理法》简化了医院制剂审批程序，建立药物警戒制度，强化过程监督，加大违法处罚力度。

医疗机构制剂现存风险问题及相应风险防控措施如下。

（一）设施设备不完备

医疗机构制剂室多建于 20 世纪后期，多数面临建筑设计和工艺布局欠合理、设施设备陈旧、自动化程度低、检验设备不足等问题。

风险防控措施：结合 GPP 要求进行制剂室改造，更新陈旧老化的设备。设除尘、防潮、防昆虫等设施。保证洁净度、温湿度、照度、压差符合要求。定期校验制剂配制和检验的仪器、仪表、衡器、器具。制定设备管理制度、操作规程和清洗规程，并在显著位置设状态标识。建立设备档案，专人管理，及时做好设备使用和维保记录。

（二）物料管理不当

物料管理是保证制剂成品质量的基础。存在的问题：物料供应商的审计不全；物料、标签、标识、货位卡管理不规范，账物卡数量不符；制剂标签、说明书等管理不善；标签入库、验收、销毁记录缺乏；易制毒化学品、易燃易爆试剂未按要求贮存保管；等等。

风险防控措施：建立规范的物料购入、贮存、发放与使用全流程管理制度。原辅料、包装材料均应合法购入，符合药用标准，建立审计档案。完善物料贮存条件，其中麻醉药品、易燃易爆试剂等严格执行国家有关规定。及时申请物料质量检验，过期物料及时报废。物料使用及时记录，货卡相符。制剂标签、说明书、外包装等专柜存放，专人保管，入库、领、退、销毁均应登记在案，保证账物相符。

（三）配制管理不规范

配制管理是保证医疗机构制剂配制质量的关键过程。现存问题：批配制记录不规范，影响追溯制剂配制全过程；未定期对纯化水进行全检；清场工作不彻底；非洁净区和洁净区工序未严格分开；制剂工艺和生产流程的验证制度、验证文件和相关记录缺失；配制规程不全；等等。

风险防控措施：严格执行获批的处方工艺和质量标准，建立每个制剂品种的配制规程、标准操作规程。生产所用的原辅料和中间品均经检验合格方投入使用。及时、规范做好批制剂配制记录，并归档备查。加强清场管理，严格防止混淆事故发生。设备容器及时更换明显的状态标志。定期对生产工艺用水、注射用水和纯化水等按照《中国药典》（2020 年版）进行全检。

（四）质量管理不完善

质量管理是制剂配制管理与质量控制的基本要求。现存问题：医疗机构制剂质量管理组织的建立参差不齐；药检室技术力量薄弱，药检仪器不足；药用原辅料未批检；药检室标准液超期使用；滴定液管理不规范；制剂中间品等检验操作规程、留样制度、自检制度、危险化学品管理制度、检验原始记录、检验报告书等欠规范。

风险防控措施：建立以分管院领导为首的质量管理组织。提高药检技术力量。在药用原辅料全检方面，检测条件不足者，应积极委托当地药检所等检验。制定完善的药检工作制度、取样留样制度、仪器管理制度、标准液管理制度以及制剂成品、中间品、原辅料、包装材料、工艺用水检验制度等。存档完整的检验原始记录。经全检合格的制剂，发放规范的检验报告单，并由质量管理组织组长审查决定是否签发。每年组织全面自检，对年度内生产的制剂质量进行回顾性分析，并将每次检查发现的问题形成书面报告，落实整改。

（五）人员培训不到位

制剂从业人员承担着制剂研发、配制与质量管理、仓储保管等各环节任务，其能力素质直接决定工作质量，甚至会影响制剂的质量安全。要求素质过硬的制剂人才将来源于临床的经方、验方开发成医院制剂、新药，甚至申请发明专利，开展临床多中心研究等。因此，制剂从业人员的培训工作尤为重要，现存制剂室人员培训及考核工作常流于形式，存在培训不到位、不系统、不全面等缺陷问题。

风险防控措施：重视制剂从业人员的培训，切实建立年度培训计划与考核制度并予以实施，为制剂室提供合格的人才保障。培训内容应具有系统性与拓展性，包括法律法规、相关技术和业务培训。强化各岗位人员的法治意识和技术素养。部分岗位尤其是药检人员，可外送药检所等参加业务培训。鼓励制剂从业人员积极参加行业学术活动、继续教育培训，加强对外交流和学习，提高工作能力和业务水平。

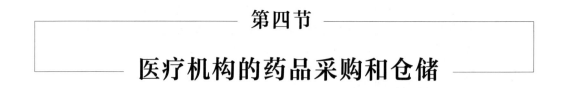

第四节
医疗机构的药品采购和仓储

一、医疗机构的药品采购

我国药品采购模式的发展可按照从分散到整合的逻辑大致分为：2000 年以前，以医疗机构分散采购为主；自 2000 年开始，以省（自治区、直辖市）为单位的药品集中招标采购成为主要模式，但"带量"要求的执行效果不佳；2018 年，国家医疗保障局成立，成为国家组织药品集中带量采购（以下简称国家药品带量集采）的里程碑事件，同年，"4+7"城市药品带量集采试点开始推行，并于 2019 年迅速扩容至全国 31 个省级行政区域。2021 年 1 月，国务院办公厅《关于推动药品集中带量采购工作常态化制度化开展的意见》发布，标志着我国药品带量集采由试点转为常态。截至 2021 年 7 月，我国已开展 5 批药品集中带量采购实践，中选药品价格平均降幅约 55.6%，每年节省医药费用超过 500 亿元。

医疗机构应当根据《国家基本药物目录》《处方管理办法》《中国国家处方集》、《药品经营质量管理规范》（原《药品采购供应质量管理规范》）等制订本机构《药品处方集》和《国家基本药物目录》（原《基本用药供应目录》），编制药品采购计划，按规定购入药品。

医疗机构应当制订本机构药品采购工作流程；建立健全药品成本核算和账务管理制度；严格执行药品购入检查、验收制度；不得购入和使用不符合规定的药品。

医疗机构临床使用的药品应当由药学部门统一采购供应。经药事管理与药物治疗学委员会（组）审核同意，核医学科可以购用、调剂本专业所需的放射性药品。其他科室或者部门不得从事药品的采购、调剂活动，不得在临床使用非药学部门采购供应的药品。

（一）建立并执行进货检查验收制度

《药品管理法》第七十条规定："医疗机构购进药品，应当建立并执行进货检查验收制度，验明药品合格证明和其他标识；不符合规定要求的，不得购进和使用[1]。"

对于购进、调进或退库的药品，由药库管理人员、采购人员进行严格检查验收。

进货检查验收制度通常包括以下方面内容：

① 确认药品供方具有法定资格（具备《药品生产许可证》或《药品经营许可证》、相应药品批准文号等）。

② 原料药和制剂产品必须要有批准文号和生产批号，应有产品合格证。

③ 药品包装的标签和所附说明书上，有生产企业的名称、地址，有药品的品名、规格、批准文号、产品批号、生产日期、有效期等；标签或说明书上还应有药品的成分、适应证或功能主治、用法、用量、禁忌、不良反应、注意事项以及贮藏条件等。

④ 中药材和中药饮片应有包装，并附有质量合格的标志。每件包装上，中药材标明品名、产地、供货单位；中药饮片标明品名、生产企业、生产日期等。实施批准文号管理的中药材和中药饮片，在包装上还应标明批准文号。

⑤ 特殊管理药品、外用药品包装的标签或说明书上有规定的标识和警示说明。

⑥ 处方药和非处方药按分类管理要求，标签、说明书上有相应的警示语或忠告语；非处方药的包装有国家规定的专有标识。

⑦ 进口药品，其包装的标签应以中文注明药品的名称、主要成分以及注册证号，并有中文说明书。进口药品应有符合规定的《进口药品注册证》和《进口药品检验报告书》复印件；进口预防性生物制品、血液制品应有《生物制品进口批件》复印件；进口药材应有《进口药材批件》复印件。以上批准文件复印件应加盖供货单位质量检验机构或质量管理机构原印章。

此外，《药品管理法实施条例》第二十六条规定："医疗机构购进药品，必须有真实、完整的药品购进记录。药品购进记录必须注明药品的通用名称、剂型、规格、批号、有效期、生产厂商、供货单位、购货数量、购进价格、购货日期以及国务院药品监督管理部门规定的其他内容[3]。"

《药品流通监督管理办法》明确规定："药品购进、销售记录必须保存至超过药品有效期 1 年，但不得少于 3 年。"

（二）采购的管理

1. 采购的品种限制

医疗机构应当按照经药品监督管理部门批准并公布的药品通用名称购进药品。同一通用名称药品的品种，注射剂型和口服剂型各不得超过 2 种，处方组成类同的复方制剂 1～2 种。因特殊诊疗需要使用其他剂型和剂量规格药品的情况除外。

2. 抗菌药物的采购管理

临床上不得使用非药学部门采购供应的抗菌药物。因特殊治疗需要，医疗机构需使用本机构抗菌药物供应目录以外抗菌药物的，可以启动临时采购程序。医疗机构应当严格控制临时采购抗菌药物品种和数量，同一通用名抗菌药物品种启动临时采购程序原则上每年不得超过 5 例次。如果超过 5 例次，应当讨论是否列入本机构抗菌药物供应目录。调整后的抗菌药物供应目录总品种数不得增加。

二、医疗机构的药品仓储

《药品管理法》第七十一条规定："医疗机构应当有与所使用药品相适应的场所、设备、仓储设施和卫生环境，制定和执行药品保管制度，采取必要的冷藏、防冻、防潮、防虫、防鼠等措施，保证药品质量[1]。"

医疗机构应当定期对库存药品进行养护与质量检查。药品库的仓储条件和管理应当符合药品采购供应质量管理规范的有关规定。化学药品、生物制品、中成药和中药饮片应当分别储存，分类定位存放。易燃、易爆、强腐蚀性等危险性药品应当另设仓库单独储存，并设置必要的安全设施，制订相关的工作制度和应急预案。麻醉药品、精神药品、医疗用毒性药品、放射性药品等特殊管理的药品，应当按照有关法律、法规、规章的相关规定进行管理和监督使用。医疗机构中药饮片的管理，按照《医院中药饮片管理规范》执行。

药学专业技术人员应当严格按照《药品管理法》《处方管理办法》、药品调剂质量管理规范等法律、法规、规章制度和技术操作规程，认真审核处方或者用药医嘱，经适宜性审核后调剂配发药品。发出药品时应当告知患者用法用量和注意事项，指导患者合理用药。为保障患者用药安全，除药品质量原因外，药品一经发出，不得退换。

医疗机构门急诊药品调剂室应当实行大窗口或者柜台式发药。住院（病房）药品调剂室对注射剂按日剂量配发，对口服制剂药品实行单剂量调剂配发。肠外营养液、危害药品静脉用药应当实行集中调配供应。

医疗机构根据临床需要建立静脉用药调配中心（室），实行集中调配供应。静脉用药调配中心（室）应当符合静脉用药集中调配质量管理规范，由所在地设区的市级以上卫生行政部门组织技术审核、验收，合格后方可集中调配静脉用药。在静脉用药调配中心（室）以外调配静脉用药，参照静脉用药集中调配质量管理规范执行。医疗机构建立的静脉用药调配中心（室）应当报省级卫生行政部门备案。

参考文献

［1］第十三届全国人民代表大会常务委员会．中华人民共和国药品管理法．（2019-08-26）［2024-1-25］．https://
www.nmpa.gov.cn/xxgk/fgwj/flxzhfg/20190827083801685.html.

［2］卫生部，国家中医药管理局，总后勤部卫生部．医疗机构药事管理规定．（2011-1-30）．［2024-1-25］．https://
www.gov.cn/zwgk/2011-03/30/content_1834424.htm.

［3］国务院．中华人民共和国药品管理法实施条例．（2019-3-2）［2024-1-25］．https://www.gov.cn/gongbao/content/
2019/content_5468873.htm.

第八章
其他重要法律制度

第一节

药品分类管理制度

为了更加安全、高效和便捷地使用药品，国家根据药品的安全性、有效性、品种、规格剂量、适应证及给药途径等的不同，将药品分为处方药和非处方药进行管理，其核心是加强处方药的管理，规范非处方药的管理，减少不合理用药的发生，切实保证人们用药的安全有效。

自2000年以来，我国便开始严格实行处方药与非处方药分类管理制度。处方药是指凭执业医师或执业助理医师处方才可调配、购买和使用的药物；非处方药是指由国务院药品监督管理部门公布的，不需要凭执业医师或执业助理医师处方即可自行判断、购买和使用的药物。药师在调配处方药前，要对处方进行审核，根据《处方管理办法》，对不规范、不适宜的处方请医师修改，并在修改处签字盖章，药师不得更改处方内容。随着这一制度的出台与完善，人们的用药安全得到了保障。

经营处方药、甲类非处方药的零售企业必须持有《药品经营企业许可证》。经省级药品监督管理部门或其授权的药品监督管理部门批准的其他商业企业可以零售乙类非处方药。处方药与非处方药应分区存放，内服药与外用药分柜存放，处方药不得采用开架自选的陈列方式。在药物生产包装过程中，非处方药的包装必须印有国家指定的非处方药专有标识，必须符合质量要求，方便储存、运输和使用。每个销售基本单元包装必须附有标签和说明书。

分类管理规范了处方药广告。为保证药品的合理使用，国家药品监督管理部门加强了对药品广告的监管，特别对处方药在大众媒体上发布广告进行了规范。由于限制处方药广告的发布，大众媒体处方药广告过滥、误导消费者的现象发生了转变，这促进了药品的管理和合理使用。通过开展药品分类管理的活动，社会各界对药品分类管理工作的认识和理解得到了加强，公众的安全用药知识水平明显提高，用药习惯有了改变，为全面实施药品分类管理营造了良好的社会环境。

药品分类管理在我国是一项开创性工作，尚处于探索起步阶段，具有关联面大、情况复杂等特点。同时，我国人口众多，文化素质差异很大，社会和经济不断发展与地区差异不断扩大并存；改革的不断强化与改革不配套相互制约发展的矛盾比较突出；现行的市场销售和人民群众的购药习惯已形成了固定模式。这些情况，客观上将会给药品分类管理的整体推进和实施带来许多制约影响。因此，在制定法规和实施规划时，一定要充分考虑我国国情，结合社会经济发展的实际和客观规律，实事求是地稳步推进，为创建具有中国特色的药品分类管理制度而不断探索。

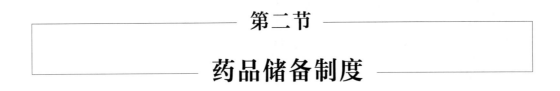

第二节

药品储备制度

在药品的储存环节实行药品质量管理。储存条件应符合国家药品监督管理局的有关要求，按《中国药典》、局（部）颁标准执行。

一、药品储存制度的主要内容

1．所有药品应储存在适当的地方。场所明亮、整洁、无环境污染源并有相应的消防、安全措施，远离汽车库、油库；用电设备符合安全用电要求；所有药品不得直接放在地面，瓶装药品不允许倒放。

2．根据药品性质选择储存容器，储存药品的容器须符合《中国药典》或局（部）颁标准。

3．需避光药品应有避光设施，如放在避光包装容器内保存。

4．需特殊保管的药品须具有配备安全功能的专用保管设施（如保险柜、专柜带锁）和相应保管制度。

5．麻醉药品、精神药品、医疗用毒性药品、放射性药品按相关规定进行存放。

6．药房急救药品应按药品储存要求存放，并放置于安全易取的地方。药房应设有急救药品数量最低警戒线，药房负责人定时清点药品数量并及时补充，以保证急救药品供应。

7．需冷藏的药品，用冰箱、冷柜、冷库分类储存，严格控制温度。

8．内服或外用药品分开存放。

9．库存药品，按失效期远近顺序依次存放，以保证药品先进先出，近效期先出。

10．药品储存应摆放整齐、有序，易于取用，药品标签应与药品一一对应，包装相似、通用名相同的药品应分开存放或有警示标志。

11．药品储存区要有检测和调节温度、湿度的设施。

12．注意防盗，安装监视器、报警装置、防盗门等；定期清点，预防丢失药品，如果发现账物不符，应追查原因，并做记录。

13．对存在下列情况的药品，及时撤架，退回药库，直到销毁或返回给供应商，并作书面记录：①过期；②变质；③被污染；④标签丢失或模糊不清；⑤退货；⑥破损。

14．药品只能由相关的医务人员、药学人员保存和使用。未经许可，任何人不得动用药品。人为因素造成的药品损失，由相关人员按制度规定承担赔偿责任。

15．药物储存条件名词的说明（药库、药房、病区的药品储存必须符合药品的储存要求）：

① 避光。用不透光的容器包装，如棕色容器或黑纸包裹的无色透明、半透明容器。口服药原则上不拆包装，如必须分包装，则应保证药品处于避光安全状态下；注射剂包装临用临拆。

② 密闭。容器密闭，以防止尘土及异物进入。

③ 密封。容器密封，以防止风化、吸潮、挥发或异物进入。

④ 熔封或严封。容器熔封或用适宜的材料严封，以防止空气与水分的侵入并防止污染。

⑤ 阴凉处。不超过20℃。

⑥ 凉暗处。避光，不超过20℃。

⑦ 冷处。2～10℃。

⑧ 冰箱冷藏温度限度规定。冷藏室温度控制在 2～8℃，冷冻室-24～-18℃，不同品牌的冰箱可能温度设置略有不同。

⑨ 药库、药房和病区必须为储存药品准备阴凉库，或与之匹配相应的空调和冷柜，以保证储存空间温度符合药品说明书要求；病房领进的药品，必须严格按说明书要求存放。

⑩ 冷柜、冷藏库温度每天记录；冷柜清洁有记录。护理单元配制好的注射剂、输液等应有清楚的标签，包括患者姓名、床位号、药品名称、配制时间（精确到分钟）、失效时间和警示标志。

16．特殊管理药品的储存

（1）所有麻醉药品和第一类精神药品的储存，严格按照"五专"管理：专人负责、专柜加锁、专用账册、专册登记、专用处方。

① 麻醉药品和第一类精神药品的储存应双人双锁，由专人保管钥匙，并在交接班时把钥匙亲自交给下一班指定人员。

② 每班由专人负责麻醉药品的清点工作，在登记本上记录清点的日期、时间，并签名，下一班做好交接工作。

③ 交班时发现麻醉药品和精神药品数量不符，所有相关员工均不能离开，直到找到或告知本部门负责人或药剂科主任，并填写意外事件报告表，上报医务科。

④ 发生钥匙丢失时，应立即报告本部门负责人，部门负责人视具体情况进行换锁；对于发生两次以上（包括两次）钥匙丢失的员工进行必要的处罚。

（2）放射性药品的储存

放射性核素容器必须有鲜明标签，标明核素名称、活度及日期。操作产生放射性气体或气溶胶的核素时，必须在通风橱内。

① 放射性核素到货后应及时登记（出厂日期、批号、比活度、总活度、生产厂商、到货日期）。

② 放射性核素由专人负责妥善保管（有的须冷藏），以防丢失及变质。

③ 使用（使用量、剩余量）及注销应有记录。

④ 长半衰期核素由两人负责保管，做到双人双锁、账物相符、定期检查、做好记录，以防丢失。

（3）毒性药品须按规定储存

按说明书要求常温、冷冻存放，双人双锁专柜并有明显标记，专账登记，逐次消耗，账物相符。定期清点，钥匙与账物由专人保管。

（4）其他药品的储存

临床试验用药品的储存要按照该药品的储存要求，放置在专用于临床试验的药物柜子中并上锁，由专人负责保管钥匙。试验用药品由专人负责保管，其他人员一概不得接触或处理。

特殊情况下（如流行疾病暴发期、洪水、地震等灾害）获得的赠送药品，按照药品储存要求存放于药房，计数管理。

对于一品多规、品名相似、包装相似、成分相同但厂家不同的类似药品，在储存中应有提示性警示标签，以防取药时被混淆而导致取错药物。

二、药品储备制度的主要内容

（一）中央与地方两级医药储备制度

自 1997 年起，在中央统一政策、统一规划、统一组织实施的原则下，改革 20 世纪 70 年代初建立的国家医药储备制度，即由中央一级储备变为中央与地方两级医药储备制度，实行动态储备、有偿调用的体制。中央主要负责储备重大灾情、疫情及重大突发事故和战略储备所需的特种、专项药品及医疗器械。地方主要负责储备地区性或一般灾情、疫情及突发事故和地方常见病、多发病防治所需的药品和医疗器械。

（二）政府储备和企业储备措施

国家医药储备包括政府储备和企业储备。

政府储备由中央与地方（省、自治区、直辖市）两级医药储备组成，实行分级负责的管理体制。工业和信息化部是国家医药储备主管部门，主要负责制定中央医药储备计划、选择储备单位、开展调用供应、管理国家医药储备资金、监督检查以及指导地方医药储备管理等工作。

企业储备是医药企业依据法律法规明确的社会责任，结合医药产品生产经营状况建立的企业库存，由医药企业根据生产经营和市场运行的周期变化，保持医药产品的合理商业库存，并在应急状态下积极释放供应市场。

（三）应急措施

国内发生重大灾情、疫情及其他突发事件时，国务院规定的部门可以紧急调用企业药品。当国内发生重大灾情、疫情及其他突发事件时，由于不可预见或不可抗力，国家和药品生产经营企业及全社会都有责任及时有效保证灾区的救灾防疫和疾病治疗所需的药品供应。为了在发生突发事件时有序地组织救灾防疫工作，国务院规定的部门可以紧急调用有关的药品生产、经营企业的药品，企业不得以任何方式拒绝调用。具体实施办法由国务院和国务院规定的部门作出具体规定。

三、药品储备制度的制定及意义

为保证灾情、疫情及突发事故发生后对药品和医疗器械的紧急需要得到满足，人民身体健康得到维护，早在 20 世纪 70 年代初，国家就建立了中央一级储备、静态管理（指品种和规模）的国家药品储备制度。多年来，国家医药储备在满足灾情、疫情及突发事故对药品和医疗器械的紧急需要方面，发挥了重要作用。但由于种种原因，此后的国家医药储备数量开始减少、救急水平有所下降，该体制已很难适应保证灾情、疫情及突发事故等的紧急需要。

1997 年初，《中共中央、国务院关于卫生改革与发展的决定》中指出，要建立并完善中央与地方两级医药储备制度。1997 年 7 月，国务院发布的《关于改革和加强医药储备管理工作的通知》（国发〔1997〕23 号）更好地适应了社会主义市场经济的发展需要，提高了国家医药储备能力和管理工作水平，保证了灾情、疫情及突发事故发生后所需药品和医疗器械的及时、有效供应。

2019 年发布的《药品管理法》第九十二条规定：国家实行药品储备制度。国内发生重大灾情、疫情及其他突发事件时，依照《突发事件应对法》的规定，可以紧急调用企业药品。药品储备管理工作是关系到人民生命健康、社会稳定的重要工作。建立药品储备制度有利于维护人民身体健康和安全。《药品管理法》是以法律的形式，把药品储备制度作为一项法定制度确定下来。

药品储备制度的意义深远而重大。我国是一个自然灾害频繁的国家，洪灾、震灾多次发生，同时，针对"非典""禽流感""新冠疫情"等的防疫任务重。突发事件具有偶然暴发的特征，临时加赶药品以救急并不现实，因此必须防患于未然。应急药品是应急体系建立的物质基础，药品储备制度使政府能在紧急情况下做到有效应对。另外，药品是有效期的产品，如果要求每个医院都做到"小而全"的储备，无疑将造成全国性医药资源的巨大浪费。因此，建立中央与地方两级医药储备制度，能更有利于药品在更大区域范围内的动态储备，不仅减少浪费，提升了灵活性，更有利于资源的合理利用。也只有这样，才能做到全面安排、统筹兼顾、政令通畅和反应敏捷[1]。

突发公共卫生事件初期往往以应急医疗救治为主，急救药材消耗量大；中期以伤员快速后送、常见病诊治、心理治疗为主，常规药材消耗量大；后期则以卫生防疫工作为主，针对相对易发流行病的药品消耗量大。相关医疗卫生部门要科学分析、积极谋划、充分准备，根据不同阶段的特点做出相应的应对措施，提高突发公共卫生事件的应对能力[2]。

第三节

药品不良反应报告和监测管理制度

一、药品不良反应报告和监测管理制度的发展历程

磺胺酏剂、反应停等药害事件震惊全球，全面促进了旨在提升药品质量监管的一系

列法律法规的诞生。1963 年世界卫生组织建议在全世界范围内建立药品不良反应监测报告制度，1968 年成立了国际药品监测合作中心，其主要目的是收集世界各国的药品不良反应报告，发挥信息中心的作用。

我国较早地开展了药品不良反应监测工作。卫生部于 1986 年在北京、上海的 10 所医院开展了药物不良反应监测试点工作，1989 年 9 月进一步扩大了试点单位。为了加强该项工作的组织领导、技术复核和情报资料的汇总交流，1989 年 11 月，卫生部成立了药品不良反应监测中心，之后在一些省（自治区、直辖市）进行推广，建立了一些地区性的监测中心。1998 年我国加入了 WHO 国际药品监测合作中心，并开始共享药品不良反应监测的信息。目前，我国已经初步建立了药品不良反应监测体系；国家药品监督管理局设立了国家药品不良反应监测中心和专家咨询委员会，国家卫生健康委员会也设立了相应的机构；截至 2020 年底，全国 31 个省（自治区、直辖市）及新疆生产建设兵团均设立了药品不良反应监测中心[3]。有的省还设立了地市级药品不良反应监测中心[3]。

同时，为了更科学地指导合理用药，保障上市药品的安全有效，我国也在不断完善与药品不良反应相关的立法工作，如国家药品监督管理局和卫生部在 1999 年 11 月联合发布了《药品不良反应监测管理办法（试行）》，将药品不良反应监测工作列为药品生产、经营、使用单位和监督管理部门的法定义务，并进入了实质性操作阶段。

2001 年颁布的《药品管理法》第七十一条规定，我国实行药品不良反应报告制度。要求药品生产企业、药品经营企业和医疗机构必须经常考察本单位所生产、经营、使用的药品质量、疗效和反应。发现可能与用药有关的严重不良反应，必须及时向当地省、自治区、直辖市人民政府药品监督管理部门和卫生行政部门报告。2004 年，在修改 1999 年颁布的《药品不良反应监测管理办法（试行）》的基础上制定了《药品不良反应报告和监测管理办法》。

二、药品不良反应报告和监测管理制度的意义

世界卫生组织公布的资料显示，全世界 1/2 死亡病例的死因不是疾病本身，而是不合理用药。因此，药品不良反应监测是药品质量监督管理的一项重要工作，直接关系到人民群众用药的安全有效。它加强了对上市药品的安全监管，有利于指导更为科学的合理用药，能更好地保障人民用药安全。

开展药品不良反应报告和监测管理工作还为评价、整顿、淘汰药品提供了服务和依据，在促进临床合理用药的同时，指导了新药研发的方向和思路，有利于国际药品信息的交流，有利于提高药物治疗水平和医疗服务质量。

三、药品不良反应报告和监测管理制度的主要内容

（一）药品不良反应的概念

世界卫生组织对药物不良反应（ADR）的定义是：一种有害的和非预期的反应，这种反应是在人类预防、诊断或治疗疾病，或为了改变生理功能而正常使用药物剂量时发

生的[4]。《药品不良反应报告和监测管理办法》（卫生部令第 81 号）中指出：药品不良反应，是指合格药品在正常用法用量下出现的与用药目的无关的有害反应[1]。

《药品管理法》所称药品不良反应主要指在正常用法用量下出现的，与用药目的无关的或意外的有害反应。此外，可疑不良反应是指怀疑而未确定的不良反应；新的药品不良反应是指药品说明书中未载明的不良反应；药品严重不良反应是指因服用药品引起以下损害情形之一的反应：引起死亡，致癌、致畸、致出生缺陷，对生命有危险并能够导致人体永久的或显著的伤残，对器官功能产生永久损伤，导致住院或住院时间延长。

（二）药品不良反应的分类

世界卫生组织将药品不良反应分为 A、B、C 三种类型。

A 型不良反应是药品的药理作用增强所致，常与剂量有关，多数可预测，发生率较高而死亡率较低，通常包括副作用、毒性反应、过度作用、继发反应、首剂效应、后遗效应、停药综合征。

B 型不良反应与药物固有的正常药理作用无关，与用药剂量无关，难以预测，常规的毒理学筛查不能发现，发生率较低，但危险性大，死亡率较高。通常包括特异质反应、变态反应。

C 型不良反应发病机制尚不清楚，多发生在长期用药后，潜伏期长，没有清晰的时间联系，难以预测[5]。

我国相关法律规定，药品不良反应有：对人体有害的副作用；毒性反应（包括中枢神经系统反应、造血系统反应、肝肾损害、心血管系统反应）；过敏反应；其他不良反应。

（三）药品不良反应监测范围

世界卫生组织监测中心要求医务人员和药品生产与供应人员报告药品不良反应监测的范围主要为：未知的、严重的、罕见的、异乎寻常的、不可预测的药品不良反应。属于已知不良反应的，如果其程度和频率有较大改变且医生认为值得报告的应该上报。对于新药，则要求全面报告，不论该反应是否已在说明书中有注明[6]。

我国药品不良反应的报告范围是：新药监测期内的国产药品应当报告该药品的所有不良反应；其他国产药品，报告新的和严重的不良反应。

（四）法定报告主体

药品不良反应报告制度的法定报告主体是药品生产企业、经营企业和医疗机构，报告药品不良反应是上述单位的法定义务。因此，这些单位应当设置机构或配备专业人员，经常性地考察药品的质量、疗效和反应，将药品不良反应报告制度作为本单位的一项常规性工作，按照法定程序和要求执行。

（五）监督主体

药品不良反应报告制度的监督主体是国务院和省、自治区、直辖市人民政府药品监督管理部门、卫生行政部门及其药品不良反应监测中心。

国家药品监督管理局主管全国药品不良反应监测工作，省、自治区、直辖市人民政府药品监督管理部门主管本行政区域内的药品不良反应监测工作，各级卫生主管部门负责医疗机构中与实施药品不良反应报告制度有关的管理工作。

国家药品监督管理局委托国家药品不良反应监测专业机构（该机构设在国家药品监督管理局药品评价中心）承担全国药品不良反应监测技术工作。

（六）报告与处置

1. 基本要求

① 药品生产、经营企业和医疗机构获知或者发现可能与用药有关的不良反应，应当通过国家药品不良反应监测信息网络报告；不具备在线报告条件的，应当通过纸质报表报所在地药品不良反应监测机构，由所在地药品不良反应监测机构代为在线报告。

报告内容应当真实、完整、准确。

② 各级药品不良反应监测机构应当对本行政区域内的药品不良反应报告和监测资料进行评价和管理。

③ 药品生产、经营企业和医疗机构应当配合药品监督管理部门、卫生行政部门和药品不良反应监测机构对药品不良反应或者群体不良事件的调查，并提供调查所需的资料。

④ 药品生产、经营企业和医疗机构应当建立并保存药品不良反应报告和监测档案。

2. 个例药品不良反应

① 药品生产、经营企业和医疗机构应当主动收集药品不良反应，获知或者发现药品不良反应后应当详细记录、分析和处理，填写《药品不良反应/事件报告表》并报告。

② 新药监测期内的国产药品应当报告该药品的所有不良反应；其他国产药品，报告新的和严重的不良反应。

进口药品自首次获准进口之日起 5 年内，报告该进口药品的所有不良反应；满 5 年的，报告新的和严重的不良反应。

③ 药品生产、经营企业和医疗机构发现或者获知新的、严重的药品不良反应应当在 15 日内报告，其中死亡病例须立即报告；其他药品不良反应应当在 30 日内报告。有随访信息的，应当及时报告。

④ 药品生产企业应当对获知的死亡病例进行调查，详细了解死亡病例的基本信息、药品使用情况、不良反应发生及诊治情况等，并在 15 日内完成调查报告，报药品生产企业所在地的省级药品不良反应监测机构。

⑤ 个人发现新的或者严重的药品不良反应，可以向经治医师报告，也可以向药品生产、经营企业或者当地的药品不良反应监测机构报告，必要时提供相关的病历资料。

⑥ 设区的市级、县级药品不良反应监测机构应当对收到的药品不良反应报告的真实性、完整性和准确性进行审核。严重药品不良反应报告的审核和评价应当自收到报告之日起 3 个工作日内完成，其他报告的审核和评价应当在 15 个工作日内完成。

设区的市级、县级药品不良反应监测机构应当对死亡病例进行调查，详细了解死亡病例的基本信息、药品使用情况、不良反应发生及诊治情况等，自收到报告之日起 15 个工作日内完成调查报告，报同级药品监督管理部门和卫生行政部门，以及上一级药品不良反应监测机构。

⑦ 省级药品不良反应监测机构应当在收到下一级药品不良反应监测机构提交的严

重药品不良反应评价意见之日起 7 个工作日内完成评价工作。

对死亡病例，事件发生地和药品生产企业所在地的省级药品不良反应监测机构均应当及时根据调查报告进行分析、评价，必要时进行现场调查，并将评价结果报省级药品监督管理部门和卫生行政部门，以及国家药品不良反应监测中心。

⑧ 国家药品不良反应监测中心应当及时对死亡病例进行分析、评价，并将评价结果报国家药品监督管理局和国家卫生健康委员会。

3. 药品群体不良事件

① 药品生产、经营企业和医疗机构获知或者发现药品群体不良事件后，应当立即通过电话或者传真等方式报所在地的县级药品监督管理部门、卫生行政部门和药品不良反应监测机构，必要时可以越级报告；同时填写《药品群体不良事件基本信息表》，对每一病例还应当及时填写《药品不良反应/事件报告表》，通过国家药品不良反应监测信息网络报告。

② 设区的市级、县级药品监督管理部门获知药品群体不良事件后，应当立即与同级卫生行政部门联合组织开展现场调查，并及时将调查结果逐级报至省级药品监督管理部门和卫生行政部门。

省级药品监督管理部门与同级卫生行政部门联合对设区的市级、县级的调查进行督促、指导，对药品群体不良事件进行分析、评价，对本行政区域内发生的影响较大的药品群体不良事件，还应当组织现场调查，评价和调查结果应当及时报国家药品监督管理局和国家卫生健康委员会。

对全国范围内影响较大并造成严重后果的药品群体不良事件，国家药品监督管理局应当与国家卫生健康委员会联合开展相关调查工作。

③ 药品生产企业获知药品群体不良事件后应当立即开展调查，详细了解药品群体不良事件的发生、药品使用、患者诊治以及药品生产、储存、流通、既往类似不良事件等情况，在 7 日内完成调查报告，报所在地省级药品监督管理部门和药品不良反应监测机构；同时迅速开展自查，分析事件发生的原因，必要时应当暂停生产、销售、使用和召回相关药品，并报所在地省级药品监督管理部门。

④ 药品经营企业发现药品群体不良事件应当立即告知药品生产企业，同时迅速开展自查，必要时应当暂停药品的销售，并协助药品生产企业采取相关控制措施。

⑤ 医疗机构发现药品群体不良事件后应当积极救治患者，迅速开展临床调查，分析事件发生的原因，必要时可采取暂停药品的使用等紧急措施。

⑥ 药品监督管理部门可以采取暂停生产、销售、使用或者召回药品等控制措施。卫生行政部门应当采取措施积极组织救治患者。

4. 境外发生的严重药品不良反应

① 进口药品和国产药品在境外发生的严重药品不良反应（包括自发报告系统收集的、上市后临床研究发现的、文献报道的），药品生产企业应当填写《境外发生的药品不良反应/事件报告表》，自获知之日起 30 日内报送国家药品不良反应监测中心。国家药品不良反应监测中心要求提供原始报表及相关信息的，药品生产企业应当在 5 日内提交。

② 国家药品不良反应监测中心应当对收到的药品不良反应报告进行分析、评价，每半年向国家药品监督管理局和国家卫生健康委员会报告，发现提示药品可能存在安全隐患的信息应当及时报告。

③ 进口药品和国产药品在境外因药品不良反应被暂停销售、使用或者撤市的，药品生产企业应当在获知后 24 小时内书面报国家药品监督管理局和国家药品不良反应监测中心。

5. 定期安全性更新报告

① 药品生产企业应当对本企业生产药品的不良反应报告和监测资料进行定期汇总分析，汇总国内外安全性信息，进行风险和效益评估，撰写定期安全性更新报告。定期安全性更新报告的撰写规范由国家药品不良反应监测中心负责制定。

② 设立新药监测期的国产药品，应当自取得批准证明文件之日起每满 1 年提交一次定期安全性更新报告，直至首次再注册，之后每 5 年报告一次；其他国产药品，每 5 年报告一次。

首次进口的药品，自取得进口药品批准证明文件之日起每满一年提交一次定期安全性更新报告，直至首次再注册，之后每 5 年报告一次。

定期安全性更新报告的汇总时间以取得药品批准证明文件的日期为起点计，上报日期应当在汇总数据截止日期后 60 日内。

③ 国产药品的定期安全性更新报告向药品生产企业所在地省级药品不良反应监测机构提交。进口药品（包括进口分包装药品）的定期安全性更新报告向国家药品不良反应监测中心提交。

④ 省级药品不良反应监测机构应当对收到的定期安全性更新报告进行汇总、分析和评价，于每年 4 月 1 日前将上一年度定期安全性更新报告统计情况和分析评价结果报省级药品监督管理部门和国家药品不良反应监测中心。

⑤ 国家药品不良反应监测中心应当对收到的定期安全性更新报告进行汇总、分析和评价，于每年 7 月 1 日前将上一年度国产药品和进口药品的定期安全性更新报告统计情况和分析评价结果报国家药品监督管理局和国家卫生健康委员会。

6. 药品重点监测

① 药品生产企业应当经常考察本企业生产药品的安全性，对新药监测期内的药品和首次进口 5 年内的药品，应当开展重点监测，并按要求对监测数据进行汇总、分析、评价和报告；对本企业生产的其他药品，应当根据安全性情况主动开展重点监测。

② 省级以上药品监督管理部门根据药品临床使用和不良反应监测情况，可以要求药品生产企业对特定药品进行重点监测；必要时，也可以直接组织药品不良反应监测机构、医疗机构和科研单位开展药品重点监测。

③ 省级以上药品不良反应监测机构负责对药品生产企业开展的重点监测进行监督、检查，并对监测报告进行技术评价。

④ 省级以上药品监督管理部门可以联合同级卫生行政部门指定医疗机构作为监测点，承担药品重点监测工作。

7. 评价与控制

① 药品生产企业应当对收集到的药品不良反应报告和监测资料进行分析、评价，并主动开展药品安全性研究。

药品生产企业对已确认发生严重不良反应的药品，应当通过各种有效途径将药品不良反应、合理用药信息及时告知医务人员、患者和公众；采取修改标签和说明书，暂停生产、销售、使用和召回等措施，减少和防止药品不良反应的重复发生。对不良反应大的药品，应当主动申请注销其批准证明文件。

药品生产企业应当将药品安全性信息及采取的措施报所在地省级药品监督管理部门和国家药品监督管理局。

② 药品经营企业和医疗机构应当对收集到的药品不良反应报告和监测资料进行分析和评价，并采取有效措施减少和防止药品不良反应的重复发生。

③ 省级药品不良反应监测机构应当每季度对收到的药品不良反应报告进行综合分析，提取需要关注的安全性信息，并进行评价，提出风险管理建议，及时报省级药品监督管理部门、卫生行政部门和国家药品不良反应监测中心。

省级药品监督管理部门根据分析评价结果，可以采取暂停生产、销售、使用和召回药品等措施，并监督检查，同时将采取的措施通报同级卫生行政部门。

④ 国家药品不良反应监测中心应当每季度对收到的严重药品不良反应报告进行综合分析，提取需要关注的安全性信息，并进行评价，提出风险管理建议，及时报国家药品监督管理局和国家卫生健康委员会。

⑤ 国家药品监督管理局根据药品分析评价结果，可以要求企业开展药品安全性、有效性相关研究。必要时，应当采取责令修改药品说明书，暂停生产、销售、使用和召回药品等措施，对不良反应大的药品，应当撤销药品批准证明文件，并将有关措施及时通报国家卫生健康委员会。

⑥ 省级以上药品不良反应监测机构根据分析评价工作需要，可以要求药品生产、经营企业和医疗机构提供相关资料，相关单位应当积极配合。

8. 信息管理

① 各级药品不良反应监测机构应当对收到的药品不良反应报告和监测资料进行统计和分析，并以适当形式反馈。

② 国家药品不良反应监测中心应当根据对药品不良反应报告和监测资料的综合分析和评价结果，及时发布药品不良反应警示信息。

③ 省级以上药品监督管理部门应当定期发布药品不良反应报告和监测情况。

④ 下列信息由国家药品监督管理局和国家卫生健康委员会统一发布：

a．影响较大并造成严重后果的药品群体不良事件；

b．其他重要的药品不良反应信息和认为需要统一发布的信息。

前款规定统一发布的信息，国家药品监督管理局和国家卫生健康委员会也可以授权省级药品监督管理部门和卫生行政部门发布。

⑤ 在药品不良反应报告和监测过程中获取的商业秘密、个人隐私、患者和报告者信息应当予以保密。

⑥ 鼓励医疗机构、药品生产企业、药品经营企业之间共享药品不良反应信息。

⑦ 药品不良反应报告的内容和统计资料是加强药品监督管理、指导合理用药的依据。

（七）法律责任

① 药品生产企业有下列情形之一的，由所在地药品监督管理部门给予警告，责令限期改正，可以并处五千元以上三万元以下的罚款：

a．未按照规定建立药品不良反应报告和监测管理制度，或者无专门机构、专职人员负责本单位药品不良反应报告和监测工作的；

b．未建立和保存药品不良反应监测档案的；

c．未按照要求开展药品不良反应或者群体不良事件报告、调查、评价和处理的；

d．未按照要求提交定期安全性更新报告的；

e．未按照要求开展重点监测的；

f．不配合严重药品不良反应或者群体不良事件相关调查工作的；

g．其他违反本办法规定的。

药品生产企业有前款规定第 d 项、第 e 项情形之一的，按照《药品注册管理办法》的规定对相应药品不予再注册。

② 药品经营企业有下列情形之一的，由所在地药品监督管理部门给予警告，责令限期改正；逾期不改的，处三万元以下的罚款：

a．无专职或者兼职人员负责本单位药品不良反应监测工作的；

b．未按照要求开展药品不良反应或者群体不良事件报告、调查、评价和处理的；

c．不配合严重药品不良反应或者群体不良事件相关调查工作的。

③ 医疗机构有下列情形之一的，由所在地卫生行政部门给予警告，责令限期改正；逾期不改的，处三万元以下的罚款。情节严重并造成严重后果的，由所在地卫生行政部门对相关责任人给予行政处分：

a．无专职或者兼职人员负责本单位药品不良反应监测工作的；

b．未按照要求开展药品不良反应或者群体不良事件报告、调查、评价和处理的；

c．不配合严重药品不良反应和群体不良事件相关调查工作的。

药品监督管理部门发现医疗机构有前款规定行为之一的，应当移交同级卫生行政部门处理。

卫生行政部门对医疗机构作出行政处罚决定的，应当及时通报同级药品监督管理部门。

④ 各级药品监督管理部门、卫生行政部门和药品不良反应监测机构及其有关工作人员在药品不良反应报告和监测管理工作中违反《药品不良反应报告和监测管理办法》，造成严重后果的，依照有关规定给予行政处分。

⑤ 药品生产、经营企业和医疗机构违反相关规定，给药品使用者造成损害的，依法承担赔偿责任。

第四节

药品质量公告制度

一、药品质量公告的含义及发展

药品质量公告是国家每年对市场所流通药品进行抽检计划，任务分配到各省级药检所完成，抽检的结果即药品质量公告。

药品质量公告制度在中国已经实行 30 多年了。早在 1986 年，卫生部为提高药品抽检结果对药品生产经营使用单位的约束力，开始实行药品质量公告制度，2001 年正式写入《药品管理法》，成为药品监管部门的法定职责，延续至今。实施药品质量公告制度是为了既能让社会及时了解药品质量状况，又不致因药品质量抽验过频或者过少而影响药品监督管理部门对药品质量的正常监督工作。因此必须合理制定药品质量抽验方案，合理选择公告主体和时间。药品质量公告是基于药品抽检结果向全社会主动公开药品质量状况的一种药品监管措施，通过信息公开的形式保障公众对药品监管和用药安全现状的知情权和监督权的同时，震慑制售假劣药品的违法违规行为，促进药品质量提升，不断开创药品质量安全新局面。

二、我国药品质量公告制度的特点

我国药品质量公告制度具有充分上位法依据和严厉的制裁性，在实践中应充分保障被公告单位的知情权和复验权、申诉权以及公众对药品质量的知情权。为此，药品质量公告应重点关注不合格报告书的签收、药品生产企业的确认、被公告单位的复验和申诉以及公告的及时性和完整性。有关部门在重点落实上述要点的基础上进一步建立并执行标准操作规程，杜绝侥幸心理，重视上游管理、舆情监测和大数据利用，更好地保证药品质量公告发挥作用。

三、药品质量公告应满足的要求

由于社会各界对药品安全保持较高的关注度和敏感度，药品质量公告直接关系到公众的用药安全、被公告单位的切身利益以及药品监管部门的形象，在不合格药品已进行风险控制措施的前提下，药品质量公告至少应满足以下 3 个方面的要求，即充分保障被公告单位的知情权、充分保障被公告单位的合法权益和充分保障公众对药品质量的知情权。

四、药品质量公告制度的意义

① 药品质量公告是一个信息平台，它的发布建立在科学严谨的工作基础之上。它有助于获得更多关于药品质量的有益信息，是药品稽查不可缺少的宝贵资料；可以帮助企业找问题，查症结，保证药品质量，督促药品生产企业提高产品质量，确保药品符合质量标准规定。

② 可以有效地打击违法生产、经营、使用单位的违法行为，规范他们的生产、经营、使用行为。促进药品经营、使用单位在药品购进、质量验收、在库保养等环节的制度建设及企业诚信建设，并明确了药品监管部门日常监管的重点（包括重点地区、重点企业、重点品种和重点环节）。

③ 对可疑品种、重点企业、重点品种进行抽样，既具有靶向性，有利于药品生产企业不断改进生产工艺，提高技术水平，又可以节约有限的稽查成本，便于药品监督管理部门对药品质量进行后续的监督管理。

五、药品质量公告制度的主要内容

药品质量公告一般包括以下内容：品名、检品来源、生产企业、生产批号、药品规格、不合格项目、检验机构、检验依据、检验结果等。

六、药品质量公告不当的补救措施

药品质量抽查检验公告的正确与否关系重大，使用正确得当有利于严厉打击各种违法犯罪活动，规范药品生产流通秩序，保护企业的合法权益，同时对企业的发展产生推动和促进作用，一旦公告错误，就会严重破坏企业的形象和声誉，阻碍企业的发展，给企业带来致命的打击。因此，一旦发现有公告错误的情况发生，就必须立即给予纠正和救济的渠道。同时，为保证救济的程度、范围与损害程度、范围相一致，《药品管理法》规定，公告不当的，必须在原公告范围内予以更正。这可以最大限度地消除原药品公告不当产生的恶劣影响。

消除不当影响与造成不当影响的程度和范围相一致是我国立法的一项基本原则。这符合法律的"公正""公平"的价值取向。因此，药品监督管理部门既要积极、主动地从事药品质量抽验公告工作，又要慎重、稳妥地进行，防止药品监督管理部门随意性的行政行为给被检药品的企业造成不必要的负面影响。

七、对我国药品质量公告的发展建议

随着人们质量意识的提高，药品质量公告也将越来越受关注。可以说，它的作用将比以往任何时候都会更加突出。就当前我国药品质量公告所发挥的作用来看，比较明显的有两个方面：

① 使国民对目前已上市药品的质量状况有一个整体的了解和认识；

② 通过公告，指导各级药监部门对不合格药品采取相应的控制措施，从而防止不合格药品危害人民群众的身体健康。

然而，在花费了大量人力、物力和财力之后，它的作用不应仅仅是这些。在此，从基层执法角度和实用性层面提出如下建议：药品质量公告应当更加通俗化和大众化，具有更丰富的内容，成为更权威的依据，提炼出更有价值的信息。总之，要使药品质量公告更具针对性、操作性、指导性和实用性。

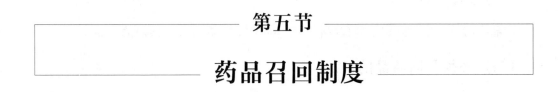

第五节

药品召回制度

一、药品召回的定义与分类

（一）药品召回的定义

药品召回，是指药品生产企业（包括进口药品的境外制药厂商）按照规定的程序收回已上市销售的存在安全隐患的药品。安全隐患，是指由于研发、生产等原因可能使药品具有的危及人体健康和生命安全的不合理危险。已经确认为假劣药品的，不适用于召回程序。

（二）药品召回的类型和级别

1. 药品召回的类型

药品召回分为主动召回与责令召回两类。

（1）主动召回　药品生产企业应当对收集的信息进行分析，对可能存在安全隐患的药品进行调查评估，发现药品存在安全隐患的，应当决定召回。

（2）责令召回　药品监督管理部门经过调查评估，认为存在药品安全隐患时，药品生产企业应当召回药品而未主动召回的，应当责令药品生产企业召回药品。必要时，药品监督管理部门可以要求药品生产企业、经营企业和使用单位立即停止销售和使用该药品。

2. 药品召回的级别

根据药品安全隐患的严重程度，药品召回分为：

（1）一级召回　使用该药品可能或者已经引起严重健康危害的；

（2）二级召回　使用该药品可能或者已经引起暂时或者可逆的健康危害的；

（3）三级召回　使用该药品一般不会引起健康危害，但由于其他原因需要收回的。

药品生产企业应当根据召回分级与药品销售和使用情况，科学设计药品召回计划并组织实施。

二、药品召回制度及处置流程

为了加强药品安全使用的管理，按照国家药品监督管理局《药品召回管理办法》的有关规定，制定本制度。

（一）药品召回

药品召回，是指按照规定的程序收回已上市销售的存在安全隐患的药品。

（二）必须召回药品的情况

① 药品调配、发放错误。

② 已证实或高度怀疑药品被污染。

③ 制剂、分装不合格或分装差错。

④ 药品使用过程中发现或患者投诉并证实为不合格药品。

⑤ 药品监督管理部门公告的质量不合格药品、假药、劣药、召回药品。

⑥ 已过期失效的药品。

⑦ 生产商、供应商主动召回的药品。

三、药品召回的管理

质量管理部门负责药品安全隐患的调查与评估。完善药品不良反应报告制度及相关制度，建立以质量管理部门为中心，各相关部门为网络单元的药品信息反馈、传递、分析及处理的完善的药品质量安全信息体系。对药品安全使用信息进行分析、评价，并负责对药品质量安全信息的处理进行归类存档。药学科负责药品召回中相关报告程序落实及药品召回的具体执行。

四、药品召回在施行中存在的困难

第一，药品召回与汽车、电脑等大宗商品召回显著不同。在我国，汽车、电脑召回的目的不是收回，而是对产品进行修理、更换或者升级，然后再还给消费者，生产企业只需付出修理、更换或者升级的成本以及相关的运输成本，而不需要把整个车子、电脑都收回去。但药品不同，它不是耐用消费品，其生产加工基本上都是一次成型，召回的药品基本不可能再回到消费者手中。药品召回企业不仅要付出召回成本，还要承担所有被召回药品的生产、销售成本，其召回成本比其他商品要多得多。另外，没到消费者手上的"问题药品"可以收回，但消费者已使用的"问题药品"又怎么处理呢？药品召回后行政处罚可免，但与这些药品相关的民事责任又会有多少呢？

第二，召回药品很多都是合格药品。在我国，产品召回的典型原因是所售出的产品被发现存在缺陷。根据《产品质量法》，缺陷是指产品存在危及人身、他人财产安全的不合理的危险，产品有保障人体健康和人身、财产安全的国家标准、行业标准的，是指不符合该标准。我国新出台的《食品安全法》就沿用了这一规定，食品召回就是召回不符合食品安全标准的食品。但是在药品召回领域，情况却截然不同，药品召回主要不是解决不合格药品问题，而是为了解决那些出现严重不良反应的合格药品的问题。那些质量不合格或未按工艺、规范生产的隐患药品都可以在行政处罚时予以"没收"。药品召回重点要解决的是那些可能出现严重不良反应的合格药品的市场收回问题。

第三，我国药品生产企业承受能力有限。目前，我国药品企业普遍规模不大，一旦出现药品召回事件，即便是其能承受药品召回本身带来的损失，那么它还有勇气、有能力承担其他相关法律赔偿责任吗？

第四，我国目前的药品不良反应监测体系还不够完善。实施召回制度的前提是建立完备的药品不良反应监测体系，只有建立起生产企业、销售企业、医院和患者联动的监测网络，才能把药品召回制度落到实处。但是，我国目前80%以上的制药企业没有自己的监测系统，国家药品不良反应监测中心接到的报告绝大多数来自医院。很多药品企业对不良反应的认识不够，不仅没有人员或部门收集不良反应病例，而且还刻意在说明书中少写一些副作用，甚至因为担心影响药品销路而对药品的不良反应隐匿不报。

五、药品召回制度的意义

药品召回制度能有效保障公民的用药安全和人身健康。医药企业主动召回药品不仅能够履行社会责任和展现自身诚信，还能够更好地确保广大人民群众的安全。虽然我国的药品召回制度还存在一些问题，但是在医药生产企业的不断努力及吸收国外先进经验的情况下，药品召回制度会得到更好的实施。

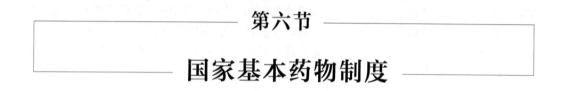

第六节

国家基本药物制度

一、国家基本药物制度含义

"基本药物"是世界卫生组织于 20 世纪 70 年代提出的，指的是适应基本医疗卫生需求，剂型适宜，价格合理，能够保障供应，公众可公平获得的药品，主要特征是安全、必需、有效、价廉。我国要建立国家基本药物制度，是党中央、国务院为维护人民群众健康、保障公众基本用药权益，而确立的一项重要的国家医药卫生政策，是国家药品政策的核心和药品供应保障体系的基础。主要内容包括合理确定基本药物品种，完善基本药物的生产、供应、使用、定价、报销等政策，保障群众基本用药。国家发展改革委、卫生部等 9 部委于 2009 年 8 月 18 日发布了《关于建立国家基本药物制度的实施意见》，还同时发布了《国家基本药物目录管理办法（暂行）》和《国家基本药物目录（基层医疗卫生机构配备使用部分）》（2009 版），这标志着我国建立国家基本药物制度工作正式实施。此后，为巩固完善基本药物制度，建立健全国家基本药物目录遴选调整管理机制，国家卫生计生委、国家发展和改革委员会、工业和信息化部、财政部、人力资源社会保障部、商务部、国家药品监督管理局、中医药局、总后勤部卫生部对《国家基本药物目录管理办法（暂行）》（卫药政发〔2009〕79 号）进行了修订，形成了《国家基本药物目录管理办法》，并于 2015 年 2 月 13 日发布。2021 年 11 月 15 日，国家卫生健康委员会药政司组织研究修订的《国家基本药物目录管理办法（修订草案）》开始向社会公开征求意见。自 2009 年 8 月，中国启动国家基本药物制度建设，发布《国家基本药物目录（基层医疗卫生机构配备使用部分）》（2009 版）以来，此目录不断得到完善。2018 年 9 月，调整后的《国家基本药物目录》（2018 年版）总品种由原来的 520 种增至 685 种。2019 年 2 月，将临床急需的 12 种抗肿瘤新药纳入《国家基本药物目录》（2018 年版），使抗肿瘤药物的种类达到 38 种。

二、实施国家基本药物制度的原则

对于国家基本药物制度的实施，务必依照安全、稳定、有效的原则，从民众的实际利益和需求进行考虑，从而将药物目录进行完善。此外，对于该类药物的采购，各个事项均需要严格按照相关规范展开，确保基层医疗机构所采购的药物符合规范，并具有较高的安全性。在药物的控制与管理方面，需要借助相关的科学技术以及方法对药物进行有效管理，同时对药物合理定价，做到与民众的实际需求相适应。

（一）制定科学的药物目录

药物目录需根据民众的实际临床需求制定，这样才可以使国家基本药物制度真正为民众提供便利，同时也能为药物的安全提供有力保障。因此，在对这项政策实施的过程中，应该制定出科学的药物目录，既要照顾到城市居民的需求，也要考虑乡镇居民的需求。

（二）建立国家统一的药物分配体系

不同的医疗机构，对于药物的需求有所不同，针对这种情况，首先应该建立起统一的分配体系，由政府部门做好统一的规划与分配工作，将药物的采购渠道进行规范，制定标准化的价格，由此建立一套完善的药物分配保障体系，这样可以促进国家基本药物制度的有效实施。通过建立统一的药物分配体系，可以避免很多不便，更好地为民众服务。

（三）确保国家基本药物制度实施的有效性

对于各种医疗卫生终端的使用，应该更加注重效果，这样可以使国家基本药物制度的实施更加有效。对此，可以对广大民众进行基本药物的知识普及，让民众对基本药物有明确的认识，引导民众合理地通过该项制度获取福利。

三、国家基本药物制度的实施现状与意义

目前，国家基本药物制度需要适应医疗卫生的基本需要，这是基本药物需要满足的重要条件，基本药物在剂型、价格方面都比较科学合理。我国实施基本药物制度的主要目标为规范基层临床用药，使患者的用药安全得到保障；对医疗资源进行充分利用，各级医疗机构各司其职；将基本药物的价格控制在较低的范围，民众"看病贵"的问题能够得到有效的解决。虽然医院的药品收入有所下降，但是滥用药品的现象得到了较好的遏制。在基层医疗卫生机构中，要想建立起完善的用药制度，就必须从药品的源头做起，控制好生产与流通。针对这种情况，在基层医疗卫生机构制定明确的药物制度是很有必要的，这对于民众安全用药有着重要的指导作用。

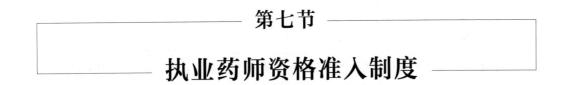

第七节

执业药师资格准入制度

执业药师（licensed pharmacist）是指经全国统一考试合格，取得《执业药师职业资格证书》并经注册，在药品生产、经营、使用和其他需要提供药学服务的单位中执业的

药学技术人员。

根据《国家职业资格目录（2021年版）》，执业药师是依据《药品管理法》《药品管理法实施条例》《国务院对确需保留的行政审批项目设定行政许可的决定》、《药品经营质量管理规范》（国家食品药品监督管理总局令2015年第13号，根据国家食品药品监督管理总局令 2016年第 28 号修正）以及《执业药师职业资格制度规定》（国药监人〔2019〕12 号）设置的准入类职业资格。

截至 2021 年 11 月底，全国执业药师累计在有效期内注册人数为 637553 人，环比增加 1309 人。每万人口执业药师人数为 4.5 人。注册于药品零售企业的执业药师 582287 人，占注册总数的 91.4%。注册于药品批发企业、药品生产企业、医疗机构和其他领域的执业药师分别为 35087 人、4008 人、16051 人、120 人。

国家药品监督管理局与人力资源和社会保障部共同负责全国执业药师资格制度的政策制定，并按照职责分工对该制度的实施进行指导、监督和检查。各省、自治区、直辖市负责药品监督管理的部门和人力资源社会保障行政主管部门，按照职责分工负责本行政区域内执业药师职业资格制度的实施与监督管理。

国家药品监督管理局与人力资源社会保障部共同负责执业药师职业资格考试工作，日常管理工作委托国家药监局执业药师资格认证中心负责，考务工作委托人力资源社会保障部人事考试中心负责。

要想成为一名合法的执业药师，需要先通过执业药师职业资格考试并注册。下面将分别介绍国家执业药师职业资格考试以及执业药师注册两部分内容。

一、国家执业药师职业资格考试

执业药师职业资格考试实行全国统一大纲、统一命题、统一组织的考试制度。原则上每年 10 月举行一次。考试以四年为一个周期，参加全部科目考试的人员须在连续四个考试年度内通过全部科目的考试。免试部分科目的人员须在连续两个考试年度内通过应试科目。以下对部分信息进行列举，完整版本详见《执业药师职业资格考试实施办法》。

（一）考试科目

执业药师职业资格考试分为药学、中药学两个专业类别。

药学类考试科目为：药学专业知识（一）、药学专业知识（二）、药事管理与法规、药学综合知识与技能四个科目。

中药学类考试科目为：中药学专业知识（一）、中药学专业知识（二）、药事管理与法规、中药学综合知识与技能四个科目。

（二）免试规定

符合《执业药师职业资格制度规定》报考条件，按照国家有关规定取得药学或医学专业高级职称并在药学岗位工作的，可免试药学专业知识（一）、药学专业知识（二），只参加药事管理与法规、药学综合知识与技能两个科目的考试；取得中药学或中医学专业高级职称并在中药学岗位工作的，可免试中药学专业知识（一）、中药学专业知识（二），只参加药事管理与法规、中药学综合知识与技能两个科目的考试。

（三）报考条件

凡中华人民共和国公民和获准在我国境内就业的外籍人员，具备以下条件之一者，均可申请参加执业药师职业资格考试：

① 取得药学类、中药学类专业大专学历，在药学或中药学岗位工作满 5 年；

② 取得药学类、中药学类专业大学本科学历或学士学位，在药学或中药学岗位工作满 3 年；

③ 取得药学类、中药学类专业第二学士学位、研究生班毕业或硕士学位，在药学或中药学岗位工作满 1 年；

④ 取得药学类、中药学类专业博士学位；

⑤ 取得药学类、中药学类相关专业相应学历或学位的人员，在药学或中药学岗位工作的年限相应增加 1 年。

人力资源社会保障部网站发布《关于 2020 年度执业药师职业资格考试合格标准有关事项的通告》，公布 2020 年度执业药师职业资格考试药学类、中药学类各科目的合格标准均为 72 分（各科目试卷满分均为 120 分）。2022 年 6 月 21 日，人力资源社会保障部办公厅发布《关于单独划定部分专业技术人员职业资格考试合格标准有关事项的通知》，自 2023 年 1 月 1 日起，在国家乡村振兴重点帮扶县、西藏自治区、四省涉藏州县、新疆维吾尔自治区南疆四地州、甘肃临夏州、四川凉山州、乐山市峨边县、马边县及金口河区，执业药师考试可继续执行单独划线，自定合格标准，合格标准均低于 72 分。

执业药师职业资格考试合格者，由各省、自治区、直辖市人力资源社会保障部门颁发《执业药师职业资格证书》。该证书由人力资源和社会保障部统一印制，国家药监局与人力资源社会保障部用印，在全国范围内有效。2021 年 12 月 17 日，人力资源社会保障部经商有关部门同意，发布《关于推行专业技术人员职业资格电子证书的通知》，自发布之日起，在专业技术人员职业资格中推行电子证书。即执业药师职业资格电子证书已开始推行。

二、执业药师注册

执业药师实行注册制度。国家药监局负责执业药师注册的政策制定和组织实施，指导全国执业药师注册管理工作。各省、自治区、直辖市药品监督管理部门负责本行政区域内的执业药师注册管理工作。以下对部分信息进行列举，完整版本详见《执业药师注册管理办法》。

申请注册者，必须同时具备下列条件：

① 取得《执业药师职业资格证书》；

② 遵纪守法，遵守执业药师职业道德，无不良信息记录；

③ 身体健康，能坚持在执业药师岗位工作；

④ 经所在单位考核同意。

取得《执业药师职业资格证书》者，应当通过全国执业药师注册管理信息系统向所在地注册管理机构申请注册。经注册后，方可从事相应的执业活动。未经注册者，不得以执业药师身份执业。持有《执业药师职业资格证书》的人员，经注册取得《执业药师注册证》后，方可以执业药师身份执业。

　　经批准注册者，由执业药师注册管理机构核发国家药监局统一样式的《执业药师注册证》。执业药师注册有效期为五年。需要延续的，应当在有效期届满三十日前，向所在地注册管理机构提出延续注册申请。

参考文献

[1] 刘娟娟，马爱霞. 浅谈突发公共卫生事件应急药品储备体系 [J]. 西北药学杂志，2009，24（03）：215-216.

[2] 朱兰，邵波，夏东胜. 我国遴选与转换中成药非处方药概况及思考 [J]. 中国药物警戒，2020，17（11）：785-789.

[3] 王娟，刘晓慧，徐晓宇，等. 欧美与我国的临床试验用药品管理法规、指南及相关要求的比较分析 [J]. 中国药事，2022，36（1）：84-91.

[4] 杨焕. 国内外药物不良反应监测发展概况 [J]. 中国临床药理学杂志，2009，25（1）：75-78.

[5] 李晓玲. 药品不良反应的相关知识 [J]. 家庭医学：上半月，2021（10）：23.

[6] 朱磊，黄萍，李颖. 我国药品不良反应监测现状及存在问题 [J]. 中国药事，2016，30（7）：729-734.

第九章
特殊管理药品相关法律制度

特殊管理药品概述

根据《药品管理法》，国家对麻醉药品、精神药品、医疗用毒性药品和放射性药品等，实行特殊管理。因此，麻醉药品、精神药品、医疗用毒性药品、放射性药品是法律规定的特殊药品，简称为"麻、精、毒、放"。狭义的特殊药品，是指"麻、精、毒、放"。广义的特殊药品，即特殊管理的药品，除上述的4类药品外，还包括药品类易制毒化学品、兴奋剂和含特殊药品类复方制剂。

一、麻醉药品

麻醉药品系指对中枢神经有麻醉作用，连续使用后易产生身体依赖性、能成瘾癖的药品。包括天然、半合成、合成的阿片类、可卡因类、可待因类、大麻类、药用原植物及其制剂等。国家食品药品监督管理总局、公安部、国家卫生和计划生育委员会于2013年11月11日联合公布的《麻醉药品品种目录（2013年版）》（现行有效）共121个品种，其中我国生产及使用的麻醉药品及包括的制剂、提取物、提取物粉共有27个品种。

二、精神药品

精神药品指直接作用于中枢神经系统，使之兴奋或抑制，连续使用能产生依赖性的药品。包括兴奋剂、致幻剂、镇静催眠剂等。国家食品药品监督管理总局、公安部、国家卫生和计划生育委员会于2013年11月11日联合公布的《精神药品品种目录（2013年版）》（现行有效）共有149个品种，其中第一类精神药品有68个品种，第二类精神药品有81个品种。目前，我国生产及使用的第一类精神药品有7个品种，第二类精神药品有29个品种。

三、医疗用毒性药品

医疗用毒性药品（简称"毒性药品"）系指毒性剧烈、治疗剂量与中毒剂量相近、使用不当会致人中毒或死亡的药品。根据国家卫生健康委员会的规定，目前我国毒性药品的管理品种中有毒性中药 27 种（指原药材及其饮片）、毒性西药 13 种。

毒性中药品种：砒石（红砒、白砒）、砒霜、水银、生马钱子、生川乌、生草乌、生白附子、生附子、生半夏、生南星、生巴豆、斑蝥、青娘虫、红娘虫、生甘遂、生狼毒、生藤黄、生千金子、生天仙子、闹羊花、雪上一枝蒿、白降丹、蟾酥、洋金花、红粉、轻粉、雄黄。

毒性西药品种：去乙酰毛花苷 C、阿托品（包括其盐类）、洋地黄毒苷、氢溴酸后马托品、三氧化二砷、毛果芸香碱（包括其盐类）、升汞、水杨酸毒扁豆碱、氢溴酸东莨菪碱、亚砷酸钾、士的宁（包括其盐类）、亚砷酸注射液、A 型肉毒毒素及其制剂。

四、放射性药品

放射性药品是指用于临床诊断或者治疗的放射性核素制剂或者其标记化合物。放射性药品与其他药品的不同之处在于，放射性药品含有的放射性核素能放射出射线。因此，凡在分子内或制剂内含有放射性核素的药品都称为放射性药品。

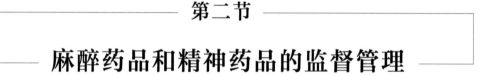

第二节
麻醉药品和精神药品的监督管理

一、麻醉药品和精神药品种植、实验研究和生产[1]

国家根据麻醉药品和精神药品的医疗、国家储备和企业生产所需原料的需要确定需求总量，对麻醉药品药用原植物的种植、麻醉药品和精神药品的生产实行总量控制。国务院药品监督管理部门根据麻醉药品和精神药品的需求总量制定年度生产计划。国务院药品监督管理部门和国务院农业主管部门根据麻醉药品年度生产计划，制定麻醉药品药用原植物年度种植计划。负责种植麻醉药品原料植物的企业必须依照其年度种植方案进行种植，并需要定期向国家药品监督管理局及国家农业管理部门报告其种植状况。这些企业由国家药品监督管理局和国家农业管理部门联合指定，除这些指定企业之外，任何其他机构或个人均不得种植这类药用植物。

开展麻醉药品和精神药品实验研究活动应当具备下列条件，并经国务院药品监督管理部门批准：

① 以医疗、科学研究或者教学为目的；

②　有保证实验所需麻醉药品和精神药品安全的措施和管理制度；

③　单位及其工作人员 2 年内没有违反有关禁毒的法律、行政法规规定的行为。

从事麻醉药品和精神药品实验研究的机构，在申请这些药品的批准文件时，必须遵循《药品管理法》的相关规定。若该研究机构希望将其研究成果转让他人，必须获得国家药品监督管理局的正式许可。另外，对于麻醉药品以及第一类精神药品的临床测试，明确规定不得使用健康志愿者作为试验对象。

国家实行了一项针对麻醉药品和精神药品的专门生产制度，指定特定的企业进行这些药品的生产。国家药品监督管理局负责根据全国对这些药品的总需求量，来设定指定生产企业的数目及其地理分布，并且每年都会基于需求变化对这一数量和分布进行调整，并进行公示。被选定的麻醉药品和精神药品生产企业必须满足以下条件：

①　有药品生产许可证；

②　有麻醉药品和精神药品实验研究批准文件；

③　有符合规定的麻醉药品和精神药品生产设施、储存条件和相应的安全管理设施；

④　有通过网络实施企业安全生产管理和向药品监督管理部门报告生产信息的能力；

⑤　有保证麻醉药品和精神药品安全生产的管理制度；

⑥　有与麻醉药品和精神药品安全生产要求相适应的管理水平和经营规模；

⑦　麻醉药品和精神药品生产管理、质量管理部门的人员应当熟悉麻醉药品和精神药品管理以及有关禁毒的法律、行政法规；

⑧　没有生产、销售假药、劣药或者违反有关禁毒的法律、行政法规规定的行为；

⑨　符合国务院药品监督管理部门公布的麻醉药品和精神药品定点生产企业数量和布局的要求。

按照《药品管理法》的规定，指定生产麻醉药品和精神药品的企业必须先取得药品批准文号方可进行生产。国家药品监督管理局将召集医学、药学、社会学、伦理学以及毒品控制等领域的专家，组建一个专家小组。该专家小组负责评估申请上市的麻醉药品和精神药品可能带来的社会风险及易被滥用的风险，并针对是否应批准这些药品上市提供咨询建议。没有获得药品批准文号的麻醉药品和精神药品，严禁生产。

二、经营[1]

国家对麻醉药品和精神药品实行定点经营制度。国务院药品监督管理部门应当根据麻醉药品和第一类精神药品的需求总量，确定麻醉药品和第一类精神药品的定点批发企业布局，并根据年度需求总量对布局进行调整、公布。药品经营企业不得经营麻醉药品原料药和第一类精神药品原料药。但是，供医疗、科学研究、教学使用的小包装的上述药品可以由国务院药品监督管理部门规定的药品批发企业经营。

《麻醉药品和精神药品管理条例》第二十三条规定，麻醉药品和精神药品定点批发企业除应当具备《药品管理法》规定的药品经营企业的开办条件外，还应当具备下列条件：

①　有符合本条例规定的麻醉药品和精神药品储存条件；

②　有通过网络实施企业安全管理和向药品监督管理部门报告经营信息的能力；

③　单位及其工作人员 2 年内没有违反有关禁毒的法律、行政法规规定的行为；

④　符合国务院药品监督管理部门公布的定点批发企业布局。

麻醉药品和第一类精神药品的定点批发企业，还应当具有保证供应责任区域内医疗机构所需麻醉药品和第一类精神药品的能力，并具有保证麻醉药品和第一类精神药品安全经营的管理制度。

跨省、自治区、直辖市从事麻醉药品和第一类精神药品批发业务的企业（以下称全国性批发企业），应当经国务院药品监督管理部门批准；在本省、自治区、直辖市行政区域内从事麻醉药品和第一类精神药品批发业务的企业（以下称区域性批发企业），应当经所在地省、自治区、直辖市人民政府药品监督管理部门批准。专门从事第二类精神药品批发业务的企业，应当经所在地省、自治区、直辖市人民政府药品监督管理部门批准。全国性批发企业和区域性批发企业可以从事第二类精神药品批发业务。

区域性批发企业可以向本省、自治区、直辖市行政区域内取得麻醉药品和第一类精神药品使用资格的医疗机构销售麻醉药品和第一类精神药品；由于特殊地理位置的原因，需要就近向其他省、自治区、直辖市行政区域内取得麻醉药品和第一类精神药品使用资格的医疗机构销售的，应当经企业所在地省、自治区、直辖市人民政府药品监督管理部门批准。审批情况由负责审批的药品监督管理部门在批准后5日内通报医疗机构所在地省、自治区、直辖市人民政府药品监督管理部门。

省、自治区、直辖市人民政府药品监督管理部门在批准区域性批发企业时，应当明确其所承担供药责任的区域。区域性批发企业之间因医疗急需、运输困难等特殊情况需要调剂麻醉药品和第一类精神药品的，应当在调剂后2日内将调剂情况分别报所在地省、自治区、直辖市人民政府药品监督管理部门备案。

麻醉药品和第一类精神药品不得零售。禁止使用现金进行麻醉药品和精神药品交易，但是个人合法购买麻醉药品和精神药品的除外。经所在地设区的市级药品监督管理部门批准，实行统一进货、统一配送、统一管理的药品零售连锁企业可以从事第二类精神药品零售业务。第二类精神药品零售企业应当凭执业医师出具的处方，按规定剂量销售第二类精神药品，并将处方保存2年备查；禁止超剂量或者无处方销售第二类精神药品；不得向未成年人销售第二类精神药品。

三、使用[1]

药品生产企业需要以麻醉药品、第一类和第二类精神药品为原料生产普通药品的，应当向所在地省、自治区、直辖市人民政府药品监督管理部门报送年度需求计划，由省、自治区、直辖市人民政府药品监督管理部门汇总报国务院药品监督管理部门批准后，向定点生产企业购买。

食品添加剂、化妆品、油漆等非药品生产企业需要使用咖啡因作为原料的，应当经所在地省、自治区、直辖市人民政府药品监督管理部门批准，向定点批发企业或者定点生产企业购买。

科学研究、教学单位需要使用麻醉药品和精神药品以及麻醉药品和精神药品的标准品、对照品开展实验、教学活动的，应当经所在地省、自治区、直辖市人民政府药品监督管理部门批准，向定点批发企业或者定点生产企业购买。

医疗机构需要使用麻醉药品和第一类精神药品的，应当经所在地设区的市级人民政府卫生主管部门批准，取得麻醉药品、第一类精神药品购用印鉴卡（以下称印鉴卡）。医疗机构取得印鉴卡应当具备下列条件：

① 有专职的麻醉药品和第一类精神药品管理人员；
② 有获得麻醉药品和第一类精神药品处方资格的执业医师；
③ 有保证麻醉药品和第一类精神药品安全储存的设施和管理制度。

医疗机构应当按照国务院卫生主管部门的规定，对本单位执业医师进行有关麻醉药品和精神药品使用知识的培训、考核，经考核合格的，授予麻醉药品和第一类精神药品处方资格。执业医师取得麻醉药品和第一类精神药品的处方资格后，方可在本医疗机构开具麻醉药品和第一类精神药品处方，但不得为自己开具该种处方。对麻醉药品和第一类精神药品处方，处方的调配人、核对人应当仔细核对，签署姓名，并予以登记；对不符合本条例规定的，处方的调配人、核对人应当拒绝发药。

四、储存[1]

麻醉药品药用原植物种植企业、定点生产企业、全国性批发企业和区域性批发企业以及国家设立的麻醉药品储存单位，应当设置储存麻醉药品和第一类精神药品的专库。该专库应当符合下列要求：
① 安装专用防盗门，实行双人双锁管理；
② 具有相应的防火设施；
③ 具有监控设施和报警装置，报警装置应当与公安机关报警系统联网。

麻醉药品药用原植物种植企业、定点生产企业、全国性批发企业和区域性批发企业、国家设立的麻醉药品储存单位以及麻醉药品和第一类精神药品的使用单位，应当配备专人负责管理工作，并建立储存麻醉药品和第一类精神药品的专用账册。药品入库双人验收，出库双人复核，做到账物相符。专用账册的保存期限应当自药品有效期期满之日起不少于5年。

五、运输[1]

通过铁路运输麻醉药品和第一类精神药品的，应当使用集装箱或者铁路行李车运输，具体办法由国务院药品监督管理部门会同国务院铁路主管部门制定。没有铁路需要通过公路或者水路运输麻醉药品和第一类精神药品的，应当由专人负责押运。托运或者自行运输麻醉药品和第一类精神药品的单位，应当向所在地设区的市级药品监督管理部门申请领取运输证明，有效期为1年，由专人保管，不得涂改、转让、转借。

邮寄麻醉药品和精神药品，寄件人应当提交所在地设区的市级药品监督管理部门出具的准予邮寄证明。邮政营业机构应当查验、收存准予邮寄证明；没有准予邮寄证明的，邮政营业机构不得收寄。省、自治区、直辖市邮政主管部门指定符合安全保障条件的邮政营业机构负责收寄麻醉药品和精神药品。邮政营业机构收寄麻醉药品和精神药品，应当依法对收寄的麻醉药品和精神药品予以查验。

定点生产企业、全国性批发企业和区域性批发企业之间运输麻醉药品、第一类精神药品，发货人在发货前应当向所在地省、自治区、直辖市人民政府药品监督管理部门报送本次运输的相关信息。属于跨省、自治区、直辖市运输的，收到信息的药品监督管理部门应当向收货人所在地的同级药品监督管理部门通报；属于在本省、自治区、直辖市行政区域内运输的，收到信息的药品监督管理部门应当向收货人所在地设区的市级药品监督管理部门通报。

六、审批程序和监督管理[1]

申请人提出《麻醉药品和精神药品管理条例》规定的审批事项申请，应当提交能够证明其符合《麻醉药品和精神药品管理条例》规定条件的相关资料。审批部门应当自收到申请之日起 40 日内作出是否批准的决定；作出批准决定的，发给许可证明文件或者在相关许可证明文件上加注许可事项；作出不予批准决定的，应当书面说明理由。

确定定点生产企业和定点批发企业，审批部门应当在经审查符合条件的企业中，根据布局的要求，通过公平竞争的方式初步确定定点生产企业和定点批发企业，并予公布。其他符合条件的企业可以自公布之日起 10 日内向审批部门提出异议。审批部门应当自收到异议之日起 20 日内对异议进行审查，并作出是否调整的决定。

省级以上人民政府药品监督管理部门根据实际情况建立监控信息网络，对定点生产企业、定点批发企业和使用单位的麻醉药品和精神药品生产、进货、销售、库存、使用的数量以及流向实行实时监控，并与同级公安机关做到信息共享。

对已经发生滥用，造成严重社会危害的麻醉药品和精神药品品种，国务院药品监督管理部门应当采取在一定期限内中止生产、经营、使用或者限定其使用范围和用途等措施。对不再作为药品使用的麻醉药品和精神药品，国务院药品监督管理部门应当撤销其药品批准文号和药品标准，并予以公布。

药品监督管理部门、卫生主管部门发现生产、经营企业和使用单位的麻醉药品和精神药品管理存在安全隐患时，应当责令其立即排除或者限期排除；对有证据证明可能流入非法渠道的，应当及时采取查封、扣押的行政强制措施，在 7 日内作出行政处理决定，并通报同级公安机关。

药品监督管理部门发现取得印鉴卡的医疗机构未依照规定购买麻醉药品和第一类精神药品时，应当及时通报同级卫生主管部门。接到通报的卫生主管部门应当立即调查处理。必要时，药品监督管理部门可以责令定点批发企业中止向该医疗机构销售麻醉药品和第一类精神药品。

发生麻醉药品和精神药品被盗、被抢、丢失或者其他流入非法渠道的情形的，案发单位应当立即采取必要的控制措施，同时报告所在地县级公安机关和药品监督管理部门。医疗机构发生上述情形的，还应当报告其主管部门。公安机关接到报告、举报，或者有证据证明麻醉药品和精神药品可能流入非法渠道时，应当及时开展调查，并可以对相关单位采取必要的控制措施。

七、法律责任[1]

《麻醉药品和精神药品管理条例》第六十五条规定，药品监督管理部门、卫生主管部门违反本条例的规定，有下列情形之一的，由其上级行政机关或者监察机关责令改正；情节严重的，对直接负责的主管人员和其他直接责任人员依法给予行政处分；构成犯罪的，依法追究刑事责任：

① 对不符合条件的申请人准予行政许可或者超越法定职权作出准予行政许可决定的；

② 未到场监督销毁过期、损坏的麻醉药品和精神药品的；

③ 未依法履行监督检查职责，应当发现而未发现违法行为、发现违法行为不及时查处，或者未依照本条例规定的程序实施监督检查的；

④ 违反本条例规定的其他失职、渎职行为。

《麻醉药品和精神药品管理条例》第六十六条规定，麻醉药品药用原植物种植企业违反本条例的规定，有下列情形之一的，由药品监督管理部门责令限期改正，给予警告；逾期不改正的，处 5 万元以上 10 万元以下的罚款；情节严重的，取消其种植资格：

① 未依照麻醉药品药用原植物年度种植计划进行种植的；

② 未依照规定报告种植情况的；

③ 未依照规定储存麻醉药品的。

《麻醉药品和精神药品管理条例》第六十七条规定，定点生产企业违反本条例的规定，有下列情形之一的，由药品监督管理部门责令限期改正，给予警告，并没收违法所得和违法销售的药品；逾期不改正的，责令停产，并处 5 万元以上 10 万元以下的罚款；情节严重的，取消其定点生产资格：

① 未按照麻醉药品和精神药品年度生产计划安排生产的；

② 未依照规定向药品监督管理部门报告生产情况的；

③ 未依照规定储存麻醉药品和精神药品，或者未依照规定建立、保存专用账册的；

④ 未依照规定销售麻醉药品和精神药品的；

⑤ 未依照规定销毁麻醉药品和精神药品的。

《麻醉药品和精神药品管理条例》第六十八条规定：定点批发企业违反本条例的规定销售麻醉药品和精神药品，或者违反本条例的规定经营麻醉药品原料药和第一类精神药品原料药的，由药品监督管理部门责令限期改正，给予警告，并没收违法所得和违法销售的药品；逾期不改正的，责令停业，并处违法销售药品货值金额 2 倍以上 5 倍以下的罚款；情节严重的，取消其定点批发资格。

《麻醉药品和精神药品管理条例》第六十九条规定，定点批发企业违反本条例的规定，有下列情形之一的，由药品监督管理部门责令限期改正，给予警告；逾期不改正的，责令停业，并处 2 万元以上 5 万元以下的罚款；情节严重的，取消其定点批发资格：

① 未依照规定购进麻醉药品和第一类精神药品的；

② 未保证供药责任区域内的麻醉药品和第一类精神药品的供应的；

③ 未对医疗机构履行送货义务的；

④ 未依照规定报告麻醉药品和精神药品的进货、销售、库存数量以及流向的；

⑤ 未依照规定储存麻醉药品和精神药品，或者未依照规定建立、保存专用账册的；

⑥ 未依照规定销毁麻醉药品和精神药品的；

⑦ 区域性批发企业之间违反本条例的规定调剂麻醉药品和第一类精神药品，或者因特殊情况调剂麻醉药品和第一类精神药品后未依照规定备案的。

《麻醉药品和精神药品管理条例》第七十二条规定，取得印鉴卡的医疗机构违反本条例的规定，有下列情形之一的，由设区的市级人民政府卫生主管部门责令限期改正，给予警告；逾期不改正的，处 5000 元以上 1 万元以下的罚款；情节严重的，吊销其印鉴卡；对直接负责的主管人员和其他直接责任人员，依法给予降级、撤职、开除的处分：

① 未依照规定购买、储存麻醉药品和第一类精神药品的；

② 未依照规定保存麻醉药品和精神药品专用处方，或者未依照规定进行处方专册登记的；

③ 未依照规定报告麻醉药品和精神药品的进货、库存、使用数量的；
④ 紧急借用麻醉药品和第一类精神药品后未备案的；
⑤ 未依照规定销毁麻醉药品和精神药品的。

参考文献

［1］国务院. 麻醉药品和精神药品管理条例.（2016-02-06）[2024-3-12]. https://flk.npc.gov.cn/detail2.html?ZmY4MDgwODE2ZjNjYmIzYzAxNmY0MTIyZTEyZTE5NTQ%3D.

第十章
医药知识产权

第一节
医药知识产权概述

医药知识产权是指一切与医药行业有关的发明创造和智力劳动成果的财产权[1]。这种财产权通常被称为无形资产，与动产、不动产并称为人类财产的三大形态。医药知识产权包括 5 大类：①专利和技术秘密；②商标和商业秘密；③著作权；④计算机软件；⑤与经营管理有关的保密信息。医药知识产权对医药产业发展至关重要[2]，是保护创新者利益的重要机制，保障医药领域智能成果创造者的劳动成果和权益，体现了社会分配的公正。医药知识产权围绕的是卫生科技及其智力成果的有效利用，使医药研发企业凭借其专利获得高额的收益。医药知识产权的保护能够激发医药企业对研发的持续投入，促进医药行业的整体发展。

一、知识产权的意义

医药产业在创新过程中具有研发投入高、周期长、成功率低和易被仿制等特点。因此研发者为了收回成本，获得足够的利润，就必须通过知识产权的保护来取得市场优势地位。知识产权与企业的生存和竞争有着密切的关系，企业之间的竞争也可以通过知识产权的建立来影响其发展[3]。具体意义包括：有利于智力成果广泛传播，以产生巨大的经济效益和社会效益；有利于调动人们从事科学技术研究和智力创作的积极性；有利于促进国际间经济技术和文化的交流与合作。

二、医药知识产权的种类

医药知识产权不限于某一新产品、新技术，也不限于某一专利或商标的保护，它是一个完整的体系，是相互联系、相互作用、相互影响的有机体，其种类应包括五大类：
① 专利和技术秘密。主要包括要申请专利和不要申请专利的新产品、新物质、新

技术、新工艺、新材料、新配方、新构造、新设计、新用途以及动植物、微生物和矿物新品种的生产方法等。

② 商标和商业秘密。主要包括已注册的标志、原产地名称以及不为公众所知的由医药企业拥有的涉及管理、工程、设计、市场、服务、研究开发、财务分析和技术转让等方面的信息。

③ 涉及医药企业的计算机软件。如 GLP 控制系统、GMP 控制系统软件等。

④ 由医药企业组织人员创作或提供资金、资料等创作条件或承担责任的有关百科全书、年鉴、辞书、教材、摄影画册等编辑作品的著作权。

⑤ 同其他单位合作中涉及研究开发、市场营销、技术转让、投资等与经营管理有关的需要保密的技术、产品信息和药品说明书等。

三、知识产权的特征

1. 专有性

知识产权的专有性，是指权利人对其智力成果享有独占、垄断和排他的权利，任何人未经权利人的许可，都不得使用权利人的智力成果（法律另有规定的除外）。知识产权的专有性意味着权利人排斥非权利人对其智力成果进行不法仿制、假冒或剽窃。如果无专利权的一方把自己的发明进行转让，就侵犯了取得专利权一方的权利，尽管该发明确实是其独立完成的。

2. 地域性

知识产权的地域性，是对权利人的一种空间限制。任何一个国家或地区所授予的知识产权，仅在该国或该地区的范围内受到保护。如果权利人希望在其他国家或地区也享有独占权，则应依照其他国家的法律另行提出申请。也就是说，除签有国际公约或双边互惠协定外，知识产权没有域外效力。

客观地说，知识产权的地域性并不利于科学文化的国际交流，为了解决这个矛盾，各国先后签订了一些保护知识产权的国际公约，成立了一些全球性或地区性的保护知识产权的国际组织，形成了一套国际知识产权保护制度。

3. 时间性

知识产权的时间性，是指这种权利仅在法律规定期限内受法律的保护，一旦超过法律规定的有效期限，这一权利就自行消失，即使作为知识产权客体的智力成果仍能发挥效用，但该知识产权却因进入"公有领域"而成为整个社会的共同财富，为全人类所共同所有和使用。例如，《专利法》规定发明专利的保护期为20年。一项发明专利在 20 年后，任何人都可以使用此项发明技术。

知识产权的法律保护制度制定的宗旨是使人类智力成果在社会中发挥出最大的效益。因此，一方面鼓励权利人更多地创造出智力成果；另一方面要求发明人尽快向社会公开，以促进人类科技进步。从前者的利益出发，给予权利人越多的保护就越能鼓励其智力创作的积极性，从时间上看，保护的时间越久对其越有利；但从后者的利益来说，智力成果长期被个人垄断，对社会不公平，可能妨碍技术发展、文化传播或者商品流通。

因此，为了寻求利益的平衡，法律规定了知识产权的保护期限，这也是权利人向社会公开自己智力成果的"对价"。

4.无形财产权

知识产权的客体是智力成果，是一种无形的精神财富。智力成果不具有物质形态，不占据一定的空间，是人们看不见、摸不着的，在客观上无法被人们实际占有和控制，但权利人却能利用其权利控制他人对其智力成果的使用，并且可以被许多民事主体同时使用或反复多次使用。这是知识产权最重要、最根本的特征之一。

四、医药知识产权的重要性

（一）医药知识产权保障医药领域智能成果创造者的劳动效益权

根据劳动报偿原则，如果人们对某物付出了劳动和投入了资源，因此为社会增加了价值，那么他应该拥有此物的所有权。知识产权制度允许智能劳动者拥有其劳动成果，这是对其劳动效益权的保障。

（二）医药知识产权保护有利于尊重医学知识和医药领域的知识分子

知识是一种特殊的资源，它本身具有使用价值，在商品生产中则具有商业价值。因此，无论从社会角度还是从个人角度看，无论从理想角度还是功利角度看，我们都应该尊重知识，尊重创造知识的人。知识产权制度集中体现了对知识和创造知识的人的尊重，从而激发了创造者的创造性。

（三）医药知识产权制度体现了社会分配的公正

知识产权制度是社会分配领域中公正原则的内在要求和重要体现，同时，真正实现公正原则需要知识产权制度的建立。在医药知识产权领域也是如此。

（四）医药知识产权制度促进科技文化的进步和法律制度的完善

知识产权的出现和发展是人类社会进步的结果。一方面，它维护了智能成果创造者的个体权益；另一方面，它在客观上促进了科技进步和文化繁荣，健全了法律制度，从而促进了整个社会的发展。同样地，医药知识产权促进了医药科技的发展，健全了医药卫生法律法规制度。

五、我国医药知识产权保护存在的问题

（一）加入世界贸易组织带来的影响

我国于2001年12月11日正式加入世界贸易组织（WTO），成为世界贸易组织第143个成员。自此，WTO的协定和相关法律文件开始对我国产生法律效力。降低进口药品关

税、开放医药分销市场、切实履行《与贸易有关的知识产权协定》等是我国加入 WTO 时的承诺，这使得我国医药产业面临更严峻的挑战。

（二）专利与商标保护意识较弱

在专利保护方面，主要表现为：缺乏对专利基本知识的了解，不注重申请专利。在药品研发中，首要的工作是要查明拟研发药品的专利状态，但由于我国药品实施专利保护起步较晚，对专利工作专业人才的重视和培养不够，医药企业中专利代理人或专利律师等专业人士极少，设置有专门的专利管理机构的企业也是寥寥无几。

在商标保护方面，存在商标权与企业名称权冲突、药品名与商标名关系处理不当等问题。

（三）缺乏对商业秘密的正确认识和科学使用

在国际"中医药热"持续高涨及国际性学术交流活动大幅度增加的背景下，我们知识产权保护意识淡薄，或在管理制度上某种程度的"松懈"，或为了证明自己的研究水平，导致本该严格保护的中药科研成果和重要数据、核心技术泄露。

同时，我国医药企业还普遍存在科研投入偏低、拥有自主知识产权的产品较少等问题。这要求我国医药企业要加强实施知识产权保护策略，充分利用知识产权的保护措施，在激烈的竞争中保护自己的权益，并求得生存和发展。

六、知识产权保护的主要策略[4]

（一）加强宣传培训，提高知识产权保护意识

提高知识产权意识，完善相关的政策措施和管理制度，努力加强知识产权保护知识的宣传，充分运用知识产权制度的保护功能，促进我国医药科技创新和发展，尤其要对企业的负责人和重要管理人员宣传食品、药品知识产权保护方面的知识。利用板报、条幅、互联网等多种形式，加大宣传培训力度，定期组织员工学习有关药品知识产权保护的理论知识和相关的政策、法规，分析有关知识产权保护方面存在的差距，提高知识产权保护意识，尤其是企业研发人员的知识产权保护意识。

由于医药领域的行业特点，我国现行专利法律对医药产品的专利权作出诸多限制性规定。例如，改变人类生殖遗传方法、人胚胎的商业应用、人体克隆方法及克隆产物、非医疗目的的人造性器官或者其替代物、人与动物交配的方法等有悖于社会公序良俗或者妨害公共利益的生物技术发明不授予专利权；或者由自然界筛选特定微生物的方法，通过物理、化学方法进行人工诱变生产新微生物的方法等不能重现而不具有工业实用性的技术发明也不授予专利权。医药企业可以根据相关规定申请知识产权保护，也可以在自己的合法权益受到侵犯时能够运用知识产权法作为法律武器保护自己的合法权益。

（二）依法保护专利权，合理寻求专利侵权解决途径

《国务院关于新形势下加强打击侵犯知识产权和制售假冒伪劣商品工作的意见》（国

发〔2017〕14号）（以下简称《意见》），为专利权保护指明了方向，《意见》提出，要针对违法犯罪活动链条化、组织化和跨区域、跨行业等新趋势、新特点，推进综合治理，对侵权假冒商品的生产、流通、销售形成全链条打击。扩大执法办案的国际交流合作，积极开展知识产权海外维权。一旦合法权益受侵犯，可选择协商解决、专利管理机关处理和向人民法院进行专利诉讼等途径。

当侵权行为已成事实，专利权人拥有足够的证据，初步认定侵权行为成立，在侵权行为人和专利权人都同意协商解决的前提下，可通过协商解决的办法解决专利纠纷，结果大致有三种情况：①侵权行为人停止侵权并赔偿专利权人的损失；②双方签订许可协议，使侵权使用转为合法使用；③协商不成。在当事双方有一方不同意协商解决，或就协商解决条件无法达成共识或未经协商解决的情况下，专利权人均可以请求专利管理机关调解处理专利纠纷，当事人对专利管理机关的处理决定不服的，可以在收到处理决定之日起三个月内向人民法院起诉，期满不起诉又不履行的，专利管理机关可以请求人民法院强制执行。专利权人发现侵权行为后，可以请求专利管理机关处理，也可以直接向人民法院起诉，为了维护自己的合法专利权，采取哪种方式维权，专利权人有充分的自主权。

（三）加强商标注册管理，提高品牌意识

简单地说，商标是商品的标签，是一个商品的重要标志。作为药品，其商标更加重要，药品商标直接关系到一个医药企业的药品质量、在行业竞争中的知名度、竞争力和技术实力以及顾客对这种药品的反馈和信任程度等，因此企业应该重视商标的注册和管理。

（四）完善落实激励政策，激发创新热情

各种专业技术人员、研发人员是医药领域开发新产品和提高企业竞争力的主要力量。要加强对医药领域的知识产权保护，必须尊重知识、尊重人才，提高对科技人员的各种福利待遇，加强对科技人员的培养，多为他们提供外出学习和培训的机会，学习国内外先进的技术和经验，提升创新能力。

另外，新时代医药领域知识产权发展需要更高水平、更加精准和更有力度的司法保护。目前，检察机关在办理医药领域知识产权案件中遇到许多问题，应加强区域司法协作，建立健全刑事、民事和行政融合的专业化办案机制[5]。

新冠疫情的暴发对医药产业的发展提出了更高的要求。我们应该清醒地认识到与发达国家生物医药产业之间的差距，同时，我们也应当认识到高质量专利的重要性，提高技术研发与专利创新的投入，加强专利管理和知识产权保护。在应用方面，将知识产权与产业经济相融合，推动医药行业实现高质量发展。

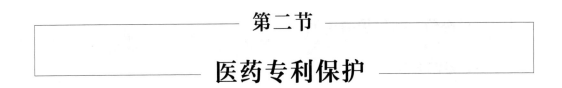

第二节

医药专利保护

专利权可以简称为专利，是一种财产权，专利权人对其发明创造成果在一定时间内

享有占有、使用、收益和处分的权利。专利包括发明专利、外观设计专利和实用新型专利三类。药物专利，是就药品申请的专利，包括药品产品专利、药品制备工艺专利、药物用途专利等不同的类型。药品专利主要有药物化合物、西药复合制剂、中药组方和中药活性成分等。药物方法专利主要有药物化合物的制备方法、西药复合制剂的制备方法、中药活性成分的提取方法、质量控制方法和老药改剂型方法等。药物的用途发明专利是指对已知药物发现其新用途时，针对这一用途本身申请并获得授权的专利。《专利法》于 1985 年 4 月 1 日实施，开始对药品领域的发明创造给予方法专利保护，并在修订后于 1993 年 1 月 1 日开放了药品的产品专利保护。根据 2020 年 10 月 17 日最新修正的《专利法》中，确立了一系列与药品创新直接相关的重要制度条款，新增条款包括药品专利权期限补偿制度、药品专利纠纷早期解决机制、强制许可制度、侵权例外中的 Bolar 例外。

一、国内的保护制度——《专利法》

《专利法》旨在保护具有新颖性、创造性和实用性的发明创造。符合专利的保护范围和国家专利法律法规的有关规定的医疗技术是可以取得专利的，因此，只要符合规定，也可以对传统医药进行保护。

（一）产品专利

通常被认为可以申请产品专利的传统医药包括：从天然植物中提取有治疗效果的活性物质、作为组合物质申请的复方试剂、原药材、利用传统药物制备的非药物产品。

（二）方法专利

指在传统药物中保护药材的栽培技术、药物的制备和加工处理方法及其他相关产品的生产技术。药物的具体使用方法不属于此类方法，不能被专利法保护。

（三）用途专利

旨在为再创新和二次用途提供保护。如对同一物质的不同药用效果的利用而形成的发明成果，可以被专利法保护。

二、医药专利保护的范围

（一）受医药专利保护的类型

1. 医药发明专利

将新药物、新的药品制备方法、药物新用途申请发明专利即医药发明专利。医药发明包括：新化合物、已知化合物、药物组合物、微生物及其代谢物、制药设备及药物分析仪器和医疗器械等。

2. 医药实用新型专利

药物的剂型、形状、结构的改变带来药品功能改变的，制药设备的发明等可以申请实用新型专利。

3. 医药外观设计专利

医药外观设计专利主要是涉及药品外观和包装容器外观等的新设计。包括一些有形药品的新造型或其与图案色彩的搭配和组合；新的盛放容器（如药瓶、药袋、药品瓶盖）；或者是对于药品富有美感和特色的说明书、容器等；我们常见的药品包装盒也属于医药外观设计专利。通过申请医药外观设计专利，可以保护药品不被仿制，对于一些知名的药品还可以通过保护与其相关的外观设计进而保护该药品本身。

（二）不受药品专利保护的项目

① 违反国家法律的发明创造。
② 违反社会公德的发明创造。
③ 妨害公共利益的发明创造。
④ 对违反法律、行政法规的规定获取或者利用遗传资源，并依赖该遗传资源完成的发明创造。
⑤ 不授予专利权的项目。
⑥ 科学发现。
⑦ 智力活动的规则和方法。
⑧ 疾病的诊断和治疗方法。
⑨ 动物和植物品种。
⑩ 用原子核变换方法获得的物质。
⑪ 对平面印刷品的图案、色彩或者二者的结合作出的主要起标识作用的设计。

三、授予专利权的条件

（一）新颖性

是指该发明或者实用新型不属于现有技术，也没有任何单位或者个人就同样的发明或者实用新型在申请日以前向国务院专利行政部门提出过申请，并记载在申请日以后公布的专利申请文件或者公告的专利文件中。

（二）创造性

是指与现有技术相比，该发明具有突出的实质性特点和显著的进步，该实用新型具有实质性特点和进步。

（三）实用性

是指该发明或者实用新型能够制造或者使用，并且能够产生积极效果。

上述现有技术，是指申请日以前，并且是在国内外为公众所知的技术。

四、专利保护的期限、手段及诉讼时效

（一）期限

发明专利保护 20 年，实用新型专利保护 10 年，外观设计专利保护 15 年，均自申请日起算。

（二）手段

申请后公开前，保密，过渡，互相不影响；公开后授权前，支付适当的费用临时保护；授权后期满前，作为产权享受法律保护，发生侵权时可向法院起诉或要求管理机关处理。

（三）诉讼时效

自专利权人或者利害关系人得知或应当得知侵权行为之日起两年。

五、专利申请审批流程

（一）发明专利申请审查的程序

① 受理申请。
② 初步审查：对申请文件完整性及手续等的审查。
③ 公布申请：申请满 18 个月公开。
④ 实质审查：自申请后 3 年内提出。
⑤ 授权公告（驳回→复审）：作出授权或驳回决定并公告（发给证书）；对驳回决定不服的，可在 3 个月内请求复审。
⑥ 任何人对授权有意见均可提出无效宣告请求。
⑦ 当事人对复审委所有决定不服均可向法院起诉实用新型和外观设计：受理、初审和授权 3 个阶段。

（二）专利的国际申请

① 以中文在本国提出国际申请。
② 18 个月内国际公开（有检索报告）。
③ 30 个月内进入国家阶段审查。
④ 可以单独或通过专利合作条约（PCT）途径申请国外专利。

六、专利申请文件的提交和撰写

申请发明或实用新型专利应当提交：①请求书；②权利要求书；③说明书及其摘要。

　　请求书应当写明发明或者实用新型的名称、发明人的姓名、申请人姓名或者名称、地址以及其他事项；权利要求书应当以说明书为依据，清楚、简要地限定要求专利保护的范围；说明书及其摘要应当对发明或者实用新型作出清楚、完整的说明，以所属技术领域的技术人员能够实现为准；必要时，应当有附图。摘要应当简要说明发明或者实用新型的技术要点。

　　申请外观设计专利应当提交：①请求书；②图片或者照片；③简要说明。

　　专利是衡量产业技术创新的重要指标，授权专利表明创新活动的质量。专利制度保护新药创新成果，在专利保护期内，有利于弥补新药研发过程中的高成本、高风险、长周期的产业特点。专利制度既有利于新药创新活动的相关利益人获得一定数量的利益回报，进一步激励新药的发明创造，又有利于减少新药创新的"溢出效应"。

　　由于专利权的时效性特点，专利权人通常以缴纳年费的方式，维持授权专利的有效性。自专利权被授予当年起，专利权人开始缴纳的费用，以及专利的寿命，即维持时间的长短，体现了现有专利的质量及创新能力的真实差异。

　　通过对我国70年来的医药专利创新活动进行分析[6]，与美国、日本、英国、德国、法国、印度等主要发达国家和发展中国家对比，可以发现我国的进步和优势，包括我国专利申请数量从1999年开始迅速增长，并于2015年赶超美国成为申请数量最多的国家；我国获得授权的专利数量从2004年起逐渐超越英国、法国、德国，2015年超过日本成为"全球第二医药专利授权国家"。

　　2000—2016年，在我国医药产业的授权发明专利中，国内专利权人在专利数量方面贡献率较多[7]。

　　综合来看，我国医药产业整体上已颇具规模，专利申请量高速增长，但我国在医药专利的创造、运用和保护等方面都存在着以下问题[8,9]：目前，大部分医药企业都存在知识产权意识薄弱的问题，依靠仿制和模仿求得生存与发展的理念仍然根深蒂固，市场上多个企业重复生产制造同一仿制药的情形非常普遍；各行各业的专利申请数量都在不断增加，但专利质量普遍不高，技术创新水平有待提高；由于缺乏合作互通，高校研发人员无法准确把握市场动态，医药科研成果往往过于理论化，难以符合市场需求，企业也无法获知最新技术创新成果信息，难以及时将最新科研成果转化为专利技术，这就造成了产学研严重脱节，科研无法转化为生产力的窘迫现象。这些问题导致我国的生物医药产业仍处于发展瓶颈期，国际竞争优势并不明显。医药行业是知识与技术密集型的高新技术行业，建立高效的专利战略对我国医药企业保护技术创新成果、增强市场竞争力意义重大。

七、制定合理的医药企业专利战略[8]

　　为了解决我国医药产业国际竞争力不强、产业发展动力不足的问题，有必要制定和实施专利战略，加强医药企业专利保护工作。

（一）制定宏观性企业专利战略

　　专利战略是为获得与保持市场竞争优势，运用专利制度提供的专利保护手段和专利信息，谋求最佳经济效益的总体性谋划[7]，合理的企业专利战略可以有效地运用专利技术，帮助企业提高竞争优势及核心竞争力。

　　一般来说，企业专利战略的制定可以分为四个步骤：

① 调查企业现状，了解医药企业的外部环境以及企业的性质、专利水平和市场竞争程度，进行专利战略的定位；

② 根据企业的使命，制定企业战略目标；

③ 根据专利战略目标，进行专利战略宏观和微观层面的规划，主要以企业创新、专利研发为重点，进行专利策略的制定；

④ 制定评价反馈机制，对专利战略的实施效果进行动态的、持续性的分析评价，并在实践中不断调整企业战略，从而更好地达成战略目标。

（二）制定医药企业专利布局策略

在企业专利战略的指导下，医药企业需要进一步结合自身特点开展深入的专利运营工作。专利布局是指对专利申请的周密规划和统筹安排，通过对专利申请时间、地域和途径的选择，专利保护内容的谋划等，有策略地部署形成专利布局。专利布局的目标根据企业专利战略各有不同，但总的来说，合理的专利布局基本要素应当能够运用知识产权保护企业市场，帮助企业的专利在时间、空间上真正体现出其对企业经营的价值，最终提高企业核心竞争力。

1. 引导企业积极参与技术创新和专利保护

有计划地组织好科研与生产单位进行技术创新，促进国际专利申请。同时，通过专利保护促进中药现代化事业的发展，提高我国中药国际竞争力。

2. 提高办理专利申请服务质量

如向企业宣传写好专利申请文件的经验、书写技巧（包括技术秘密保护）、介绍国外传统药以及植物产品专利保护经验等。

专利是科技创新的重要成果表现形式，也是衡量国家技术创新与进步的主要指标，通过专利分析可以反映和评价一个国家或地区的研发实力、创新能力和核心竞争力。强化专利保护是推动中国医药产业创新发展的内在需求，中国医药产业应与专利保护同步发展。新一轮的产业革命和科技变革对专利工作提出了更高的要求，制定合理的专利战略能够激励医药企业技术创新、提高国际市场竞争力。从国家知识产权战略角度来看，我国需要加强知识产权法律政策环境建设，为实现医药产业可持续发展提供法律保障。从企业角度来看，我国医药企业需要加强专利战略的制定和实施，完善企业知识产权管理制度，培养知识产权专业人才队伍，加强医药专利的布局工作，从而实现专利价值最大化，促进企业发展。

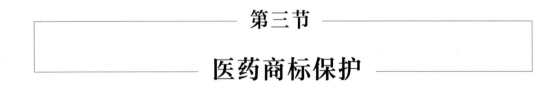

第三节

医药商标保护

药品商标是指文字、图像、字母、数字、三维标志或者颜色组合，以及上述要素的组合，能够将医药生产者、经营者的药品或药学服务区别于他人生产、经营的药品或药学服务的可视性标记。商标是医药企业形象的核心，一个医药商标在特定的意义上比一幅图画显得更为重要，对患者的消费意愿具有重要的影响[10]。因此，医药企业要重视商标的作用。药品商标不得使用对药品特征具有直接描述性的文字，否则容易把药品商标同药品通用名称混淆，从而可能造成医生和患者的误用。药品商标权是指医药商标所有人对其在国家知识产权局商标局依法注册的商标所享有的权利。办理商标注册申请是获准商标注册、取得商标权的前提和必经程序。

一、商标专用权

（一）取得方式

① 申请取得，也称原始取得。主要是指商标所有人，向商标局申请商标注册；
② 转让取得，即当事人通过与商标注册人订立书面转让协议，取得商标专用权；
③ 其他方式取得。

（二）权利

商标专用权包括以下权利：专有使用权，许可使用权，处分权。

1. 专有使用权

是指任何第三人不得在同类产品或服务上使用与商标所有人注册之商标相同或相类似的标志的权利。

2. 许可使用权

是指商标注册人有权依照法律规定，通过签订商标使用许可合同的形式，许可他人使用其注册商标。

3. 处分权

包括：转让权、投资权、质押权、抛弃商标权。

（三）药品商标注册的条件

① 药品商标不得违反《商标法》第十条的禁止性规定。《商标法》规定了不得作为商标使用的标志：国家名称、国旗、国徽；同"红十字""红新月"的名称、标志相同或者近似的；带有民族歧视的；带有欺骗性的；有害于社会主义道德风尚或者有其他不良影响的。

② 申请注册的商标，应当有显著特征，便于识别，并不得与他人已先取得的合法权利相冲突。

③《商标法》第十一条规定，仅有本商品的通用名称的不得作为商标注册。

④ 仅直接表示药品的质量、主要原料、功能、用途、重量、数量及其他特点的标志不得注册，但经过使用获得显著性特征的除外。药品商标注册的流程如下：药品商标

注册申请→商标局受理→初步审定→初审公告→再注册公告→发注册证。

药品商标注册成功后，商标注册人依法享有商标专用权，其专用权以核准注册的商标和核准使用的商品为限。药品商标注册人使用其商标，还须遵守药品管理部门的有关规定，如国家食品药品监督管理局于 2006 年颁布的《药品说明书和标签管理规定》第二十七条规定："药品标签使用注册商标的，应当印刷在药品标签的边角，含文字的，其字体以单字面积计不得大于通用名称所用字体的四分之一。""®"是"注册"的英文"register"的缩写，是"注册商标"的标记，意为该商标已在国家知识产权局商标局进行注册申请并已经审查通过，成为注册商标。"TM"是英语单词"trade mark"首写字母的缩写。TM 标志并非对商标起到保护作用，它与®不同，TM 表示的是该商标已经向国家知识产权局商标局提出申请，并且国家知识产权局商标局也已经下发了《受理通知书》，进入了异议期，这样可以防止其他人提出重复申请，也表示现有商标持有人有优先使用权。

二、注册商标续展

（一）注册商标有效期

① 注册商标的有效期为十年，自核准注册之日起计算。

② 注册商标有效期满，需要继续使用的应当在期满前十二个月内申请续展注册，在此期间未能提出申请的，可以给予六个月的宽展期。宽展期满仍未提出申请的，注销其注册商标。

③ 每次续展注册的有效期为十年。

（二）药品商标权的内容

1. 专有使用权

药品商标专有使用权是指商标权人在核定使用的医药商品或服务上使用核准的注册商标的权利。

2. 禁止权

药品商标禁止权是指商标权人有权禁止他人未经其许可，在同一种或者类似商品或服务项目上使用与其注册商标相同或近似的商标。

3. 转让权

药品商标转让权是指药品商标权人在法律允许的范围内，将其注册商标有偿或无偿转让的权利。

4. 许可权

药品商标许可权是指商标权人以收取使用费用为代价，通过合同的方式许可他人使用其注册商标的权利。

（三）药品商标权的保护范围和期限

① 注册商标的专用权以核准注册的商标和核定使用的商品为限。

② 我国注册商标的有效期为 10 年，自核准注册之日起计算。

③ 注册商标有效期满要继续使用的，应当在期满前 12 个月内申请续展注册，每次续展注册的有效期为 10 年。

④ 商标通过连续注册可得到永久的保护。

（四）药品商标保护的形式

1. 行政保护

医药商标侵权的行政保护是指商标管理机关通过行政程序依法查处商标侵权行为来保护商标专用权。

2. 司法保护

医药商标侵权的司法保护是指司法机关通过司法程序依法审理商标侵权案件，制裁商标侵权行为，保护企业商标专用权。

3. 自我保护和消费者的社会保护

商标权人通过配备商标管理人员，采用各种预防措施，在发生侵权时及时向相关行政机关或司法机关提出保护请求。商标权人的自我保护是行政保护和司法保护的基础，没有商标权人自我保护的配合，行政保护和司法保护难以启动和运行。消费者的维权打假行为，对商标权也可起到间接的保护作用。

三、药品通用名称、药品商标名称和药品名称[11]

（一）药品通用名称

根据《药品管理法》的规定，药品通用名称是指列入国家药品标准的药品名称，已经作为药品通用名称的，该名称不得作为药品商标使用。药品包装必须按照规定印有或者贴有标签并附有说明书，标签或者说明书上必须注明药品的通用名称等事项。

药品通用名称多采用较为专业的药学名称，反映一类药品与另一类药品之间的根本区别，其由药品管理的专门机构规定，而不是由相关领域的消费者决定，在世界范围内都统一和通用，具有强制性和约束性，因此药品通用名称与普通商品的通用名称定义有所不同。

（二）药品商标名称

药品商标名称是指在药品上使用的，能够将自然人、法人或者其他组织的药品与他人的商品区别开的标志，包括文字、图形、字母、数字、三维标志、颜色组合等，且药品商标只能是注册商标。

（三）药品名称

法律没有明确的药品名称的概念，但是《药品说明书和标签管理规定》载明，药品说明书和标签中标注的药品名称必须符合国家药品监督管理局公布的药品通用名称和商品名称的命名原则，并与药品批准证明文件的相应内容一致。药品说明书和标签中禁止使用未经注册的商标以及其他未经国家药品监督管理局批准的药品名称。由此可见，独立于药品通用名称的药品名称概念是存在的。根据《中国药品通用名称命名原则》的记载，药品可另有专用的商品名，且药品商品名（包括外文名和中文名）一律不得用作药品通用名。药品的通用名（包括 INN）及其专用词干的英文及译名均不得作为商品名或用以组成商品名，用于商标注册。

（四）三者的区别和联系

药品基于其受众群体不同，存在三种侧重不同的名称。药品的通用名称主要是针对专业人士而言，既方便药品行政管理，又能统一药品尺度。药品商标不仅能标识药品的出处，还能在一定程度上表示药品内在质量。部分药品的通用名称冗长晦涩，消费者不易识记，而商标可以用在多个药品上，其只能区分药品来源，并不能区分药品种类。因此，药品名称的作用是药品通用名称和商标所不能替代的，其经过国家药品监督管理局批准，既具有规范性、方便消费者熟悉和掌握，又能区别药品的种类。

四、医药商标侵权

医药商标侵权行为是指侵犯他人有效的医药商标专用权的行为。

商标侵权行为的五种表现形式如下。

① 未经注册商标注册人的许可，在同一种或者类似商品上使用与其注册商标相同或者近似的商标的行为。

② 销售侵犯注册商标专用权的商品的行为。

③ 伪造、擅自制造他人注册商标标识或者销售伪造、擅自制造的注册商标标识的行为。

④ 未经商标注册人同意，更换其注册商标并将该更换商标的商品又投入市场的行为。

⑤ 给他人的注册商标专用权造成其他损害的行为：

a. 在同一种或者类似商品上，将与他人注册商标相同或者近似的标志作为商品名称或者商品装潢使用，误导公众的；

b. 故意为侵犯他人注册商标专用权行为提供仓储、运输、邮寄、隐匿等便利条件的；

c. 擅自将他人注册商标作专卖店（专修店）企业名称及营业招牌使用的等。

面对激烈的国际市场竞争，我国医药企业同样应及时针对产品出口方向，有重点地选择若干国家，及时做好国际商标注册，必要时进行全球注册，严防假冒和抢注[12]。

五、我国药品名称与商标使用的现实纠纷[13]

1. 药品商标退化

由于某些药品的商标与药品名称本身就存在一定的联系，或者新药品名称过于冗长或绕口，或者药品企业将商标长期突兀地宣传使用，以及某品牌的药品长期处于该类药物的市场优势地位等因素，药品的商品名称可能会被大众记为通用名称。经典的例子就是拜耳公司的止痛药"阿司匹林"（Aspirin），如今泛指一切止痛药。

2. 一些企业"傍名牌"

目前，有些新兴的药品企业较其他的名牌企业起步晚、知名度低，而为了最大最快地获取市场利润，有些企业就会运用与有一定影响的知名品牌近似或类似的商标或商品等手段故意使消费者混淆，以达到牟利目的。

3. 药品通用名称的一部分被恶意注册成为商标

在实践中，一些注册药品商标权的所有者因为对商标保护知识的缺乏，或其存在自私自利的思想，恶意地将药品通用名称或是通用名称的组成部分申报为药品的商品名称；还有一些药品注册商标权人为获得垄断资源，故意将药品的通用名称中的某一部分注册成为商标。

4. 商标意识的淡薄导致被恶意抢注

我国众多药品企业商标意识较为淡薄，致使商标权遭到或多或少的侵害。其中，典型的表现就是药品的商标因过期不续注、企业商标意识淡薄，被外国企业合法地"商标抢注"。

六、对我国药品名称与商标使用的现实纠纷提出的建议

药品名称的保护是为了实现药品标准化以及防止不正当竞争行为的发生。对于一种新型药品，研发者更应当考虑其药效和交易的情况，以及社会福利等问题。任何药品的研发最终都应被大众充分利用，为人民的身体健康和生命安全谋取最大福利。

药品企业为了经济利益和企业信誉等问题，适当地维护本企业的商标权是合理的。国际上大都采用申请在先的商标注册原则，所以，为了自身的经济利益和影响力，企业一定要重视自己合法的知识产权权益，不能只盲目地生产，要制定长远的发展目标，不给非法抢注或其他企业看似合法的抢注留下"钻空子"的空间。

七、对我国涉药产品商标侵权典型案例的相应建议[14]

（一）辨清涉药品商标侵权类型

涉药品的商标侵权行为不断发生，与药品相关的商标侵权案件众多，故从事法律的

相关人员需具备区分涉药品商标侵权类型的知识和分析方法,寻找更加合理的判决依据,达到裁判的公正性。对于消费者和监管人员,也需要了解涉药品侵权方式和类型,更好地维护权利和履行职责。

(二) 健全法院裁决机制

法院是一个国家的审判机关,依照法律规定独立行使审判权,不受任何行政机关、社会团体和个人的干涉。法院具有权威性,但不可滥用自由裁量权。各个案件裁判方法对后继案件判决具有参考价值,应完善法院裁判机制中裁判文书的记录规范和公开透明性,适当控制自由裁量权,减少因法院不同而判决结果相差较大的情况。

(三) 完善涉药品商标侵权赔偿法规

驰名商标代表着一个企业的良好形象,包含着一种商品从设计、生产、销售到售后服务等全方位的信息,是生产者、经销者及消费者的共同追求。在法规上适度加大对涉药品商标侵权的赔偿力度,震慑侵权者的获利心态,真正发挥出《商标法》的法律效力。

八、中医药商标保护的策略分析[15]

对于中医药传统知识的保护,尤其是对中医药知识产权的保护,商标保护制度可以发挥较大的作用,是中医药知识产权最有效的手段之一。对此,应该科学、合理、充分地利用商标保护制度,结合中医药的特点,对传统中医药的商标注册政策给予支持。

(一) 中医药企业的策略分析

1. 提高商标保护意识,增强中医药企业竞争力

商标作为企业的无形资产,是企业参与国内、国外市场竞争的重要商战利器,也是企业形象和信誉的象征。我国中医药企业在商标保护方面应该有品牌战略意识,要充分认识到商标的重要性,及时申请商标注册,避免被抢注,以免影响市场声誉;有的中医药企业在不顾及产品质量的情况下,盲目扩大商标使用范围,结果损害了商标的信誉,淡化了品牌在市场的显著性,导致知名商标贬值,企业形象受到损害。因此,中医药企业应提高商标保护意识,制定有效的保护策略。

2. 重视药品商标的设计,处理好企业商标与药品商标的关系

中医药企业在生产之初就必须设计好自己的商标,通过独特的视觉冲击,凸显药品的功能和价值,同时吻合中医药行业健康性、安全性、生命性的要求。药品商标要融入企业商标的内涵,赋予企业文化的意义,以此切入现代经营理念和注入商业科技内涵。只有精心设计使商标具有显著性,其生命力才能强大,也才能成为企业和产品的灵魂与核心。

中医药商标的设计,一定要从中医药企业的自身形象出发,要体现其自身的中医药文化,使商标标志成为一种文化的象征。品牌命名要考虑行业特色、企业目标、目标消费者的心理感受、信息个性特点、审美情趣、符合法律法规、音韵响亮动听、综合感觉

良好等。还要注重著名商标的亲和力和传播性。

3. 强化中医药商标宣传，提升商标的知名度

中医药商标的宣传有利于提升商标的知名度，有利于增加市场销量，有利于提高商品的地位，增加商标的显著性。另外，商标宣传也是国际市场进行竞争和推销商品的一种重要手段，而培养驰名商标更是进一步开拓国际市场的重要环节。因此，中医药企业可以加强商标宣传，将产品推向国际市场，提升企业的竞争力。

（二）行政管理部门的策略分析

1. 充分发掘中医药老字号资源

目前，我国一些中医药老字号经营者在法律维权意识的引导下已将自己的中医药老字号注册为商标，但也有一些中医药老字号企业尚未申请商标注册，《商标法》也就无法全面而系统地保护这些未注册商标的中医药老字号。但是相对于普通商标来说，《商标法》中对驰名商标的保护力度更强。如果在《商标法》中规定老字号的所有者申请注册的商标符合授予条件时，即可通过国家知识产权局商标局审核和确认为驰名商标，驰名商标保护的权利更加全面，这样可以促使更多的中医药老字号的所有者将其中医药老字号申请为驰名商标，此外，《商标法》若能对名家姓名注册商标的使用权益有更为合理的共享规定，会促进中医药传统知识发挥更大的效用。

2. 加强中医药老字号全国的统一登记和管理

目前我国尚未出台老字号登记相关的法律法规，中医药老字号的登记只能通过企业名称的登记而被保护。原国家工商行政管理局颁布的《企业名称登记管理规定》对企业名称的登记注册作出相应的规定，但有一些地方还需要进一步完善，如对登记企业名称存在异议的程序和事后解决异议的程序等，都未作出规定。企业名称的登记异议程序可以借鉴《商标法》中有关注册登记的规定，明确企业名称登记机关必须对申请登记的企业名称进行公告，在公告期限内其他主体可以提出异议。企业名称登记主管机关对提出的异议进行审查，异议成立则驳回企业名称申请人的申请，这样可以防止其他商标与中医药老字号重名。

3. 完善地理标志制度，保护道地药材

商标领域中，团体或者群体知识产权的保护可以在一定条件下参照国家或地区性的标准使用集体商标、证明商标、地理标志等形式，从而可以合理利用地理标志保护具有道地性的传统中药材。在保护传统中药材或保护含有中医药传统知识方面，地理标志制度应起到积极的作用。地理标志是指标示某商品来源于某地区，该商品的特定质量、信誉或者其他特征主要由该地区的自然因素或者人文因素所决定的标志。《民法典》将地理标志规定为知识产权的客体之一。地理标志在我国主要通过以下三种模式进行保护：一是通过注册为证明商标或集体商标进行保护，二是通过地理标志保护产品（PGI）进行保护，三是通过农产品地理标志（AGI）进行保护。

许多传统产地盛产的中药材具有优良的品质，并且这些产于传统产地的中药材产量高、药性好，这类中药材一般被称为道地药材，具备地理标志的显著性。中药材的原产地和中药的药性之间一般有着紧密的联系。有些中药材只在某特定地区生长，如长白山

的人参。有些中药材可以在很多地区生长，但由于产地的不同，质量和药性也有很大的差别，如山药可以在全国很多地区生长，但生长在河南省焦作市境内的山药最好。中药材的特性决定了其应该受到地理标志的保护。因此，地理标志制度对传统中医药的保护也能起到强有力的作用。

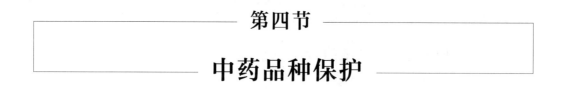

第四节
中药品种保护

一、中药品种等级的划分及审批

依照《中药品种保护条例》，受保护的中药品种，必须是列入国家药品标准的品种。经国务院药品监督管理部门认定，列为省、自治区、直辖市药品标准的品种，也可以申请保护。

受保护的中药品种分为一、二级。

符合下列条件之一的中药品种，可以申请一级保护：

① 对特定疾病有特殊疗效的；

② 相当于国家一级保护野生药材物种的人工制成品；

③ 用于预防和治疗特殊疾病的。

符合下列条件之一的中药品种，可以申请二级保护：

① 符合本条例可以申请一级保护的品种或者已经解除一级保护的品种；

② 对特定疾病有显著疗效的；

③ 从天然药物中提取的有效物质及特殊制剂。

国务院药品监督管理部门批准的新药，按照国务院药品监督管理部门规定的保护期给予保护；其中，符合上述可以申请一级、二级保护的，在国务院药品监督管理部门批准的保护期限届满前六个月，可以重新依照条例的规定申请保护。

申请办理中药品种保护的程序：

① 中药生产企业对其生产的符合以上规定的中药品种，可以向所在地省、自治区、直辖市人民政府药品监督管理部门提出申请，由省、自治区、直辖市人民政府药品监督管理部门初审签署意见后，报国务院药品监督管理部门。特殊情况下，中药生产企业也可以直接向国务院药品监督管理部门提出申请。

② 国务院药品监督管理部门委托国家中药品种保护审评委员会负责对申请保护的中药品种进行审评。国家中药品种保护审评委员会应当自接到申请报告书之日起六个月内作出审评结论。

③ 根据国家中药品种保护审评委员会的审评结论，由国务院药品监督管理部门决定是否给予保护。

批准保护的中药品种，由国务院药品监督管理部门发给《中药保护品种证书》。国务院药品监督管理部门负责组织国家中药品种保护审评委员会，委员会成员由国务院药品监督管理部门聘请中医药方面的医疗、科研、检验及经营、管理专家担任。申请中药品种保护的企业，应当按照国务院药品监督管理部门的规定，向国家中药品种保护审评委员会提交完整的资料。对批准保护的中药品种以及保护期满的中药品种，由国务院药品监督管理部门在指定的专业报刊上予以公告。

二、中药保护品种的保护

中药保护品种的保护期限：中药一级保护品种分别为三十年、二十年、十年；中药二级保护品种为七年。

中药一级保护品种的处方组成、工艺制法，在保护期限内由获得《中药保护品种证书》的生产企业和有关的药品监督管理部门及有关单位和个人负责保密，不得公开。负有保密责任的有关部门、企业和单位应当按照国家有关规定，建立必要的保密制度。向国外转让中药一级保护品种的处方组成、工艺制法的，应当按照国家有关保密的规定办理。

中药一级保护品种因特殊情况需要延长保护期限的，由生产企业在该品种保护期满前六个月，依照《中药品种保护条例》第九条规定的程序申报。延长的保护期限由国务院药品监督管理部门根据国家中药品种保护审评委员会的审评结果确定；但是，每次延长的保护期限不得超过第一次批准的保护期限。中药二级保护品种在保护期满后可以延长七年。申请延长保护期的中药二级保护品种，应当在保护期满前六个月，由生产企业依照本条例第九条规定的程序申报。被批准保护的中药品种，在保护期内限于由获得《中药保护品种证书》的企业生产。对临床用药紧缺的中药保护品种的仿制，须经国务院药品监督管理部门批准并发给批准文号。仿制企业应当付给持有《中药保护品种证书》并转让该中药品种的处方组成、工艺制法的企业合理的使用费，其数额由双方商定；双方不能达成协议的，由国务院药品监督管理部门裁决。

国务院药品监督管理部门批准保护的中药品种如果在批准前是由多家企业生产的，其中未申请《中药保护品种证书》的企业应当自公告发布之日起六个月内向国务院药品监督管理部门申报，并依照《中药品种保护条例》第十条的规定提供有关资料，由国务院药品监督管理部门指定药品检验机构对该申报品种进行同品种的质量检验。国务院药品监督管理部门根据检验结果，可以采取以下措施：

① 对达到国家药品标准的，补发《中药保护品种证书》。

② 对未达到国家药品标准的，依照药品管理的法律、行政法规的规定撤销该中药品种的批准文号。

生产中药保护品种的企业应当根据省、自治区、直辖市人民政府药品监督管理部门提出的要求，改进生产条件，提高品种质量。中药保护品种在保护期内向国外申请注册的，须经国务院药品监督管理部门批准。

三、中药专利保护与中药品种保护的区别

(一) 权利性质

中药专利保护制度是通过赋予专利申请人专利权，专利权人在一定时期内享有专利独占权，同时可以限制或许可他人使用专利的形式，保护专利权人的合法利益以及防止他人的侵权行为。专利权在权利属性上属于私权，其权利的产生、流转、救济规则都具

有浓厚的私权属性。但在专利的审查、保护等方面也存在公权介入的情况，专利强制许可制度也是典型的平衡私人权益和社会公众利益的制度。而中药品种保护制度是国家设立的对中药企业的保护措施之一，具有明显的公权属性，同时其也是政府为了保护、发展中药产业的行政手段。最典型的是从权利主体上看，中药专利保护制度的权利主体是专利权人，主要是中药产品发明人；而中药品种保护制度中，其权利主体是向卫生行政部门申请批准《中药保护品种证书》的申请者。

（二）保护范围

我国《专利法》第二条规定：本法所称的发明创造是指发明、实用新型和外观设计。在中药领域，可以申请的专利类型主要包括产品发明、方法发明以及用途发明专利。而《中药品种保护条例》规定的保护范围为中国境内生产制造的中药品种，包括中成药、天然药物的提取物及其制剂和中药人工制成品。具体而言，专利保护制度不仅保护中药复方、中药制剂、中药提取物，还对中药方法、中药的新用途等进行保护。而中药品种保护制度只保护列入国家药品标准的品种，以及经国务院药品监督管理部门认定的列为省、自治区、直辖市药品标准的品种。

根据《专利法》相关规定，只要满足《专利法》审查要求的新颖性、创造性和实用性，就可享受《专利法》的保护。因此中药专利保护制度保护范围明显比中药品种保护制度要宽，但对权利客体的原创性要求更高。

（三）保护期限

《中药品种保护条例》将保护客体分成了两个级别，其中规定中药一级品种的保护期限分别为 10 年、20 年、30 年，而二级品种的保护期为 7 年。并且，中药知识产权若到期可以申请延长保护期限。而《专利法》的专利保护期限为 20 年。因此，通过对比可知，只有一部分的中药一级品种保护期限长于专利保护期限。但 30 年的保护期限不仅明显超过了《专利法》的保护期限，还超过了《与贸易有关的知识产权协定》中规定的保护期限。《与贸易有关的知识产权协定》中规定的药品政策认为，制定比 20 年更长的保护期限，将会降低权利所有人以及国内市场的再发明积极性，甚至造成国内中药产品市场垄断。对于国外市场，则违背了《与贸易有关的知识产权协定》的公平竞争原则。

目前，我国共有 131 个中药保护品种，而 2002 年 9 月在保护期内的品种为 1668 种、2013 年 4 月在保护期的品种为 970 种，并且一些知名中药产品面临延长的保护期限已到期或即将到期问题。由于我国现有在保护期的中药保护品种大多属于二级保护品种，其 7 年的保护期限与 20 年的保护期限相比过短。

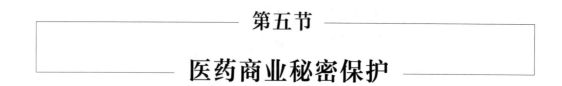

第五节

医药商业秘密保护

医药商业秘密是指在医药行业中，不为公众所知悉、能为权利人带来经济利益、具有实用性并经权利人采取保密措施的技术信息和经营信息。其中的技术信息和经营信息即技术秘密和经营秘密，包括设计、程序、产品配方、制作工艺、制作方法、管理诀窍、客户名单、货源情报、产销策略、招投标中的标底及标书内容等信息。几乎所有的医药企事业单位都有自己的商业秘密，尤其是开发新药时，持续时间较长，往往涉及合成、药理、分析、制剂、临床等步骤，另外还要报批，保密问题更为重要。商业秘密保护适用于配方和生产工艺复杂、从产品很难应用反向工程倒推出原料配方和生产工艺的情况。对于一项发明创造，专利保护与技术秘密保护都需要。一项发明创造不可能一蹴而就，研究需要有一段时间的延续。在尚未申请专利之前可能是技术原因，也可能是策略需要或撰写申请文件过程中，必须保密。此时，该发明创造是作为技术秘密来保护的。可以说，任何发明创造在申请专利前都有技术秘密保护的过程。此外，在撰写专利申请文件时，在确保具有新颖性与创造性的前提下，应该将申请专利与技术秘密保护结合起来。

一、医药商业秘密保护的基本特征

（一）非周知性或秘密性

医药商业秘密必须是处于秘密状态的信息，不可能从公开的渠道所获悉。

（二）价值性

是指该商业秘密自身所蕴含的经济价值和市场竞争价值，能为权利人带来现实或者潜在的经济利益，所有人因掌握商业秘密而拥有竞争优势，并能实现权利人经济利益的目的。

（三）实用性

实用性是指构成商业秘密的信息具有确定的可应用性。该信息是一种具体的现在或者将来能够应用于生产经营或者对生产经营有用的具体的技术方案和经营策略。实用性与价值性具有密切的关系，缺乏实用性的信息则无价值性可言。

（四）保密性

保密性是指有关信息的所有人主观上将该信息视为秘密，客观上则采取适当的保密措施以维持信息的秘密性。

二、医药商业秘密保护的基本内容

（一）医药技术秘密

1. 产品信息

企业自行研究开发的新药，在既没有申请专利，也还没有正式投入市场之前，尚处

165

于秘密状态，是一项商业秘密。即使药品本身不是秘密，它的组成部分或组成方式也可能是商业秘密。

2．配方与工艺

医药产品的工业配方、化学配方、药品配方等是商业秘密的一种常见形式，甚至化妆品配方，其中各种成分的配比也属于商业秘密。有时几个不同的设备，尽管其本身属于公知范畴，但经特定组合，产生新工艺和先进的操作方法，也可能成为商业秘密。许多技术诀窍就属于这一类型的商业秘密。

中药技术秘密包括中药的制造技术、生产工艺流程、特定配方、有关设备和材料的制作工艺的专门知识、经验等信息。

3．机器设备的改进

在公开的市场上购买的制药机器、设备经公司的技术人员对其进行技术改进，使其具有更多用途或效率更高，这个改进是商业秘密。

4．研究开发的有关文件

记录了研究和开发活动内容的文件，这类文件即商业秘密。如蓝图、图样、实验结果、设计文件、技术改进后的通知、标准件最佳规格、检验原则等。

（二）经营秘密

经营秘密即未公开的经营信息，是指与药品的生产、经营销售有关的保密信息。包括以下信息。

1．与公司各种重要经营活动有关联的文件

公司在各种重要经营活动中有许多关联的文件，如采购计划、进货渠道、供应商清单、销售计划、销售方法、会计财务报表、分配方案、市场调查资料等。

2．客户情报

客户情报包括客户清单、销售渠道、协作关系、货源情报、产销策略、招投标中的标底及标书内容等信息。

3．经营过程中的管理技术

管理技术包括在医药经营各个环节中有效运作的管理模式、管理方法、管理诀窍、管理步骤等。

三、医药商业秘密保护的方式

（一）医药商业秘密的法律保护

我国医药商业秘密的保护可以分为两个层面，即法律保护层面和权利人自我保护层面。目前，我国还没有专门的商业秘密保护立法，有关商业秘密保护的规定分散在几个

法律法规中。

1.《民法典》《劳动法》等

我国通过《民法典》和《劳动法》等对商业秘密进行保护。《民法典》共 7 编、1260 条,各编依次为总则、物权、合同、人格权、婚姻家庭、继承、侵权责任,以及附则,自 2021 年 1 月 1 日起施行。《民法典》第一千一百八十五条规定:故意侵害他人知识产权,情节严重的,被侵权人有权请求相应的惩罚性赔偿。《民法典》第五百零一条规定:当事人在订立合同过程中知悉的商业秘密或者其他应当保密的信息,无论合同是否成立,不得泄露或者不正当地使用;泄露或者不正当地使用该商业秘密或者信息,造成对方损失的,应当承担赔偿责任。《劳动法》则规定本公司雇员或者前雇员违反企业商业秘密的规章制度、劳动合同中的保密条款、保密合同或者竞业禁止合同约定,给企业造成损失的,企业可以依据《劳动法》的规定向劳动争议仲裁委员会申请劳动仲裁,要求违反上述约定的雇员承担损害赔偿责任。

2.《反不正当竞争法》

根据《反不正当竞争法》第九条的规定,下列行为属于侵犯他人商业秘密的不正当竞争行为:①以盗窃、贿赂、欺诈、胁迫、电子侵入或者其他不正当手段获取权利人的商业秘密;②披露、使用或者允许他人使用以前项手段获取的权利人的商业秘密;③违反保密义务或者违反权利人有关保守商业秘密的要求,披露、使用或者允许他人使用其所掌握的商业秘密;④教唆、引诱、帮助他人违反保密义务或者违反权利人有关保守商业秘密的要求,获取、披露、使用或者允许他人使用权利人的商业秘密。根据《反不正当竞争法》和国家工商行政管理局《关于禁止侵犯商业秘密行为的若干规定》的规定,对侵犯商业秘密的不正当行为,工商行政管理机关应当责令停止违法行为,可以根据情节处以一万元以上二十万元以下的罚款,并可对侵权物品作如下处理:责令并监督侵权人将载有商业秘密的图纸、软件及其有关资料返还权利人;监督侵权人销毁使用权利人商业秘密生产的、流入市场将会造成商业秘密公开的产品。但权利人同意收购、销售等其他处理方式的除外。

3.《刑法》

《刑法》第二百一十九条规定,有下列侵犯商业秘密行为之一,情节严重的,处三年以下有期徒刑,并处或者单处罚金;情节特别严重的,处三年以上十年以下有期徒刑,并处罚金:①以盗窃、利诱、胁迫、电子侵入或者其他不正当手段获取权利人的商业秘密的;②披露、使用或者允许他人使用以前项手段获取的权利人的商业秘密的;③违反保密义务或者违反权利人有关保守商业秘密的要求,披露、使用或者允许他人使用其所掌握的商业秘密的。明知或者应知前款所列行为,获取、披露、使用或者允许他人使用该商业秘密的,以侵犯商业秘密论。上述法律规定的侵犯商业秘密行为的法律责任,实际上包括民事违约责任、民事侵权责任、行政责任和刑事责任四种。这说明侵犯商业秘密行为的法律责任体系可由民事违约责任、民事侵权责任、行政责任和刑事责任构成。一般说来,侵犯商业秘密行为应当主要承担民事违约责任和民事侵权责任。当侵犯商业秘密行为构成不正当竞争行为时,依法还应当承担行政责任。情节严重,构成犯罪时,则应当承担刑事责任。

（二）商业秘密的自我保护

医药企业应当积极采取措施对企业的商业秘密进行自我保护，从经济上以产权安排来保护商业秘密，把保护商业秘密纳入企业的管理体系中，可以采取以下措施：①企业内部设立专门的商业秘密管理机构；②与涉及商业秘密的人员签订保密合同以及竞业限制协议；③在具体的管理上实行分级管理；④定期对涉及商业秘密的人员进行培训，灌输保护商业秘密的意识，提高他们保护商业秘密的能力。从国家立法到企业自身，保护商业秘密的手段可以说是多种多样，但是，无论哪一种保护都有其自身的缺陷。法律的保护属于事后的救济，权利人的利益已经在一定程度上受到侵害。企业内部自身通过经济、管理各种手段进行保护，在一定程度上增加了企业的成本，并不是任何一个企业都能承受，因此，权利人要想真正保护好自己的商业秘密，应该从自身的实际情况出发，以国家法律的强制力作为后盾，辅以自身内部的管理，综合运用各种手段，保护好自己的商业秘密。

四、中医药商业秘密保护的优势

在专利制度的影响下，商业秘密保护一直没有得到足够的重视，但是，与专利制度相比，商业秘密在中医药保护领域具有一定的优势。商业秘密保护在一定程度上可以弥补专利制度的不足，一方面既可以成为不愿公开信息申请专利的另一种选择，另一方面也成为专利不能保护的一条出路，这一点在中医药领域表现得尤为明显。

（一）覆盖范围广

相对于专利制度只涵盖中药，中药品种保护制度对象仅局限于中药品种，中医药商业秘密保护的覆盖范围更广。只要保护对象具有秘密性、价值性并为当事人采取保护措施，商业秘密制度就可以适用，就能得到法律的认可和保护，中药的配方、工艺或者中医的诊疗手段，都可以纳入中医药商业秘密保护的范畴，因此在保护范围上更为广泛。

（二）权利获取上的优势

中医药商业秘密权的获得不需要经任何部门审批或登记注册，规避了审查周期的时间限制。其权利获取上的优势对于中药企业特别是中小型的中药企业具有很大的吸引力。对于专利不能保护的中医药资源，更是一条出路。目前我国许多中药企业在中药生产环节中都不同程度地采用了商业秘密的保护方式。在国家中医药管理局对 120 家中成药重点企业及其 401 个重要中成药品种的调查中，企业对 61.8% 的中成药品种采取了技术秘密保护措施，也就是通过商业秘密来保护中药成果。中医药企业愿意选择商业秘密制度保护中医药成果，也能说明商业秘密在中医药保护领域的积极作用。

（三）保密状态带来的竞争优势

商业秘密制度的适用为权利人获取经济利益和竞争优势提供了契机。如前文中提到的，鉴于中药配方公开会引发其他企业对配方的二次开发，对于技术性强，不易被反向工程破解的中医药技术，中医药企业更倾向于以商业秘密的形式对其保护，这对提高其市场竞争力具有积极的促进作用。有效成分及配比不清、缺少实验数据等特点并不影响商业秘密制度的适用，相比于中药专利采取间接手段描述权利要求，中医药商业秘密的保护力度反而更强，其权利状态也更加稳定。

（四）保护时间和地域上的优势

中药专利保护和中药品种保护在保护时间上都有一定的期限，一旦保护期满就不再受到法律保护。中医药商业秘密保护则没有保护期限的限制，只要做好保密措施，中医药商业秘密可长久地处于保密状态。中医药是我国的传统医药，已经有数千年的发展历史，其中一些中医药技术也传承了数百年，和公开技术信息获得 20 年专利保护期相比，更需要商业秘密制度这样的长久保护。

此外，中医药商业秘密保护还有地域上的优势。被授予的中药专利权仅在该专利依据的法律的空间效力范围内有效，若想在别的国家和地区对同一个中药技术享有专利权，还必须要依据其当地的法律规定，再提交专利申请，经审查合格才可获得中药专利权。中药品种保护制度更是有地域的限制，此项保护制度是我国特有的行政保护措施，只在国内适用，并不能得到其他国家和地区的认可。而中医药商业秘密保护依靠的是权利人采取的保密措施，该类保护没有地域上的限制，在国内外都具有有效性。

第六节

医药未披露数据保护

医药未披露数据是指在含有新型化学成分药品注册过程中，申请者为获得药品生产批准证明文件向药品注册管理部门提交的关于药品安全性、有效性、质量可控性的未披露的试验数据。

一、医药未披露数据保护的基本内容

（一）针对实验系统试验数据

包括动物、细胞、组织、器官、微生物等实验系统的药理、毒理、动物药代动力学等试验数据。

（二）针对生产工艺流程、生产设备与设施、生产质量控制等研究数据

包括药物的合成工艺、提取方法、理化性质及纯度、剂型选择、处方筛选、制备工艺、检验方法、质量指标、稳定性；中药制剂还包括原药材的来源、加工及炮制等；生物制品还包括菌毒种、细胞株、生物组织等起始材料的质量标准、保存条件、遗传稳定

性及免疫学等研究数据。

（三）针对人体的临床试验数据

包括临床药理学、人体安全性、有效性评价等获得人体对于新药的耐受程度和药代动力学参数，给药剂量等试验数据。

二、医药未披露数据保护的基本特征

（一）医药未披露数据不具有独占性

医药未披露的试验数据保护不禁止其他申请人自行独立获取的数据，其他申请人可以合法地使用该数据，故不具有独占性。

（二）医药未披露数据获得的途径不具备创新性

"生产或者销售含有新型化学成分药品"中的"新"并不是应用创新方法而获得的信息，而是一个注册性概念，只要生产者或者销售者提交的化学活性成分未经注册的即是新的。

三、医药未披露数据保护的意义

我国《药品管理法实施条例》第三十四条规定：国家对获得生产或者销售含有新型化学成分药品许可的生产者或者销售者提交的自行取得且未披露的试验数据和其他数据实施保护，任何人不得对该未披露的试验数据和其他数据进行不正当的商业利用。自药品生产者或者销售者获得生产、销售新型化学成分药品的许可证明文件之日起6年内，对其他申请人未经已获得许可的申请人同意，使用前款数据申请生产、销售新型化学成分药品许可的，药品监督管理部门不予许可；但是，其他申请人提交自行取得数据的除外。

除下列情形外，药品监督管理部门不得披露本条第一款规定的数据：①公共利益需要；②已采取措施确保该类数据不会被不正当地进行商业利用。这一规定是我国为履行加入世界贸易组织时的承诺而制定的对未披露信息的保护措施。作为WTO的协议之一，《与贸易有关的知识产权协定》（以下简称TRIPS协定）规定了一系列知识产权保护的最低标准，要求成员必须履行。TRIPS协定第七节第三十九条即是对未露信息的保护，规定：①各成员应对属于商业秘密的未披露信息和提交政府或政府机构的数据进行保护；②自然人和法人应采取合理的措施，以防止商业秘密在未经其权利人同意的情况下，以违反诚实商业行为的方式向他人披露，或被他人取得或使用；③各成员应对申请销售使用许可者提交的，需经过巨大努力才能取得且未披露的、含有新型化学物质的药品或农业化学产品的试验数据或其他数据进行保护，以防止不正当的商业使用。各成员应保护这些数据不被披露，即便是为保护公众利益所必需时，也应采取措施以保证这类数据不会被用于不正当的商业目的。除《药品管理法实施条例》之外，对未披露试验数据的保护制度也在《药品注册管理办法》中进一步予以明确。2007年10月1日起实施的《药品注册管理办法》第二十条也作了相应规定，对获得生产或者销售含有新型化学成分药品许可的生产者或者销售者提交的自行取得且未披露的试验数据和其他数据，国家药品监督管理局自批准该许可之日起 6 年内，对未经已获得许可的申请人同意，使用其未披露数据的申请不予批准；但是申请人提交自行取得数据的除外。通过《药品管理法实施条例》和《药品注册管理办法》，我国履行了所作的国际承诺，对未披露的试验数据进行了保护，同时也保障了科研工作者和医药企业的权益。

四、医药未披露数据保护制度建议

（一）建立多层次有针对性的药品试验数据保护体系

我国应建立多层次、有针对性的药品试验数据保护体系。我国现行的药品试验数据保护制度一刀切式的规定，一方面是保护范围不明确，使得制度难以切实落实；另一方面是保护的方式过于简略，对于各种不同类型的药品予以同样的保护力度，可能会挫伤罕见病药、儿科用药的研发积极性。生物制药产业正处于发展初期，投入成本巨大，只有加大鼓励力度，才能引导我国生物制药产业积极发展，在国际竞争中占有优势。罕见病用药市场小，如果投入巨大成本却得不到市场独占期的保护，则罕见病用药研发的动力不足，药品可及性得不到保障。儿科用药不能仅以成人用量折算，儿童处于生长发育阶段，机体机能发育未完成，对药物的代谢功能、耐受能力较成人均大打折扣，缺乏临床试验改进药品配方而仅仅减少药量则易引发儿童用药不良反应。因此，应扩大药品试验数据保护的范围，并针对不同类型药品提供数据保护期，鼓励创新生物制药、罕见病用药和儿科用药的研发。

（二）明确保护范围

建立多层次、有针对性的药品试验数据保护体系首先应当明确保护范围，对"新药"进行明确的定义。

（三）激励不同类型药品研发

首先建立多层次、有针对性的药品试验数据保护体系，其次应当针对不同类型药品赋予不同保护期。目前，生物技术在医药领域应用越来越广泛，医药生物技术产业在医药产业中的比重将会越来越大，目前，生物制药领域的竞争格局尚无定论，美国赋予了生物制药 12 年的药品试验数据保护期，旨在鼓励产业发展，因此，我国如果赋予创新生物制药以 12 年的保护期也有足够的正当性，对于促进我国生物医药创新具有重要意义。同时，我国应针对儿童用药、罕见病用药提出特别保护，以引导儿童用药、罕见病用药的研发。

（四）提高药品试验数据保护制度的实践性

我国药品试验数据保护制度的规定缺乏可操作性，因此要完善这一制度就应加强其可操作性，制定明确的实施细则，建立完整的程序。

（五）具体化保护范围、期限及方式

要提高药品试验数据保护制度的实践性，首先应将保护范围、保护方式和保护期限具体化。如前所述，应将针对不同类型的药品赋予不同的保护期，并明确保护的方式和保护的期限。

（六）建立申请、审批及公告程序

应建立起相应的申请和审批程序以及公告程序。药品试验数据保护权利的取得与药品上市注册许可的申请密不可分，药品试验数据即证明药品安全性和有效性的关键性材料，因此建议试验数据保护权的审批程序与药品上市注册申请同步展开。如此，一方面可节省制度成本，在审核药品安全性、有效性的同时，可审核药品试验数据是否在保护范围内；另一方面符合其功能特征，发挥药品试验数据的证明作用；再者，应建立官方信息查询平台。审核机构在审核完成后应公开相关信息，包括药品试验数据保护的药品类型、起始日期和保护期限等，如美国通过每月更新《经过治疗等效性评价批准的药品》一书向社会公布药品的专利信息、上市信息及药品试验数据保护信息。

（七）建立滥用药品试验数据保护的制约机制

应建立相应的监督机制，公众通过公开信息可以查询到相关的药品试验数据保护信息，同时，可以对此进行监督。

参考文献

[1] 于博，乐虹. 我国医药知识产权保护现状与对策 [J]. 医学与社会，2012，25（1）：79-81.

[2] 尹瑾，罗爱静. 论医药知识产权存在的合理性 [J]. 湖南医科大学学报：社会科学版，2008，10（4）：28-30.

[3] 朱倩. 生物医药知识产权管理现状及发展研究 [J]. 临床医药文献电子杂志，2018，5（64）：195.

[4] 刘伟，王斌. 浅谈医药领域知识产权保护 [J]. 中国管理信息化，2017，20（9）：106-107.

[5] 丁建玮. 探索完善医药知识产权司法保护机制 [N]. 检察日报，2018-10-09（3）.

[6] 齐燕，高东平，杨渊. 我国医药专利70年发展态势分析 [J]. 医学信息学杂志，2019，40（10）：19-24.

[7] 杨舒杰，武志昂. 我国医药产业授权专利维持策略分析 [J]. 中国新药杂志，2019，28（7）：769-774.

[8] 杨凤雨. 我国医药企业专利战略研究 [J]. 中阿科技论坛（中英文），2022，（1）：206-210.

[9] 李晓宇. 后疫情时代生物医药产业专利布局现状分析与建议 [J]. 中国医药生物技术，2021，16（2）：173-180.

[10] 罗耀辉. 图像化生存——谈医药商标设计 [J]. 中国医疗器械信息，2006，12（1）：1-4.

[11] 杜文婷. 药品通用名称能否作为注册商标——从"奇星华佗再造"案说起 [J]. 中华商标，2018，（11）：74-78.

[12] 黄清华. 医药商标的国际注册与保护 [J]. 中华商标，2014，（6）：46-49.

[13] 于鸿润，张璇. 浅谈药品名称与商标在使用中出现的问题 [J]. 法制博览，2016，（2）：229-230.

[14] 陈思彤，何欣，昝旺. 我国涉药产品商标侵权案例分析 [J]. 中国药业，2016，25（20）：16-18.

[15] 夏益，田侃，王艳翚，等. 从商标保护视角浅析中医药传统知识保护 [J]. 辽宁中医药大学学报，2014，16（11）：109-112.

第十一章
药事法律责任

第一节
药事民事责任

　　随着经济社会的快速发展，人们越来越关注自己的身体健康和安全。患者想通过药物获得健康，但药害事件时有发生，患者的身体健康受到损害，甚至危及生命。因此，解决药品安全问题十分重要。

　　药害事件根据其发生的原因，可以大致分为三类：①药品质量缺陷；②药品不良反应；③用药错误。对于不同原因的药害事件，追责对象和处理结果也不同。

　　药品质量缺陷，不仅是违反我国《产品质量法》民事责任的行为，且依法律的特别规定，应当承担民事责任的其他损害行为。我国《产品质量法》第四十六条："本法所称缺陷，是指产品存在危及人身、他人财产安全的不合理的危险；产品有保障人体健康和人身、财产安全的国家标准、行业标准的，是指不符合该标准[1]。"按照立法定义，缺陷包含两个含义：一是不合理的危险；二是不符合标准。不合理的危险不应该存在，理应避免。根据卞耀武主编的《中华人民共和国药品管理法释义》（2002年版），药品作为一种特殊商品，其主要功能是用于预防、治疗疾病，保护人体健康和安全。因此，对于药品来说，不合理的危险就是与用于预防、治疗、诊断人的疾病无关的其他相关作用，如无效、与用药目的无关的人身损害等。药品不符合标准则是指不符合国家标准或者不符合国家药品监督管理局审批标准等强制性标准的药品。

　　根据致人损害的过程不同，又可以把药品的缺陷分为药品研究缺陷、药品生产缺陷、药品贮存缺陷、药品使用缺陷四类。药品研究缺陷可以理解为研究者为了经济利益等因素故意隐瞒已发现的药品不良反应等本可以避免的研究过失造成的药品的不合理危险，不包括药品自身具有的其他药理性质所致的可预测的药品不良反应。药品生产缺陷是指生产的药品与药品本身的功效完全不相符。药品贮存缺陷是指药品在流通环节中，发生变质从而产生不合理危险，成为缺陷药品。药品使用缺陷是指药品在使用过程中，可能会出现说明书未尽警示义务所导致的缺陷、医师药师处方缺陷、患者自己使用不当等。

　　对于药品不良反应，目前我国医药界的主流认识是：药品不良反应属正常现象，并不说明药品本身不合格，药品厂商一般情况下没有责任。类似观点包括：①药品不良反应属不可抗力，与其他医疗手术风险一样，应由患者及其家属承担风险；②在不能明确归因的前提下，由于药理作用双重性引起的不良反应，药品生产者等没有义务承担责任；③药品不良反应是当前水平下科技所不能解决的问题，药品生产或经营者只要没有过错，一般不必承担法律责任。

根据《民法典》第一千二百零二条规定："因产品存在缺陷造成他人损害的，生产者应当承担侵权责任[2]。"《产品质量法》第四十三条也规定："因产品存在缺陷造成人身、财产损害的，受害人可以向产品的生产者要求赔偿[1]。"由此可见，一旦存在质量缺陷的药品被认定为假药或劣药，并且对使用者或消费者产生了不合理的危险，因此还造成了人身、财产损害的，该假劣药品生产者就要承担相应的民事责任。

我国《民法典》第一百七十六条规定："民事主体依照法律规定或者按照当事人约定，履行民事义务，承担民事责任[2]。"第一千一百六十五条规定："行为人因过错侵害他人民事权益造成损害的，应当承担侵权责任。依照法律规定推定行为人有过错，其不能证明自己没有过错的，应当承担侵权责任[2]。"第一千一百六十六条规定："行为人造成他人民事权益损害，不论行为人有无过错，法律规定应当承担侵权责任的，依照其规定[2]。"依据传统民事法律责任分类，除却不当得利和无因管理产生的责任，以及缔约过失责任和基于后合同义务产生的责任等，民事责任无外乎违约责任和侵权责任两种。

药品不良反应在我国2011年颁布的《药品不良反应报告和监测管理办法》中被定义为：合格药品在正常的用法用量下出现的与用药目的无关的或意外的有害反应。某种药害事件的发生是否由药品不良反应导致，究其法定概念可知，必须同时满足以下3个要素：一是药品必须是合格药品，假药、劣药造成的人身伤害不属于药品不良反应；二是遵照医嘱或药品说明书正常使用药品，不合理用药导致的人身损害也不属于药品的不良反应；三是药品发生了有害反应，并且这种反应是与用药目的无关的或者是不可预料的。以上的法定概念还排除了人为有意或无意的过失所导致的人身损害。我国《药品管理法》第八十一条规定："药品上市许可持有人、药品生产企业、药品经营企业和医疗机构应当经常考察本单位所生产、经营、使用的药品质量、疗效和不良反应。发现疑似不良反应的，应当及时向药品监督管理部门和卫生健康主管部门报告。具体办法由国务院药品监督管理部门会同国务院卫生健康主管部门制定。对已确认发生严重不良反应的药品，由国务院药品监督管理部门或者省、自治区、直辖市人民政府药品监督管理部门根据实际情况采取停止生产、销售、使用等紧急控制措施，并应当在五日内组织鉴定，自鉴定结论作出之日起十五日内依法作出行政处理决定[3]。"第一百三十四条规定："药品上市许可持有人未按照规定开展药品不良反应监测或者报告疑似药品不良反应的，责令限期改正，给予警告；逾期不改正的，责令停产停业整顿，并处十万元以上一百万元以下的罚款。药品经营企业未按照规定报告疑似药品不良反应的，责令限期改正，给予警告；逾期不改正的，责令停产停业整顿，并处五万元以上五十万元以下的罚款。医疗机构未按照规定报告疑似药品不良反应的，责令限期改正，给予警告；逾期不改正的，处五万元以上五十万元以下的罚款[3]。"也就是说，药品生产者、经营者和医疗机构若违反《药品管理法》第八十一条规定，未按要求报告严重药品不良反应，给使用者造成损害的，应当依法承担赔偿责任。另外，《药品管理法》第四十九条规定，药品包装应当按照规定印有或者贴有标签并附有说明书，标签或者说明书上应当注明药品的不良反应和注意事项。《药品说明书和标签管理规定》第十四条也规定："药品说明书应当充分包含药品不良反应信息，详细注明药品不良反应。药品生产企业未根据药品上市后的安全性、有效性情况及时修改说明书或者未将药品不良反应在说明书中充分说明的，由此引起的不良后果由该生产企业承担[1]。"可见，药品生产企业若违反《药品管理法》第四十九条和《药品说明书和标签管理规定》第十四条规定，未按要求注明药品不良反应的应依法承担赔偿责任。从药品不良反应的分类上看，上述两种情况下发生的药品不良反应都属于可预见的药品不良反应。

由于不合理用药引起的药害事件主要有两种：一是患者不合理的自我药疗行为引起的药害事件；二是医院等医疗机构的用药错误导致的药害事件，这也属于常说的医疗过失或医疗事故。对于医疗纠纷案件，《民事案件案由规定》中规定了两个有关案由，一是第一部分合同纠纷案由中的医疗服务合同纠纷；二是第二部分权属、侵权及不当得利、无因管理纠纷案由中的医疗事故损害赔偿纠纷。

目前，我国药品不良反应的受害者想要获得补偿或赔偿，只能通过法律诉讼才可能达到目的。但是基于药品不良反应民事责任认定的复杂性和举证的困难性，若仅有诉讼一条途径，首先对于处于弱势的受害人而言，费时费力，极为不公；其次，诉讼导致的非但是受害者的讼累，还有可能影响到医药企业和医疗机构等相关当事人的社会地位和声誉。因此，适当、合理的非讼救济十分必要。

在发达国家，药品不良反应的救济机制是比较健全的。首先在源头上施行药品不良反应的报告制度，未雨绸缪；其次对于已发生的药品不良反应事件，采取亡羊补牢的方式，一些国家建立了专门的药害救助基金，基金的资金来源按照"谁受益、谁负责"的出资原则，强制性地从药厂和药品经销商的利润中提取；有一些国家由政府出资；还有一些国家通过保险制度来补偿。这些体系都具备一个共同点，即政府参与、法律主导。

日本基于所创设的独立救济基金制度而设立的"医药品机构"成立后，除了办理受害救济外，还积极与各科研机构合作，开展研究项目。如2004年开展了针对药品不良反应救济受益者的实地调查研究项目，研究如何提高受害者的生命质量，以及如何给予受害者必要的救济服务。医药品机构在全日本开展咨询服务业务，设立免费电话咨询热线，并安排全职人员提供服务。医药品机构提供的全方位服务不仅有助于药品不良反应损害救济制度的顺利实施，提高社会民众对救济制度及药品不良反应相关知识的认识，也有助于提高临床用药的安全性。

关于我国现有的药品不良反应非讼救济制度，2011年7月1日，国家食品药品监督管理局和卫生部联合发布了《药品不良反应报告和监测管理办法》，第三条规定："国家实行药品不良反应报告制度。药品生产企业（包括进口药品的境外制药厂商）、药品经营企业、医疗卫生机构应按规定报告所发现的药品不良反应。"这些规定确立了药品生产经营企业以及医疗机构的强制报告义务。根据我国目前的药品不良反应报告制度框架，一旦出现药品不良反应事件，应该由企业、医疗机构或个人向省级药品监督、卫生管理部门或同级药品不良反应监测中心报告，然后这些省级机构再将药品不良反应信息向国家药品监督管理局、国家卫生健康委员会以及国家药品监督管理局药品评价中心（国家药品不良反应监测中心）报送。自国家药品监督管理局成立以来，下属各药品监督管理机构陆续组建并按照新的管理体制运行。迄今为止，已有31个省、自治区、直辖市和生产建设兵团相继成立了本辖区的不良反应监测中心。截至2022年12月底，国家不良反应监测中心网络收到《药品不良反应/事件报告表》2085.6万份，社会各界对不良反应的认识不断加深，积极性也在不断地提高。

药事行政责任

2019 年 12 月 1 日施行新修订的《药品管理法》，提出"建立科学、严格的监督管理制度"，对法律责任部分做出了系统全面的修改，对药品违法行为规定了严格的法律责任，药品管理行政责任与刑事责任更加系统与完备。

《药品管理法》从第一百一十四条至第一百五十一条规定了法律责任，包括无证经营、非法渠道购进、生产经营使用假劣药、未经批准开展临床试验、提供虚假资料骗取行政许可、挂靠挂证经营、违反药品管理秩序（生产、经营、使用）、违反药品生产经营质量管理规范、违反网络药品经营规范、违反医疗机构制剂管理规定、违反药品不良反应监测召回管理规定等。药品管理行政责任是因违反药品管理法规或者由于药品管理法规规定的事由，而承担的法定责任，违法行为包括药品监管部门、药品检验机构及其工作人员的行政不当行为，药品研制、生产、经营、使用单位和个人的违法行为等。药品管理行政责任具有惩罚和救济的功能，惩罚是行政处罚，即针对行政相对人的药品违法行为作出的制裁措施，这种药品违法行为虽然具有社会危害性，但是其行为的情节和程度达不到刑事处罚。

但当违法行为情节严重构成犯罪的，《行政处罚法》在总则确立了行政责任与刑事责任衔接的依据，第八条规定："违法行为构成犯罪，应当依法追究刑事责任的，不得以行政处罚代替刑事处罚[4]。"第二十七条规定了行政案件涉嫌犯罪的移送条款，即"违法行为涉嫌犯罪的，行政机关应当及时将案件移送司法机关，依法追究刑事责任。对依法不需要追究刑事责任或者免予刑事处罚，但应当给予行政处罚的，司法机关应当及时将案件移送有关行政机关[4]。"第三十五条规定了行政责任和刑事责任的相互折抵，即"违法行为构成犯罪，人民法院判处拘役或者有期徒刑时，行政机关已经给予当事人行政拘留的，应当依法折抵相应刑期。违法行为构成犯罪，人民法院判处罚金时，行政机关已经给予当事人罚款的，应当折抵相应罚金[4]。"第五十七条规定了行政案件调查终结涉嫌犯罪的处理，即"违法行为涉嫌犯罪的，移送司法机关[4]。"

原《药品管理法》按假药论处的有三种情形："国务院药品监督管理部门规定禁止使用的""依照本法必须批准而未经批准生产、进口，或者依照本法必须检验而未经检验即销售的""使用依照本法必须取得批准文号而未取得批准文号的原料药生产的"。这些情形在新修订《药品管理法》中不再按假药论处，而是在第一百二十四条作专门的行政处罚规定，对以上行为免除刑事处罚，但加大了行政处罚力度，"处违法生产、进口、销售的药品货值金额十五倍以上三十倍以下的罚款；货值金额不足十万元的，按十万元计算；情节严重的，吊销药品批准证明文件直至吊销药品生产许可证、药品经营许可证或者医疗机构制剂许可证，对法定代表人、主要负责人、直接负责的主管人员和其他责任人员，没收违法行为发生期间自本单位所获收入，并处所获收入百分之三十以上三倍以下的罚款，十年直至终身禁止从事药品生产经营活动，并可以由公安机关处五日以上十五日以下的拘留[3]"。特别是对于之前备受关注的"未经批准进口境外上市药品"，不再单独直接列为假药的情形，对于此行为也不再规定追究刑事责任，而是"未经批准进口少量境外已合法上市的药品，情节较轻的，可以依法减轻或者免予处罚"。

国家药品监督管理局、市场监督管理总局、公安部、最高人民法院、最高人民检察院联合下发《食品药品行政执法与刑事司法衔接工作办法》，原国家食品药品监督管理总局发布《总局关于进一步加强依法行政履职尽责工作的指导意见》，进一步统一了执法思想，巩固健全了新型衔接工作机制，也是落实"四个最严"中最严厉的处罚、最严肃的问责的具体体现。近年来，监管部门移送案件数量稳步提升，检验鉴定工作逐步理顺，协作配合机制进一步完善，打击药品违法犯罪的工作合力明显增强。

第三节

药事刑事责任

刑事政策是国家为有效同犯罪活动作斗争所指明的方向。"宽严相济"是我国的基本刑事政策。这一政策在不同领域的犯罪中有不同选择，或宽或严。

行政责任和刑事责任共同作为公法责任的实现形式，二者的有效衔接是违法行为性质的确定与公法责任追究的必要前提。近年来，在药品管理领域出台了一些行政执法与刑事司法衔接的规范，公安机关还专门成立了食品药品犯罪侦查机构，实践中已经取得了不错的效果，但是除继续完善程序性的衔接机制外，还必须要处理好行政责任与刑事责任的立法衔接，而其根源就在于药品管理行政责任与刑事责任的竞合。

刑事政策是指根据犯罪情况的变化运用刑罚及其有关制度，有效地同犯罪作斗争，以期实现抑制和预防犯罪之目的的策略、方针、措施和原则。刑事政策可以分为基本刑事政策和具体刑事政策，前者具有普遍性、全局性；后者是基本刑事政策在特定犯罪问题的具体化。涉药犯罪是特定犯罪类型，关于犯罪的刑事立法、刑事司法、刑事执法都需要受刑事政策的指引。

涉药犯罪的刑事政策是针对性的刑事政策，服从于基本刑事政策。即涉药犯罪的刑事政策是为贯彻基本刑事政策而确定的具体行动方案和指导。我国的基本刑事政策是"宽严相济"，但到具体领域，就应在宽与严的侧重点上有所选择。

通过对《刑法》以及 10 个刑法修正案的系统梳理发现，目前在我国，药品安全犯罪主要涉及生产、销售、提供假药罪；生产、销售、提供劣药罪；未取得或者使用伪造、变造的药品经营许可证，非法经营药品，情节严重的，依照《刑法》第二百二十五条之规定，犯非法经营罪；利用广告对药品作虚假宣传，情节严重的，依照《刑法》第二百二十二条之规定，犯虚假广告罪等。

根据《药品管理法》第九十八条，假药是指：①药品所含成分与国家药品标准规定的成分不符；②以非药品冒充药品或者以他种药品冒充此种药品；③变质的药品；④药品所标明的适应证或者功能主治超出规定范围[3]。

药品的研究与开发对于疾病的防治是必不可少的，是成药存在和发展的初始阶段，关系到药品的有效性和安全性。各国都用法律对药品研发活动进行规范。但由于种种原因，违规进行药品研发的行为屡有发生，扰乱了药品监管秩序，给人民群众的生命健康带来隐患。对危害严重的情形，《刑法》理应介入。

药品生产是制造药品的过程，直接决定药品的质量。药品生产阶段的违法犯罪行为，危害的正是药品质量，主要表现为生产假药、劣药。对此，我国《刑法》设有专门罪名予以规制。此外，一些药品生产中的危害行为也会触犯《刑法》中的其他罪名。

在市场经济条件下，药品销售是药品生产者向医院、药房以及个人出售药品、实现流通的过程，是最终将药品用于患者的必要阶段。对这个阶段存在的销售假药、劣药的行为，对违规销售药品的行为，对为了销售药品制作发布虚假广告的行为，我国《刑法》都有所规制。不同的是，有的设置了专门罪名，有的适用相关罪名。

药品研发、生产、销售流通的最终归宿是使用。药品的使用是药品用于治疗伤病患者的过程。规范而恰当地使用药品才能起到救死扶伤的作用。相反，乱用、滥用或误用药品只能适得其反，不仅不能发挥药品的应有效能，而且会延误或加重患者伤病，导致恶果。

药品违法行为违反药品管理法规、尚不构成犯罪的追究行政责任。药品犯罪则是既违反药品管理法规，同时也违反《刑法》的相关规定，构成犯罪的应当依法追究刑事责任。两种违法行为具有同质性，区别在于危害性的严重程度不同，而我国司法机关对于危害药品安全犯罪的关注逐步提高。这体现在近年来的司法解释上，我国对于危害药品犯罪的打击力度日益增加，打击范围进一步扩大。因为社会不断发展，犯罪手段日益呈现复杂化趋势，科技尤其是互联网的普及，令该类犯罪的方式方法进一步增加。《刑法修正案（十一）》对《刑法》第一百四十一条修改后，增加了"药品使用单位的人员明知是假药而提供给他人使用的，依照前款的规定处罚"，使生产、销售假药罪的门槛进一步降低。而《最高人民法院关于适用〈中华人民共和国民事诉讼法〉的解释（2022年修正）》的公布，为打击此类犯罪提供了更为明确的司法指导。但是，在解释《刑法》的过程中，我们也应坚持《刑法》解释的基本原则，在罪刑法定原则之下对《刑法》作出解释。司法解释应当既使得《刑法》能够适应社会发展的需要，也不至损害到国民的预测可能性。药品监督管理法律法规与《刑法》之间是紧密联系的。我们应该认真学习新修订的《药品管理法》《医疗器械监督管理条例》等药品（医疗器械）法律法规，认真学习新《刑法》，清楚药品监督管理与《刑法》之间的关系，在面对实际问题时做到知法、懂法和守法。

参考文献

［1］国家市场监督管理总局. 中华人民共和国产品质量法.（2018-12-29）［2024-01-25］. https://www.samr.gov.cn/zfjcj/tzgg/art/2023/art_579118cd202a45fba28b7edfd9f6fd72.html.

［2］中华人民共和国最高人民法院. 民法典.（2020-05-28）［2024-01-25］. https://www.court.gov.cn/zixun-xiangqing-233181.html.

［3］第十三届全国人民代表大会常务委员会. 中华人民共和国药品管理法.（2019-08-26）［2024-01-25］. https://www.nmpa.gov.cn/xxgk/fgwj/flxzhfg/20190827083801685.html.

［4］第十三届全国人民代表大会常务委员会. 中华人民共和国行政处罚法.（2021-01-22）［2024-01-25］. https://www.mem.gov.cn/fw/flfgbz/fg/202101/t20210122_416557.shtml.

第十二章
药品广告管理与消费者权益保护

第一节
药品广告管理

一、药品广告的定义

药品广告是指药品生产、经营者为推销自己的药品，通过各种媒介和各种广告形式所做的宣传、介绍活动。2019 年修订的《药品管理法》规定：药品广告应当经广告主所在地省、自治区、直辖市人民政府确定的广告审查机关批准；未经批准的，不得发布[1]。

二、药品广告的审批

药品是一种不同于一般商品的特殊商品。每一种药品都有自己特定的主治功能和特定的使用对象，药品广告的内容对指导合理用药、安全用药起着至关重要的作用。所以，对其广告内容的审核发布和监督管理较其他产品更为严格。《广告法》中对药品广告的监督管理作了比较具体、明确的规定，即药品广告必须经过药品主管部门的审核批准后才能发布[2]。

（一）药品广告的申请

药品广告批准文号的申请人必须是具有合法资格的药品生产企业或者药品经营企业。药品经营企业作为申请人，必须征得药品生产企业的同意。申请药品广告批准文号，应当向药品生产企业所在地的药品广告审查机关提出。申请进口药品广告批准文号，应当向进口药品代理机构所在地的药品广告审查机关提出。

（二）药品广告的审查

凡利用各种媒介或者形式发布的含有药品名称、药品适应证（功能主治）或者与药

179

品有关的其他内容的药品广告，应当依法进行审查。

非处方药仅宣传药品名称（含药品通用名称和药品商品名称）的，或者处方药在指定的医学、药学专业刊物上仅宣传药品名称（含药品通用名称和药品商品名称）的，无须审查。

国家市场监督管理总局负责组织指导药品、医疗器械、保健食品和特殊医学用途配方食品广告审查工作。

各省级市场监督管理部门、药品监督管理部门（以下称药品广告审查机关）负责药品、医疗器械、保健食品和特殊医学用途配方食品广告审查，依法可以委托其他行政机关具体实施广告审查。

（三）药品广告的发布

处方药可以在国务院卫生行政部门和国务院药品监督管理部门共同指定的医学、药学专业刊物上介绍，但不得在大众传播媒介发布广告或者以其他方式进行以公众为对象的广告宣传，不得以赠送医学、药学专业刊物等形式向公众发布处方药广告，不得在未成年人出版物和广播电视频道、节目、栏目上发布。非处方药广告发布的媒体没有限制。

在药品生产企业所在地和进口药品代理机构所在地以外的省、自治区、直辖市发布药品广告的，在发布前应当到发布地药品广告审查机关办理备案。

三、药品广告的内容

（一）药品广告内容的原则性规定

① 新修订的《药品管理法》规定，"药品广告的内容应当真实、合法，以国务院药品监督管理部门核准的药品说明书为准，不得含有虚假的内容。药品广告不得含有表示功效、安全性的断言或者保证；不得利用国家机关、科研单位、学术机构、行业协会或者专家、学者、医师、药师、患者等的名义和形象作推荐、证明。非药品广告不得有涉及药品的宣传。"

药品广告的内容是否真实，对正确指导患者合理用药、安全用药十分重要，与患者的生命安全和身体健康关系极大，因此，药品广告的内容必须真实、准确、对公众负责，不允许有欺骗、夸大情况。不切实际的广告宣传不但会误导患者，而且延误治疗。

② 药品广告中必须标明药品的通用名称、忠告语、药品广告批准文号、药品生产批准文号。以非处方药商品名称为各种活动冠名的，可以只发布药品商品名称。药品广告必须标明药品生产企业或者药品经营企业名称，不得单独出现"咨询热线""咨询电话"等内容。非处方药广告必须同时标明非处方药专用标识（OTC）。

③ 药品广告中不得以产品、注册商标代替药品名称进行宣传，但经批准作为药品商品名称使用的文字型注册商标除外。已经审查批准的药品广告在广播电台发布时，可不播出药品广告批准文号。

④ 处方药广告的忠告语是："本广告仅供医学药学专业人士阅读"。非处方药广告的忠告语是："请按药品说明书或在药师指导下购买和使用"。

（二）药品广告内容的科学性要求

药品广告中有关药品功能疗效的宣传应当科学准确，不得出现下列情形：

① 含有不科学地表示功效的断言或者保证的；利用国家机关、医药科研单位、学术机构或者专家、学者、医师、患者的名义和形象作证明的。

② 说明治愈率或者有效率的。

③ 与其他药品的功效和安全性进行比较的。

④ 违反科学规律，明示或者暗示包治百病、适应所有症状的。

⑤ 含有"安全无毒副作用""毒副作用小"等内容的，含有明示或者暗示中成药为"天然"药品，因而安全性有保证等内容的。

⑥ 含有明示或者暗示该药品为正常生活和治疗病症所必需等内容的。

⑦ 含有明示或暗示服用该药能应付现代紧张生活和升学、考试等需要，能够帮助提高成绩、使精力旺盛、增强竞争力、增高、益智等内容的。

⑧ 其他不科学的用语或者表示，如"最新技术""最高科学""最先进制法"等。

非处方药广告不得利用公众对于医药学知识的缺乏，使用公众难以理解和容易引起混淆的医学、药学术语，造成公众对药品功效与安全性的误解。

（三）不得发布广告的药品

① 麻醉药品、精神药品、医疗用毒性药品、放射性药品。

② 医疗机构配制的制剂。

③ 军队特需药品。

④ 国家药品监督管理局依法明令停止或者禁止生产、销售和使用的药品。

⑤ 批准试生产的药品。

（四）其他要求

① 处方药名称与该药品的商标、生产企业字号相同的，不得使用该商标、企业字号在医学、药学专业刊物以外的媒介变相发布广告。不得以处方药名称或者以处方药名称注册的商标以及企业字号为各种活动冠名。

② 药品广告中涉及改善和增强性功能内容的，必须与经批准的药品说明书中的适应证或者功能主治完全一致。电视台、广播电台不得在 7:00—22:00 发布含有上述内容的广告。

③ 药品广告应当宣传和引导合理用药，不得直接或者间接怂恿任意、过量地购买和使用药品，不得含有以下内容：含有不科学的表述或者使用不恰当的表现形式，引起公众对所处健康状况和所患疾病产生不必要的担忧和恐惧，或者使公众误解不使用该药品会患某种疾病或加重病情的；含有免费治疗、免费赠送、有奖销售、以药品作为礼品或者奖品等促销药品内容的；含有"家庭必备"或者类似内容的；含有"无效退款""保险公司保险"等保证内容的；含有评比、排序、推荐、指定、选用、获奖等综合性评价内容的。

④ 药品广告不得含有军队单位或者军队人员的名义、形象。不得利用军队装备、设施从事药品广告宣传。

⑤ 药品广告不得含有涉及公共信息、公共事件或其他与公共利益相关联的内容；药品广告不得以儿童为诉求对象，不得以儿童名义介绍药品。

⑥ 药品广告不得含有医疗机构的名称、地址、联系办法、诊疗项目、诊疗方法以及有关义诊、医疗（热线）咨询、开设特约门诊等医疗服务的内容。

四、药品广告的检查

《药品生产许可证》《药品经营许可证》被吊销的，药品批准证明文件被撤销、注销的，国家药品监督管理局或者省、自治区、直辖市药品监督管理部门责令停止生产、销售和使用的药品，药品广告审查机关应当注销药品广告批准文号。

篡改经批准的药品广告内容进行虚假宣传的，由药品监督管理部门责令立即停止该药品广告的发布，撤销该品种药品广告批准文号，1年内不受理该品种的广告审批申请。

对任意扩大产品适应证（功能主治）范围、绝对化夸大药品疗效、严重欺骗和误导消费者的违法广告，省级以上药品监督管理部门一经发现，应当采取行政强制措施，暂停该药品在辖区内的销售，同时责令违法发布药品广告的企业在当地相应的媒体发布更正启事。

违法发布药品广告的企业按要求发布更正启事后，省级以上药品监督管理部门应当在 15 个工作日内作出解除行政强制措施的决定；需要进行药品检验的，药品监督管理部门应当自检验报告书发出之日起 15 日内，作出是否解除行政强制措施的决定。

对提供虚假材料申请药品广告审批，被药品广告审查机关在受理审查中发现的，一年内不受理该企业该品种的广告审批申请。对提供虚假材料申请药品广告审批，取得药品广告批准文号的，药品广告审查机关在发现后应当撤销该药品的广告批准文号，并三年内不受理该企业该品种的广告审批申请。

依法被收回、注销或者撤销药品广告批准文号的药品广告，必须立即停止发布。异地药品广告审查机关停止受理该企业该药品广告批准文号的广告备案。异地发布药品广告未向发布地药品广告审查机关备案的，发布地药品广告审查机关发现后，应当责令限期办理备案手续，逾期不改正的，停止该药品品种在发布地的广告发布活动。

五、违反药品广告的法律责任

违反《药品管理法》有关药品广告的管理规定的，依照《广告法》的规定处罚，并由发给广告批准文号的药品监督管理部门撤销广告批准文号，一年内不受理该品种的广告审批申请。构成犯罪的，依法追究刑事责任。

六、药品、医疗器械、保健食品、特殊医学用途配方食品广告审查管理

为了规范药品、医疗器械、保健食品、特殊医学用途配方食品广告审查管理，国家市场监督管理总局发布了《药品、医疗器械、保健食品、特殊医学用途配方食品广告审查管理暂行办法》。

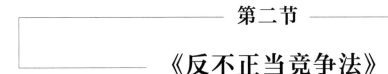

一、不正当竞争行为的界定

《反不正当竞争法》所称的不正当竞争行为，是指经营者在生产经营活动中，违反本法规定，扰乱市场竞争秩序，损害其他经营者或者消费者的合法权益的行为。《反不正当竞争法》所称的经营者，是指从事商品生产、经营或者提供服务（以下所称商品包括服务）的自然人、法人和非法人组织。

二、具体不正当竞争行为

（一）欺骗性市场交易行为

欺骗性市场交易行为是指经营者采用假冒、模仿和其他虚假手段从事市场交易，牟取非法利益的行为，包括经营者不正当地利用他人的商业信誉和商品声誉，致使其经营的商品与他人的商品相混淆，经营者隐瞒事实真相或虚构事实，造成消费者和用户对其商品的质量、性能、成分、用途等发生误认、误购，等等。

这类行为不仅损害了特定竞争对手的合法权益，也损害了消费者的合法权益，对竞争秩序的破坏是非常严重的。

根据《反不正当竞争法》第六条规定，经营者在市场交易中不得采用的不正当手段包括以下四类情况[3]：

① 擅自使用与他人有一定影响的商品名称、包装、装潢等相同或者近似的标识；

② 擅自使用他人有一定影响的企业名称（包括简称、字号等）、社会组织名称（包括简称等）、姓名（包括笔名、艺名、译名等）；

③ 擅自使用他人有一定影响的域名主体部分、网站名称、网页等；

④ 其他足以引人误认为是他人商品或者与他人存在特定联系的混淆行为。

（二）商业贿赂行为

商业贿赂行为，是指经营者以排斥竞争对手为目的，为使自己在销售或购买商品或提供服务等业务活动中获得利益而采取的向交易相对人及其职员或其代理人提供或许诺提供某种利益，从而实现交易的不正当竞争行为。商业贿赂的主要表现形式为商业回扣，合法的佣金和折扣不应视为商业贿赂行为。商业贿赂行为是一种典型的不正当竞争行为。这种行为损害了其他经营者的合法权益，扰乱了社会经济秩序，同时，该行为也严重地损害了广大消费者的利益，因此各国的法律都对此种行为予以制裁。

根据《反不正当竞争法》及有关规定，下列行为属于商业贿赂行为[3]：

① 经营者为销售商品或购买商品提供经营性服务或接受经营性服务，采用财物贿赂对方单位或者个人的行为。

② 经营者为了上述目的以其他手段进行的商业贿赂行为。根据国家市场监督管理总局的《关于禁止商业贿赂行为的暂行规定》，其他手段是指提供国内外各种名义的旅游、考察等给付财物以外的其他利益的手段。

③ 单位或者个人在销售或者购买商品时收受或者索取贿赂的行为。

④ 在账外暗中给予对方单位或者个人回扣的行为。

⑤ 对方单位或者个人在账外暗中收受回扣的行为。

⑥ 经营者在账外暗中给予对方单位或者个人折扣的行为。

⑦ 接受折扣不如实入账的行为。

⑧ 经营者给付对方佣金不明示、不如实入账的行为，对方单位或者个人接受佣金不如实入账的行为。

⑨ 经营者违法在商品交易中向对方单位或者个人附赠现金或者物品的行为。

⑩ 其他商业贿赂行为。

（三）虚假宣传行为

虚假宣传是指在商业活动中经营者利用广告或其他方法对商品或者服务做出与实际内容不相符的虚假信息，导致客户或消费者误解的行为。虚假宣传违反诚实信用原则，违反公认的商业准则，是一种严重的不正当竞争行为。

《反不正当竞争法》第八条规定："经营者不得对其商品的性能、功能、质量、销售状况、用户评价、曾获荣誉等作虚假或者引人误解的商业宣传，欺骗、误导消费者。经营者不得通过组织虚假交易等方式，帮助其他经营者进行虚假或者引人误解的商业宣传[3]。"

《广告法》第三条规定，广告应当真实合法，符合社会主义精神文明建设的要求。第四条规定，广告不得含有虚假的内容，不得欺骗、误导消费者[2]。

这就是法律规定的虚假宣传行为，从法律规定看，这种行为的具体表现形式分为：经营者利用广告进行虚假宣传和经营者利用其他方法进行虚假宣传。

1. 利用广告

广告的含义有多种，我国 2021 年修订的《广告法》中所称的广告，是指在中华人民共和国境内，商品经营者或者服务提供者通过一定媒介和形式直接或者间接地介绍自己所推销的商品或者服务的商业广告活动。

2. 利用其他方法

其他方法是指广告以外的方法，其他方法有哪些，《反不正当竞争法》中未作明确规定。

（四）侵犯商业秘密行为

侵犯商业秘密是指侵犯企业商业秘密权利人不为公众所知悉、具有商业价值并采取相应保密措施的技术信息、经营信息等商业信息。

商业秘密具有秘密性、价值性、保密性的特点，它与发明、实用新型、外观设计、商标、作品等一样享有专有的权利，已经成为《民法典》第一百二十三条所规定的知识产权的客体。

我国《反不正当竞争法》第九条规定，经营者不得实施下列侵犯商业秘密的行为[3]：

① 以盗窃、贿赂、欺诈、胁迫、电子侵入或者其他不正当手段获取权利人的商业秘密。

所谓盗窃商业秘密，包括单位内部人员盗窃、外部人员盗窃、内外勾结盗窃等手段；所谓以贿赂手段获取商业秘密，通常指行为人向掌握商业秘密的人员提供财物或其他优惠条件，诱使其向行为人提供商业秘密；所谓以胁迫手段获取商业秘密，是指行为人采取威胁、强迫手段，使他人在受强制的情况下提供商业秘密；所谓以其他不正当手段获取商业秘密，是指上述行为以外的其他非法手段。例如，通过商业洽谈、合作开发研究、参观学习等机会套取、刺探他人的商业秘密等。

② 披露、使用或允许他人以不正当手段获取的商业秘密。

披露，是指将权利人的商业秘密向第三人透露或向不特定的其他人公开，使其失去秘密价值；使用或允许他人使用，是指非法使用他人商业秘密的具体情形。需要指出的是，以非法手段获取商业秘密的行为人，如果将该秘密再行披露或使用，即构成双重侵权；倘若第三人从侵权人那里获悉了商业秘密而将秘密披露或使用，同样构成侵权。

③ 违反保密义务或违反权利人有关保守商业秘密的要求，披露、使用或允许他人使用其所掌握的商业秘密。

合法掌握商业秘密的人，可能是与权利人有合同关系的对方当事人，也可能是权利人单位的工作人员或其他知情人，上述行为人违反合同约定或单位规定的保密义务，将其所掌握的商业秘密擅自公开，或自己使用，或许可他人使用，即构成对商业秘密的侵犯。

④ 第三人明知或者应知商业秘密权利人的员工、前员工或者其他单位、个人实施本条第一款所列违法行为，仍获取、披露、使用或者允许他人使用该商业秘密的，视为侵犯商业秘密。

这是一种间接侵权行为。行为人知悉其为他人的商业秘密，并明知或应知系侵犯商业秘密的情形，依然获取、使用、披露该秘密，所以法律将这种行为也作为侵犯商业秘密行为来对待。

（五）低价倾销行为

低价倾销行为是指经营者以排挤竞争对手为目的，以低于成本的价格销售商品。低价倾销违背企业生存原理及价值规律，在市场竞争中往往引发价格大战、中小企业纷纷倒闭等恶性竞争事件，甚至导致全行业萎缩的严重后果。为防患于未然，《反不正当竞争法》及《价格法》都禁止经营者为打击竞争对手而以低于成本价销售商品。

根据《关于制止低价倾销行为的规定》，低价倾销行为是指：

① 生产企业销售商品的出厂价格低于其生产成本的，或经销企业的销售价格低于其进货成本的；

② 采用高规格、高等级充抵低规格、低等级等手段，变相降低价格，使生产企业实际出厂价格低于其生产成本，经销企业实际销售价格低于其进货成本的；

③ 通过采取折扣、补贴等价格优惠手段，使生产企业实际出厂价格低于其生产成本，经销企业实际销售价格低于其进货成本的；

④ 进行非对等物资串换，使生产企业实际出厂价格低于其生产成本，经销企业实际销售价格低于其进货成本的；

⑤ 通过以物抵债，使生产企业实际出厂价格低于其生产成本，经销企业实际销售价格低于其进货成本的；

⑥ 采取多发货少开票或不开票方法，使生产企业实际出厂价格低于其生产成本，经销企业实际销售价格低于其进货成本的；

⑦ 通过多给数量、批量优惠等方式，变相降低价格，使生产企业实际出厂价格低于其生产成本，经销企业实际销售价格低于其进货成本的；

⑧ 在招标投标中，采用压低标价等方式使生产企业实际出厂价格低于其生产成本，经销企业实际销售价格低于其进货成本的；

⑨ 采用其他方式，使生产企业实际出厂价格低于其生产成本，经销企业实际销售价格低于其进货成本的。

（六）不正当有奖销售行为

不正当有奖销售，是指经营者在销售商品或提供服务时，以提供奖励（包括金钱、实物、附加服务等）为名，实际上采取欺骗或者其他不当手段损害用户、消费者的利益，或者损害其他经营者合法权益的行为。

有奖销售是一种有效的促销手段，其方式大致可分为两种：一种是奖励给所有购买者的附赠式有奖销售；另一种是奖励部分购买者的抽奖式有奖销售。法律并不禁止所有的有奖销售行为，而仅仅对可能造成不良后果、破坏竞争规则的有奖销售加以禁止。

《反不正当竞争法》第 10 条以列举方式禁止经营者从事三类有奖销售行为，国家市场监管总局发布《关于禁止有奖销售活动中不正当竞争行为的若干规定》，对第 10 条加以细化，禁止以下列方式进行有奖销售：

① 谎称有奖销售或对所设奖的种类，中奖概率，最高奖金额，总金额，奖品种类、数量、质量、提供方法等作虚假不实的表示；

② 采取不正当手段故意让内定人员中奖；

③ 故意将设有中奖标志的商品、奖券不投放市场或不与商品、奖券同时投放市场，故意将带有不同奖金金额或奖品标志的商品、奖券按不同时间投放市场；

④ 抽奖式的有奖销售，最高奖的金额超过五万元（以非现金的物品或者其他经济利益作为奖励的，按照同期市场同类商品或者服务的正常价格折算其金额）；

⑤ 经营者利用有奖销售手段推销质次价高商品或积压滞销的商品；

⑥ 其他欺骗性有奖销售行为。

（七）诋毁商誉行为

诋毁商誉行为是指经营者为了获得竞争利益，捏造、散布虚假事实，损害他人商誉，侵犯他人商誉权的行为。实践中，诋毁他人商誉的行为主要包括：

① 利用散发公开信，召开新闻发布会，刊登对比性广告、声明性公告等形式，制造、散布诋毁竞争对手的虚假事实。

② 组织人员，以顾客的名义，向有关经济监督管理部门作关于竞争对手产品、服

务质量低劣的虚假投诉。

③ 唆使他人在公众中制造有损于竞争对手商誉的谣言等。

（八）搭售或附加其他不合理条件的行为

搭售或附加其他不合理条件的行为，是指经营者在销售商品或提供服务时违背购买者或消费者的意愿，强行搭配销售购买者、消费者本不愿意购买的商品或接受的服务；强迫交易对手在交易中接受其他不合理条件的行为。

构成搭售或者附加其他不合理条件的行为，必须满足以下几个方面：

① 其行为主体是经营者，并且通常是具有经营优势的经营者。

② 经营者利用其经济优势违背相对交易人的意愿强行搭售商品或服务，交易人被迫接受。

③ 经营者主观上存在故意，客观上侵害了相对交易人的权益。

④ 搭售或者附加其他不合理条件的行为在一定条件下存在违法性。

⑤ 搭售或者附加其他不合理条件的行为不当，阻碍甚至剥夺了同行业竞争对手相关产品的交易机会。

搭售或者附加其他不合理条件的行为目前的主要表现形式有：

① 商品或服务直接搭配出售，即经营者在销售商品或提供服务时，要求购买者必须接受另一种商品或接受另一种服务。

② 限定转售价格，即制造商向销售商提供商品时，要求销售商必须按制造商限定的价格销售商品，不得自行变动。

③ 限定销售地区，即供应商提供商品时，要求经销商只能在一定地区进行销售，不得销售到其他地区。

④ 限定销售对象，即供应商在提供商品时，要求经销商只能向某一类顾客销售该商品。

⑤ 独家经销限制，即供应商向经销商提供商品时，要求经销商只能销售其提供的商品，而不得销售其他竞争对手提供的同类商品。

⑥ 其他搭售商品或者附加其他不合理条件的行为。

（九）招标、投标中的串通行为的认定

有下列情形之一的，由建设行政主管部门组织核查后，依法直接认定属串通投标行为：

① 几个投标人同属于一个母公司或者一个母公司和其所属的几个子公司全部参加了投标；

② 同一人携带两家及以上企业资料参与投标报名的；

③ 中标人同时以"协作费"或"协调费"的名义分别转出相同数额的款项给予相关的几个投标人；

④ 投标人缴纳投标保证金的转账凭证中发现几个投标人转账凭证上的付款单位与其中某一投标人的单位名称相同，且是同一银行账号的；

⑤ 不同投标人的授权委托人属同一单位的（同一单位缴纳社会保险）；

⑥ 招标人（招标代理人）组织投标人串通投标或招标人（招标代理）为投标人制作投标资料的；

⑦ 招标人（招标代理人）与投标人或投标人之间约定给予未中标的其他投标人以费用补偿的；

⑧ 中标后无正当理由放弃中标结果的；

⑨ 依法认定的其他串通投标行为。

有下列情形之一的，经评标委员会集体表决后认定串通投标行为：

① 总报价相近，但其中各项报价不合理，没有合理的解释或者提供不出计算依据或者主要材料设备价格极其相近且没有成本分析，乱调乱压的；

② 不同投标人总报价相近，数项子目单价完全相同，且提供不出合理的单价组成的；

③ 不同投标人的技术标雷同的；

④ 不同投标人的投标文件错、漏之处一致的；

⑤ 不同投标人的投标综合单价或者报价组成异常一致或者呈规律性变化的；

⑥ 不同投标人的投标文件相互混装的；

⑦ 不同投标人的投标文件由同一台电脑编制或同一台附属设备打印或投标预算用同一个预算编制软件密码锁制作的；

⑧ 不同投标人使用同一个人或者同一个企业资金缴纳投标保证金的；

⑨ 招标文件中对业绩资料有明确废标条件或加分条款，但投标时无正当理由不按招标文件规定提交业绩认定资料的；

⑩ 评标委员会依法认定的其他串通投标情形。

（十）网络活动不正当行为

网络技术本身所引起的不正当竞争行为主要包括域名抢注、视框链接和设置元标记三种。

1. 域名抢注——域名系统中的不正当竞争行为

域名，是一种用于互联网上识别和定位计算机的地址结构。在互联网上，计算机的位置是用 IP 地址的形式表示的。每一个 IP 地址是由四个被句点分割的数字组成，这种地址表示方法的缺点是不直观，不便于记忆。于是人们又设立了域名，域名由英文字母、数字、句点及其他特殊符号组成，采用层次结构设置，具有不同的级别，同一等级水平内的域名是唯一的。

域名系统可以将域名翻译为网络上使用的 IP 地址，与 IP 地址相比，用域名定位计算机的方法便于人们更好地识别与记忆。同时域名也成为特定组织或个人在国际互联网上的标志。

域名系统所引发的知识产权法律问题首先是域名与商标权的冲突，对此类纠纷应适用《商标法》及相关法规。域名抢注行为的基本特征概括为三点：

① 将他人知名的商标、商号等商业标志抢先注册为域名；

② 抢注数量众多的域名；

③ 公开出租或出售被抢注的域名以牟利。

域名抢注的实质是在网络上假冒他人的商标、商号等商业标志，使许多企业无法在网络上利用自己的商标、商号等商业标志进行宣传和开展电子商务，大大降低了企业商标、商号等无形资产的价值。

根据《反不正当竞争法》第二条所体现的《民法典》的诚实信用原则，域名抢注行为应当是受《反不正当竞争法》调整的不正当竞争行为，适用《反不正当竞争法》可以较完善地保护权利人的合法权益。

2. 视框链接——链接技术中的不正当竞争行为

链接是指使用超文本标志语言编辑包含标记指令的文本文件，在两个不同的文档或同一文档的不同部分建立联系，从而使访问者可以通过一个网址访问不同网址的文件或通过一个特定的栏目访问同一站点上的其他栏目。

视框链接，又称镶边链接，它以视框将网页分割成不同的区间，每一个区间都可以呈现不同的信息资料内容。此种技术可以将他人网站的信息资料呈现在自己网页的某一视框中，而本网站的其他内容仍然存在，使用者进入运用视框链接的网站，并以视框链接到他人网站的内容时，屏幕上显现的网址不是被链接的网站地址，而仍然为运用视框链接的网站地址。

对他人网站进行加框，使得在某一框内或区间呈现他人网站的内容，而屏幕上的广告则为该网站的广告信息，他人的广告信息则被排除在链接之外。这实际上是借用他人的商誉为自己牟利的行为，该行为影响了被加框网站的访问量，造成被加框网站广告收入的减少，已经构成了不正当竞争行为。

3. 设置元标记——关键词系统中的不正当竞争行为

元标记是超文本标记语言中的一种软件参数，它原本被网页设计者镶嵌在网页源代码中，用来记述有关网页拥有者、版权声明以及网页关键词等信息。元标记并非为网页正常运行所必需，但随着搜索引擎关键词检索的发展，越来越多的网页设计者采用了元标记设计。

设置元标记（又称埋字串），是指将他人网站对网站所有者、网站标识或者商标标识、表达网站特色的关键词等埋置在自己网站的源代码中，当用户使用网上引擎查找该网站时，向计算机敲入相似字串，埋字串的行为人的网站就会位居搜索结果的前列。

侵权者在建立自己网站的时候，除了设置与本网站有关的元标记外，还设置其他元标记，而这些元标记恰恰是某些著名或同类企业的商标、商号、企业名称等商业标志，或者与这些商业标志近似。侵权者实际上在利用他人的商标或商誉搭不正当竞争的"便车"。

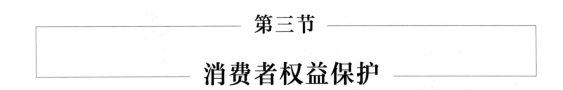

第三节

消费者权益保护

一、法律适用

（一）消费者的界定

消费者是指为个人生活消费需要购买、使用商品或者接受服务的自然人。

（二）《消费者权益保护法》的适用范围[4]

《消费者权益保护法》具有特定的适用对象：一是消费者为生活消费需要购买、使用商品或者接受服务的，其权益保护适用《消费者权益保护法》；二是农民购买、使用直接用于农业生产的生产资料的，参照《消费者权益保护法》执行；三是经营者为消费者提供其生产、销售的商品或者提供服务的，适用《消费者权益保护法》。

二、消费者的权利[4]

消费者的权利主要包括：安全保障权、知悉真情权、自主选择权、公平交易权、获取赔偿权、依法结社权、知识获取权、维护尊严权和监督批评权等。

1. 安全保障权

消费者在购买、使用商品和接受服务时，依法享有人身、财产安全不受损害的权利。消费者有权要求经营者提供的商品和服务，符合保障人身、财产安全的要求。

2. 知悉真情权

消费者享有知悉其购买、使用的商品或者接受的服务的真实情况的权利。

消费者有权要求经营者提供商品的价格、产地、生产者、用途、性能、规格、等级、主要成分、生产日期、有效期限、检验合格证明、使用方法说明书、售后服务，或者服务的内容、规格、费用等有关情况。

3. 自主选择权

消费者享有自主选择商品或者服务的权利，有权进行比较、鉴别和挑选。

消费者有权自主选择提供商品或者服务的经营者，自主选择商品品种或者服务方式，自主决定购买或者不购买任何一种商品、接受或者不接受任何一项服务。

4. 公平交易权

经营者与消费者进行交易，应当遵循自愿、平等、公平、诚实信用的原则。

消费者在购买商品或者接受服务时，有权获得质量保障、价格合理、计量正确等公平交易条件，有权拒绝经营者的强制交易行为。

5. 获取赔偿权

消费者因购买、使用商品或者接受服务受到人身、财产损害的，享有依法获得赔偿的权利。消费者的求偿权，既包括人身损害的赔偿请求权，也包括财产损害的赔偿请求权。

6. 依法结社权

消费者享有依法成立维护自身合法权益的社会组织的权利。

7. 知识获取权

消费者享有获得有关消费和消费者权益保护方面的知识的权利。

消费者应当努力掌握所需商品或者服务的知识和使用技能，正确使用商品，提高自我保护意识。

8. 维护尊严权

消费者在购买、使用商品和接受服务时，享有人格尊严、民族风俗习惯得到尊重的权利。

9. 监督批评权

消费者享有对商品和服务以及保护消费者权益工作进行监督的权利。

三、经营者的义务[4]

《消费者权益保护法》规定经营者应当承担以下主要义务。

1. 履行义务

经营者向消费者提供商品或者服务，应当依法履行义务。经营者和消费者有约定的，应当按照约定履行义务，但双方的约定不得违背法律、法规的规定。

经营者向消费者提供商品或者服务，应当恪守社会公德，诚信经营，保障消费者的合法权益；不得设定不公平、不合理的交易条件，不得强制交易。

2. 接受监督的义务

经营者应当听取消费者对其提供的商品或者服务的意见，接受消费者的监督。消费者的监督事项可能涉及消费者的各项权利。

3. 保证安全及对存在缺陷的产品和服务及时采取措施的义务

经营者应当保证其提供的商品或者服务符合保障人身、财产安全的要求。对可能危及人身、财产安全的商品和服务，应当向消费者作出真实的说明和明确的警示，并说明和标明正确使用商品或者接受服务的方法以及防止危害发生的方法。

经营者发现其提供的商品或者服务存在缺陷，有危及人身、财产安全危险的，应当立即向有关行政部门报告和告知消费者，并采取停止销售、警示、召回、无害化处理、销毁、停止生产或者服务等措施。采取召回措施的，经营者应当承担消费者因商品被召回支出的必要费用。

4. 提供信息的义务

经营者提供商品或者服务应当明码标价。经营者向消费者提供有关商品或者服务的质量、性能、用途、有效期限等信息，应当真实、全面，不得作虚假或者引人误解的宣传。

经营者对消费者就其提供的商品或者服务的质量和使用方法等问题提出的询问，应当作出真实、明确的答复。

5. 真实标记的义务

经营者应当标明其真实名称和标记。租赁他人柜台或者场地的经营者，应当标明其真实名称和标记。

6. 出具凭证的义务

经营者提供商品或者服务，应当按照国家有关规定或者商业惯例向消费者出具发票等购货凭证或者服务单据；消费者索要发票等购货凭证或者服务单据的，经营者必须出具。

7. 保证质量的义务

经营者应当保证在正常使用商品或者接受服务的情况下其提供的商品或者服务应当具有的质量、性能、用途和有效期限，但消费者在购买该商品或者接受该服务前已经知道其存在瑕疵，且存在该瑕疵不违反法律强制性规定的除外。

经营者以广告、产品说明、实物样品或者其他方式表明商品或者服务的质量状况的，应当保证其提供的商品或者服务的实际质量与表明的质量状况相符。

8. 履行"三包"或其他责任的义务

经营者提供的商品或者服务不符合质量要求的，消费者可以依照国家规定、当事人约定退货，或者要求经营者履行更换、修理等义务。没有国家规定和当事人约定的，消费者可以自收到商品之日起七日内退货；七日后符合法定解除合同条件的，消费者可以及时退货，不符合法定解除合同条件的，可以要求经营者履行更换、修理等义务。

依照前规定进行退货、更换、修理的，经营者应当承担运输等必要费用。

9. 无理由退货制度

经营者采用网络、电视、电话、邮购等方式销售商品，消费者有权自收到商品之日起七日内退货，且无需说明理由，但下列商品除外：
① 消费者定作的；
② 鲜活易腐的；
③ 在线下载或者消费者拆封的音像制品、计算机软件等数字化商品；
④ 交付的报纸、期刊。

除前款所列商品外，其他根据商品性质并经消费者在购买时确认不宜退货的商品，不适用无理由退货。

消费者退货的商品应当完好。经营者应当自收到退回商品之日起七日内返还消费者支付的商品价款。退回商品的运费由消费者承担；经营者和消费者另有约定的，按照约定。

10. 正确使用格式条款的义务

经营者在经营活动中使用格式条款的，应当以显著方式提请消费者注意商品或者服务的数量和质量、价款或者费用、履行期限和方式、安全注意事项和风险警示、售后服务、民事责任等与消费者有重大利害关系的内容，并按照消费者的要求予以说明。

经营者不得以格式条款、通知、声明、店堂告示等方式，作出排除或者限制消费者权利、减轻或者免除经营者责任、加重消费者责任等对消费者不公平、不合理的规定，不得利用格式条款并借助技术手段强制交易。格式条款、通知、声明、店堂告示等含有前款所列内容的，其内容无效。

11. 不得侵犯消费者人格尊严和人身自由的义务

经营者不得对消费者进行侮辱、诽谤，不得搜查消费者的身体及其携带的物品，不得侵犯消费者的人身自由。

12. 为消费者提供相关服务信息的义务

采用网络、电视、电话、邮购等方式提供商品或者服务的经营者，以及提供证券、保险、银行等金融服务的经营者，应当向消费者提供经营地址、联系方式、商品或者服务的数量和质量、价款或者费用、履行期限和方式、安全注意事项和风险警示、售后服务、民事责任等信息。

13. 依法收集、使用消费者个人信息及保护消费者个人信息的义务

经营者收集、使用消费者个人信息，应当遵循合法、正当、必要的原则，明示收集、使用信息的目的、方式和范围，并经消费者同意。

经营者收集、使用消费者个人信息，应当公开其收集、使用规则，不得违反法律、法规的规定和双方的约定收集、使用信息。

经营者及其工作人员对收集的消费者个人信息必须严格保密，不得泄露、出售或者非法向他人提供。经营者应当采取技术措施和其他必要措施，确保信息安全，防止消费者个人信息泄露、丢失。在发生或者可能发生信息泄露、丢失的情况时，应当立即采取补救措施。

经营者未经消费者同意或者请求，或者消费者明确表示拒绝的，不得向其发送商业性信息。

四、消费者权益的保护[4]

（一）争议解决的途径

消费者和经营者发生消费者权益争议的，可以通过下列途径解决：
① 与经营者协商和解；
② 请求消费者协会或者依法成立的其他调解组织调解；
③ 向有关行政部门投诉；
④ 根据与经营者达成的仲裁协议提请仲裁机构仲裁；
⑤ 向人民法院提起诉讼。

（二）争议解决的特别规则

① 销售者的先行赔付责任。消费者在购买、使用商品时，其合法权益受到损害的，可以向销售者要求赔偿。销售者赔偿后，属于生产者的责任或者属于向销售者提供商品

的其他销售者的责任的，销售者有权向生产者或者其他销售者追偿。

② 生产者与销售者的追偿权利。生产者、销售者承担责任后，根据法律的规定，属于生产者责任的，销售者承担责任后，可以向生产者追偿；属于销售者责任的，生产者承担责任后，可以向销售者追偿。

③ 企业变更后的责任承担。消费者在购买、使用商品或者接受服务时，其合法权益受到损害，因原企业分立、合并的，可以向变更后承受其权利义务的企业要求赔偿。

④ 营业执照持有人与租借人的赔偿责任。使用他人营业执照的违法经营者提供商品或者服务，损害消费者合法权益的，消费者可以向其要求赔偿，也可以向营业执照的持有人要求赔偿。

⑤ 展销会举办者、柜台出租者的特殊责任。消费者在展销会、租赁柜台购买商品或者接受服务，其合法权益受到损害的，可以向销售者或者服务者要求赔偿。展销会结束或者柜台租赁期满后，也可以向展销会的举办者、柜台的出租者要求赔偿。

⑥ 网络交易平台提供者的责任。消费者通过网络交易平台购买商品或者接受服务，其合法权益受到损害的，可以向销售者或者服务者要求赔偿。网络交易平台提供者不能提供销售者或者服务者的真实名称、地址和有效联系方式的，消费者也可以向网络交易平台提供者要求赔偿。

⑦ 虚假广告经营者、发布者的责任。消费者因经营者利用虚假广告或者其他虚假宣传方式提供商品或者服务，其合法权益受到损害的，可以向经营者要求赔偿。广告经营者、发布者不能提供经营者的真实名称、地址和有效联系方式的，应当承担赔偿责任。

广告经营者、发布者设计、制作、发布关系消费者生命健康商品或者服务的虚假广告，造成消费者损害的，应当与提供该商品或者服务的经营者承担连带责任。

社会团体或者其他组织、个人在关系消费者生命健康商品或者服务的虚假广告或者其他虚假宣传中向消费者推荐商品或者服务，造成消费者损害的，应当与提供该商品或者服务的经营者承担连带责任。

⑧ 消费者投诉处理消费者向有关行政部门投诉的，该部门应当自收到投诉之日起七个工作日内，予以处理并告知消费者。

⑨ 提起公益诉讼。对侵害众多消费者合法权益的行为，中国消费者协会以及在省、自治区、直辖市设立的消费者协会，可以向人民法院提起诉讼。

参考文献

[1] 第十三届全国人民代表大会常务委员会. 中华人民共和国药品管理法.（2019-08-26）[2024-1-25]. https://www.nmpa.gov.cn/xxgk/fgwj/flxzhfg/20190827083801685.html.

[2] 第十三届全国人民代表大会常务委员会. 中华人民共和国广告法.（2018-10-26）[2024-1-25]. https://www.gov.cn/guoqing/2021-10/29/content_5647620.htm.

[3] 第十三届全国人民代表大会常务委员会. 中华人民共和国反不正当竞争法（2019-4-23）[2024-1-25]. https://www.samr.gov.cn/zw/zfxxgk/fdzdgknr/fgs/art/2023/art_3737890d856a4e44a8ea07c50c90c116.html.

[4] 第十二届全国人民代表大会常务委员会. 中华人民共和国消费者权益保护法.（2013-10-25）[2024-1-25]. https://www.gov.cn/jrzg/2013-10/25/content_2515601.htm.